数字化转型时代

精准医学创新研究与产业发展报告

（2022 年版中册）

恶性肿瘤精准防诊治

樊　嘉　赫　捷　宋尔卫　代　敏　主编

清華大學出版社
北　京

图书在版编目（CIP）数据

数字化转型时代：精准医学创新研究与产业发展报告：2022年版．中册，恶性肿瘤精准防诊治/樊嘉等主编．—北京：清华大学出版社，2023.3
ISBN 978-7-302-62899-6

Ⅰ．①数… Ⅱ．①樊… Ⅲ．①医学—技术发展—研究报告—中国—2022 ②癌—诊疗—研究报告—中国—2022 Ⅳ．①R-12 ②R73

中国国家版本馆CIP数据核字（2023）第038113号

责任编辑：孙　宇
封面设计：钟　达
责任校对：李建庄
责任印制：宋　林

出版发行：清华大学出版社
网　　址：http://www.tup.com.cn，http://www.wqbook.com
地　　址：北京清华大学学研大厦A座　　邮　　编：100084
社 总 机：010-83470000　　邮　　购：010-62786544
投稿与读者服务：010-62776969，c-service@tup.tsinghua.edu.cn
质量反馈：010-62772015，zhiliang@tup.tsinghua.edu.cn
印 装 者：北京博海升彩色印刷有限公司
经　　销：全国新华书店
开　　本：185mm×260mm　　印　　张：17　　字　　数：326千字
版　　次：2023年3月第1版　　印　　次：2023年3月第1次印刷
定　　价：198.00元

产品编号：100236-01

编 委 会 名 单

主　编：樊　嘉　赫　捷　宋尔卫　代　敏

副主编：史颖弘　高亦博　王　鑫　胡　海　魏文强　潘凯枫
丁克峰　陈可欣　赵方辉

编　委：（以姓氏拼音为序）

边妗伟　曹　爽　曹砺文　曹子健　曾红梅　陈　芹
陈　茹　陈　彪　陈宏达　陈金玉　陈可欣　陈赛娟
陈生弟　陈仕东　陈苇伊　陈晓春　陈银银　程爱春
储　晨　崔国辉　崔庆阳　崔秀英　代　敏　戴　庆
邓悦婷　丁克峰　董　强　樊　嘉　范　帆　房杉杉
高　涵　高亦博　葛延风　古　兰　顾荃晟　管一晖
郭　钰　郭起浩　郭毅可　郭宥廷　郭宇超　韩　早
郝　蓉　何　佳　何美慧　赫　捷　胡　海　胡尚英
胡新央　黄国英　黄舒怡　黄育北　黄钰媛　贾建军
贾建平　姜季委　姜松明　蒋　峻　金　昱　康　玥
雷　蕾　李　杰　李　萍　李　杨　李昶锋　李大魁
李文庆　李迎亚　林桂平　刘　芳　刘　军　刘宝琴
刘成成　刘穗斌　刘先宝　陆　斌　马逸洲　潘凯枫
饶克勤　邵　飞　沈　建　沈　璐　盛　伟　施　炯
石金冬　史颖弘　宋　琦　宋尔卫　宋方方　苏　纯
孙　峰　孙英丽　孙永安　唐　毅　唐正莉　田　强
田友平　王　波　王　鑫　王　刚　王贺阳　王华丽
王建安　王鹏翔　王秋怡　王晓岚　王颖航　王拥军
王钰琛　王远卓　魏文强　闻朝君　吴　凡　吴邦胜
吴凯敏　吴蓉蓉　肖　乾　肖世富　宿　骅　徐　俊
徐　群　徐　运　徐银川　许　杰　薛　婧　严　越
杨　菁　杨广中　应　峻　尤治灵　郁金泰　袁兴栎
张　勇　张　震　张宝荣　张天问　张文宏　张亚茹
张艳琴　张愉涵　张雨萌　张兆璐　张宗久　赵　宁
赵方辉　赵健丽　赵莉娜　赵趣鸣　赵雪莲　周潇翔
朱齐丰　朱应双　祝桂琦

序 言

当今世界正处在一个科技革命的历史拐点上，从基因测序到纳米技术，从可再生能源到量子计算，从人工智能到机器学习，从互联网到物联网，数字、物理和生物三大技术领域的互动和融合，科学技术越来越成为推动经济社会发展的主要力量，正在引发全球经济发生深刻的变革。

2020 年 9 月 11 日，习近平总书记在科学家座谈会上提出，要“坚持面向世界科技前沿、面向经济主战场、面向国家重大需求、面向人民生命健康”，为我国“十四五”时期以及更长一个时期推动创新驱动发展、加快科技创新步伐指明了方向。“四个面向”客观上要求我们提高科技原创能力，抢占科技创新制高点，更加关注世界科技前沿和发展动向，更加重视基础研究和原创能力，寻找重大突破，夯实科技强国建设的根基；要求我们面向经济主战场，推动科技与经济深度融合，形成科技创新支撑产业创新、产业创新拉动科技创新的正反馈效应，为经济高质量发展提供强大的科技支撑；要求我们坚持需求导向，努力破解国家发展战略、关键领域和“卡脖子”的难题，抢占科技制高点，寻求新的增长点，为国家富强提供深厚的科技支撑；要求我们坚持以人为本、人民至上、生命至上，以胸怀天下的家国情怀细心呵护人民生命安全、护佑人民身体健康，满足人民日益增长的美好生活需要，实现人民幸福。

数字智能时代的到来，为精准医学、智慧医学发展带来了前所未有的机遇和挑战。精准医学是建立在人类个体基因、环境及生活方式差异基础上对疾病开展预防和治疗的一个新兴医学领域，涉及多学科融合，面临着基础研究、临床应用、技术开发、产业化、投资等多方面的需求和挑战。在数字化转型的大背景下，我国政府高度重视、积极推动精准医学发展。在“十三五”期间，启动了国家重点研发计划“精准医学研究”重点专项，聚焦新一代临床用生命组学技术的研发，大规模人群队列研究，精准医学大数据的资源整合、存储、利用与共享平台建设，疾病防诊治方案的精准化研究，精准医疗集成应用示范体系建设等五大专题。经过五年的努力，取得了多项研究成果，推动精准医学创新研究、成果转化和产业发展，很大程度上满足了人民群众日益增长的医疗卫生服务需求，并在抗击新型冠状病毒肺炎疫情中发挥了重要作用。

为了及时了解全球科技、数字经济和精准医学发展具有重大影响的技术突破和未来发展方向，归纳和梳理我国精准医学、智慧医学的进程，为政策制定、学科创新和产业发展提供咨询依据，在国家卫生健康委员会、科技部和中华医学会的指导下，上海医学创新发展基金会和清华大学医院管理研究院等单位，组织 16 位领域牵头专家和 140 位研究人员启动和完成《数字化转型时代：精准医学创新研究与产业发展》课题，形成了一份主报告和十五份专题分报告。

这是在数字化转型和科技创新的大时代背景下具有里程碑意义的研究工作，研究的主报告有以下亮点：

1. 由 16 位我国医疗卫生行业权威带领 140 位研究人员共同完成，体现了跨领域多学科合作的特点。

2. 研究报告涵盖了数字化经济、科技创新和健康战略时代背景分析，以及新型冠状病毒肺炎疫情对精准医学的影响，具有时代特点。

3. 研究报告完成了从重大疾病精准防诊治、转化医学、健康医疗大数据、人群队列、影响精准医学发展的前沿科技到产业发展和研究案例等的系列分析，展示了精准医学创新研究与产业发展的领域完整性。

4. 研究报告选取了肝细胞癌、肺癌、乳腺癌、传染病、心血管疾病、脑血管病、儿童先天性心脏病和阿尔茨海默病等重大疾病研究领域，并由领域顶级专家牵头，显示了研究的国际化水准。

5. 研究报告通过 186 项前沿科技分析，让读者了解生命科学、临床药学、数据科学、医工交叉系统及平台建设等前沿科技发展。

6. 市场潜力、企业发展及健康科技产业园区的力量是精准医学生态价值链中重要的一环，报告体现了研究的完整性。

7. 研究报告图文并茂，具有很强的可视性和可读性。

本研究报告透过专家视野，分析了精准医学发展的机遇和挑战，为政策制定、科学研究和行业整合搭建参考与研究平台，是国内外首部将研究与产业相结合的研究报告。在健康中国战略的指引下，共同推动医学和健康事业及产业的发展。希望本报告的出版能够为有关政府部门制定和完善相关政策体系，鼓励创新和成果转化，为学界进一步深化精准医学创新研究，以及相关产业发展、投融资、企业发展提供参考。

希望课题组再接再厉，在未来不断更新精准医学领域的相关研究报告，亦请读者不吝赐教，共同探讨二十一世纪促进人类健康的发展机遇和创新模式！

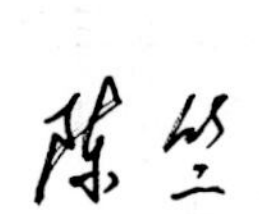

二〇二二年五月二十日

前 言

数字化推动着生产、生活和社会治理方式的深刻和系列变革。互联网、大数据、云计算、人工智能、区块链等技术加速创新，日益融入社会和经济发展各领域全过程，数字化发展速度之快、辐射范围之广、影响程度之深前所未有，正在成为重组全球要素资源、重塑全球经济结构、改变全球竞争格局的关键力量。新型冠状病毒肺炎疫情（以下简称新冠疫情）的持续蔓延，使得人们更多地依赖信息技术，加深了数字化进程对人们生产生活的实际影响。我国党和政府非常重视数字化转型和数字经济的发展，党的十八大以来实施了网络强国战略和国家大数据战略。根据 2021 全球数字经济大会的数据显示，我国数字经济规模已经连续多年位居世界第二。特别是新冠疫情暴发以来，数字技术、数字经济在支持抗击疫情、恢复生产生活方面发挥了重要作用。

在数字经济和创新科技发展的大时代背景下，医疗卫生健康领域借势时代浪潮，依靠科技创新，推动医疗行业数字化和产业化发展。生命科学特别是组学的创新研究、数据科学的发展和应用、医工交叉系统和平台的推广，让临床医学从经验性的“一刀切”治疗，改进成分层治疗，再到精准的个体化治疗。为此，精准医学作为医学的重要发展方向，受到政府、医学界、科技界、产业界等各方高度关注。为推动精准医学的创新发展，2016 年我国政府启动并实施了国家重点研发计划“精准医学研究”重点专项，近年来取得了多项成果。

为更好地推动精准医学的科学技术研究、成果转化和产业发展，在国家卫生健康委员会（以下简称国家卫生健康委）、科技部和中华医学会的指导下，由上海医学创新发展基金会、清华大学医院管理研究院、上海医疗质量研究中心、上海广慈转化医学研究发展基金会和源墨健康研究院等单位发起，组织了由 16 位中国医疗行业权威专家院士领衔、140 位多领域研究人员参与完成了 2022 年《数字化转型时代：精准医学创新研究与产业发展》研究报告。

研究报告涵盖了在数字化经济、科技创新和健康战略时代背景下，重大疾病精准防诊治、转化医学、健康医疗大数据、人群队列、影响精准医学发展的前沿科技到产业发展等多个领域。从重大疾病原创研究、重点领域原创研究、前沿科技分析、产业发展分析、研究案例和文献检索六大方面系统展现精准医学前沿技术的发展，尤其关注影响国民健康的重大疾病，如肝细胞癌、肺癌、乳腺癌、心血管疾病、脑血管病、先天性心脏病、阿尔茨海默病和传染病等。与临床一线专家一起，从流行病学、社会经济负担、前沿基础研究、临床创新技术应用以及产业化发展多个角度，系统阐述和研究了精准防诊治的策略。与此同时，从国际视野追踪智慧医学和未来技术的前沿科技发展，从生命科学、临床医学和药学、数据科学、医工交叉系统及平台建设五个领域梳理和分析了 186 项前沿技术以及对行业发展的影响潜力；透过专家视野、案例研究和文献检索，报告分析了我国精准医学研究和产业发展面临的机遇和挑战，为政策制定、科学研究和行业融合搭建对话平台，从而推动健康中国战略实施。

在此，我们感谢顾问团队陈赛娟院士、詹启敏院士、宁光院士、黄荷凤院士、董家鸿院士、贾伟平院士、代涛教授、张俊华教授、王兴鹏教授、朱晓明教授、Tien Wong 教授和 Gareth Goodier 博士的指导！感谢参加课题的领域牵头专家（按姓氏拼音排序）及研究人员，他们是：

陈赛娟［中国工程院院士　国家转化医学中心（上海）］及团队闻朝君、田强和陈银银。

代敏（中国医学科学院北京协和医院）及团队陈宏达、张愉涵和陆斌，人群队列研究参与团队中国医学科学院肿瘤医院魏文强、陈茹、赵方辉、胡尚英、赵雪莲，北京大学肿瘤医院潘凯枫、李文庆和金昱，浙江大学医学院附属第二医院丁克峰、肖乾、朱应双和刘成成，天津医科大学肿瘤医院陈可欣、宋方方和黄育北。

樊嘉（中国科学院院士　复旦大学附属中山医院）及团队史颖弘、王鹏翔和祝桂琦。

赫捷（中国科学院院士　中国医学科学院肿瘤医院）及团队高亦博、孙英丽、王鑫、曾红梅、邵飞、王远卓、周潇翔和张震。

黄国英（复旦大学附属儿科医院）及团队刘芳、盛伟、储晨、赵趣鸣、高涵、李萍和田友平。

郭毅可（英国皇家工程院院士　香港科技大学）。

饶克勤（中国卫生经济学会　清华大学医院管理研究院）及参与上海医学创新发展基金会阿尔茨海默病研究课题的专家：葛延风、李大魁、陈彪、吴凡、陈晓春、管一晖、郭起浩、施炯、王华丽、贾建平、陈生弟、肖世富、刘军、张宝荣、沈璐、唐毅、王刚、陈芹、徐群。

宋尔卫（中国科学院院士　中山大学附属孙逸仙纪念医院）及团队胡海、崔国辉、赵健丽、林桂平和崔秀英。

王波（上海医学创新发展基金会）及团队张艳琴和王晓岚，上海医疗质量研究中心团队陈苇伊、马逸洲、郝蓉、顾荃晟、袁兴标、苏纯和房杉杉，合作伙伴安永 - 帕特侬咨询公司宿骅和王秋怡。

王建安（浙江大学医学院附属第二医院）及团队胡新央、蒋峻、刘先宝、徐银川、沈建、王贺阳、朱齐丰、郭宇超、吴蓉蓉和何佳。

王拥军（首都医科大学附属北京天坛医院）及团队许杰、徐俊、姜季委、薛婧、程爱春和曹爽，复旦大学附属华山医院董强，南京大学医学院附属鼓楼医院徐运，中国人民解放军总医院贾建军，北京大学第一医院孙永安。

杨广中（英国皇家工程院院士　上海交通大学医疗机器人研究院）。

郁金泰（复旦大学附属华山医院）及团队黄钰媛、张亚茹、陈仕东、吴凯敏、郭宥廷、郭钰、黄舒怡、邓悦婷和吴邦胜。

张文宏（复旦大学附属华山医院）及团队孙峰、应峻、王钰琛、李杨和张雨萌。

张勇（源墨健康研究院）及团队韩早、戴庆、曹砺文、范帆、石金冬、姜松明、崔庆阳、陈金玉、唐正莉、雷蕾、李迎亚、李杰和古兰。

张宗久（清华大学医院管理研究院）及团队边妗伟、曹子健、何美慧、康玥、刘穗斌、李昶锋、刘宝琴、宋琦、王颖航、严越、杨菁、尤治灵、张天问、张兆璐、赵莉娜和赵宁。

课题研究工作得到渤健生物、恒瑞制药和高德纳咨询公司（Gartner）等合作伙伴支持，由源墨健康研究院团队提供研究分析支持，张江集团、罗氏、晨泰、麦肯锡等企业团队提供支持，在此我们一并表示感谢！

本书编委会

2022 年 10 月

目　录

第一章　肝细胞癌精准防诊治及产业发展报告

摘　要

肝细胞癌（HCC，以下简称肝癌）是常见的恶性肿瘤之一，指原发于肝细胞的恶性肿瘤。全世界新发肝癌病例约半数来自我国。2020 年中国肝癌发病率位居所有癌症第五，死亡率位居第二。肝癌具有异质性强、易转移复发、预后差等特点，而我国肝癌疾病负担重，在疾病背景和临床诊治中更具中国特色。未来数十年内肝癌仍将是严重威胁我国人民生命健康的重大疾病，其早诊早治、抗转移复发、精准施治是提高患者总体生存的关键。近年来，肝癌的个体化诊疗和创新研究方面取得了诸多突破：液体活检技术、精准外科手术、新型分子靶向药物、肿瘤免疫治疗等综合诊治手段不断涌现，为肝癌精准治疗带来了新的曙光；而第二代测序技术、多组学平行分析、单细胞测序技术的快速发展，也让我们对肝癌的高度异质性和复杂的肿瘤微环境等生物学特征有了更加深入的了解，这些进展正不断地转化应用于肝癌领域的临床实践，丰富了诊疗策略。

本文将叙述近年来肝细胞癌精准医疗的各个方面的重要进展及产业转化，将为肝细胞癌诊治发展的策略制定提供重要的参考。

第一节　精准医学时代肝细胞癌早期诊断的发展

一、前言

肝癌是我国常见的恶性肿瘤，其死亡率在我国恶性肿瘤中位列第二，多数原发性肝癌患者早期症状不明显，确诊时大多数患者已达中晚期，错过了最佳治疗窗口。此外肝癌自身异质性强，治疗靶点少，造成中晚期肝癌治疗困难、预后差、死亡率高等特点。手术切除仍是目前肝癌治疗的首选方式，但即便是进行了根治性切除，5 年内仍有 60%～70% 的患者出现转移和复发，难以根治。因此，肝癌的早期诊断显得越发重要，早诊早治是改善肿瘤预后的最重要而且也是最易实现的方式。目前蛋白质类血清标志物检测及影像学诊断，是肝癌筛查以及判定术后（或介入治疗后）复发转移或肿瘤负荷的主要手段，但两者均存在灵敏度不高或特异度不足等问题，使其不能及时为肝癌患者提供准确的诊断及预后信息。有效的肝癌早筛有助于延长患者生存期，降低死亡率，但目前基于血清检测和超声检查的肝癌早筛具有显著的局限性。其中，血清肿瘤标志物的检测在早期肝癌中的灵敏度仅有约 60%，甚至更低，而超声显像检测的灵敏度依赖于检查医生的经验、检测仪器的性能等因素。因此，探索更有效的肝癌早期预警手段，寻找特异性肝癌标志物，已成为进一步改善肝癌治疗疗效、提高生存率的关键课题。肝癌的临床诊治及创新研究在近几年中取得重要突破。新型生物标志物的发现和液体活检技术的推广极大地推动了肝癌的早诊早治。本文就肝癌早期诊断的基础研究、发展、创新技术和产业化作一总结。

二、基础研究发展

1. 肝癌诊断基础研究概述

早期和晚期肝癌之间存在的巨大预后差异对于肝癌的早期诊断提出了一个重大挑战。肝细胞癌是发病率最高的原发性肝癌，其发病率可达 75% ~ 85%。是一种多因素引起的疾病，其可能病因包括慢性乙型肝炎病毒（HBV）或丙型肝炎病毒感染、食用黄曲霉毒素污染的食物、酒精摄入、肥胖、吸烟和 2 型糖尿病等。目前临床研究指出肝癌的发生是以肝炎为主要因素，由免疫机制、环境因素和遗传共同影响的结果。由于肝癌的病因复杂且患者个体差异较大，目前对于肝癌的早期诊断的能力还不够理想。大多数患者被诊断时已经发展为晚期肝癌，预后较差，5 年生存率不足 15.0%。因此，早期诊断是提高肝癌患者生存率的必要条件。

根据蛋白质组、基因表达和基因组突变谱的差异，肝癌整体上可以分为三类亚型，它们分别是代谢驱动型（metabolism subgroup，S-Mb）、微环境失调型（microenvironment dysregulated subgroup，S-Me）和增殖驱动型（proliferation subgroup，S-Pf）。这三类蛋白亚型与基因组稳定性与基因突变、TNM 分期、肿瘤大小、癌栓有无、甲胎蛋白（AFP）等临床特征都存在显著相关。每个肝癌亚型所表现出不同的遗传和表型特征，很大程度上决定了患者的预后和对治疗的反应，对肝癌不同亚型的解析将对肝癌的个性化治疗起到重要的指导作用（图 1-1）。

目前在临床实践中以 AFP 作为肝癌的特征性检验指标，AFP 一直是应用最广泛的肝癌生物标志物，但其对于早期肝癌诊断的灵敏度和特异度并不理想。AFP 具有高假阴性率（40%），对检测疾病早期缺乏灵敏度（检出率为 49% ~ 61%）。因此，研究人员也提出了其他的替代生物标志物，如异常凝血酶原（DCP）和高尔基蛋白

73（GP73）等来辅助 AFP 诊断肝癌（表 1-1）。

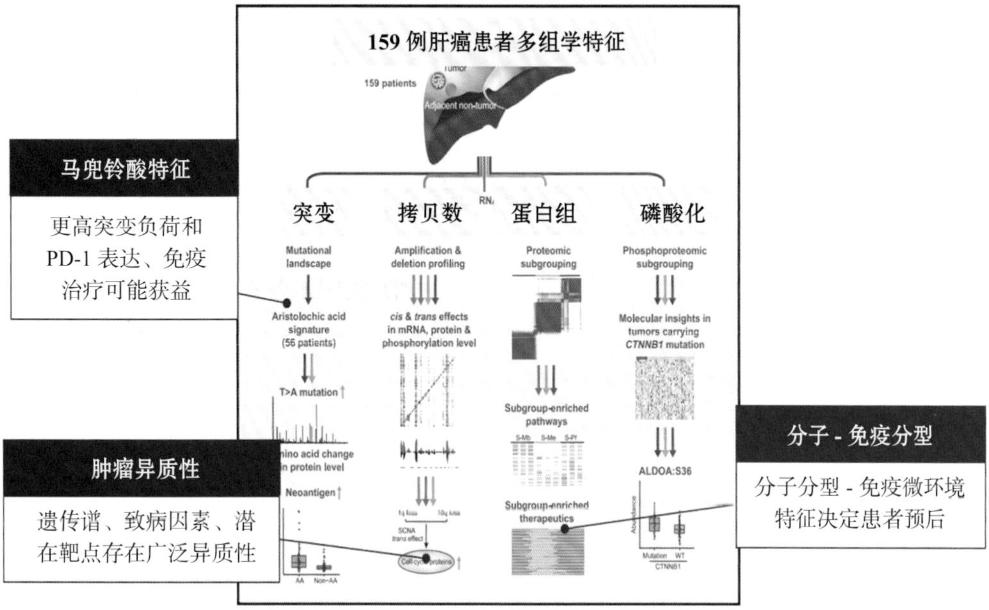

❑ 构建中国人群肝癌多组学全景图谱

❑ 遗传背景、生物学特征异质性显著

❑ 分子 - 免疫分型可指导预后评估和治疗

图 1-1　多组学 / 跨组学揭示中国人群肝癌多维特征

表 1-1　常用的肝癌诊断标志物

中文名	英文名	缩写
甲胎蛋白	α-Fetoprotein	AFP
甲胎蛋白异质体	Lens culinaris agglutinin-reactive AFP	AFP-L3（%）
异常凝血酶原	Des-γ-carboxyprothrombin	DCP/PIVKA-Ⅱ
高尔基体糖蛋白	Golgi glycoprotein 73	GP73
磷脂酰肌醇蛋白聚糖 3	Glypican 3	GPC3
骨桥蛋白	Osteopontin	OPN
Dickkopf-1 相关分泌型糖蛋白	Dickkopf-1	DKK-1

与此同时，多种新型生物技术的发展和应用使得肝癌诊断不断进步。最近研究人员尝试用于肝癌早期诊断的新兴技术包括二代测序、人工智能（AI）辅助影像学分析、基因组学、表观基因组学、转录组学、蛋白质组学、代谢组学、微生物组学等，其中一些高通量技术极大地促进了肝癌诊断生物标志物的发现和筛选。目前不少研究报道了肝癌新型诊断生物标志物模型，部分对早期肝癌具有良好的诊断性能，以下将从不

同类型标志物的角度来分析肝癌早期诊断的基础研究新发现。

2. 血清 RNA 在肝癌诊断中的进展

近年来，基于血液检测的实体肿瘤分析得到了迅速发展；然而，与其他癌种相比，这些技术在肝癌中的应用仍然相对落后。液体活检主要可以在以下两方面改善肝癌的诊断精确性。首先，生物标志物如循环肿瘤 DNA（ctDNA）、循环 RNA 和循环肿瘤细胞（CTC）可以提供关于肿瘤的遗传全景信息，检测肿瘤发生发展相关基因突变和发掘潜在的药物靶点。其次，外周血的检测方法可以允许对同一患者进行连续取样来进行监测。对于这些生物标志物的动态评估提供了关于肿瘤转移进展、治疗反应、耐药性和癌症复发等信息。

利用血清 RNA 对肝癌进行诊断的相关研究引起了研究人员的广泛关注。微小 RNA（miRNA）在化学上并不稳定，通过检测血浆中循环的 miRNA 可以监测恶性肿瘤的发生和发展情况，使它们成为研究肝癌的理想生物标志物。miRNA 是由大约 22 个核苷酸组成的非编码 RNA。Yang 等的研究报道了肝癌中存在的 8 个 miRNA 表达失调。在他们的三期临床研究中，利用这 8 个 miRNA 集合诊断患者的诊断队列曲线下面积（AUC）已达 0.802。Okajima 等的研究显示，通过检测血浆 miR-224 来判断患者早期肝癌发生的 AUC 达到了 0.888。同时，miRNA199-a、miRNA21、miR-106b 和 miRNA-21 显示出对早期肝癌的诊断价值，但这些 miRNA 的诊断能力仍需要进一步验证。Xia 等在另一项使用转录组测序（sequencing）的独立研究中，通过对肝癌患者和对照组的血清样本比较，检测到致癌相关 miRNA：miRNA-21 和 miRNA-10b 的上调，其中 miR-21 明显预示着较差预后。Lin 等开发了一套血清 miRNA 检测基因包（panel）来诊断早期肝癌，包括 miR-29a、miR-29c、miR-133a、miR-143、miR-145、miR-192 和 miR-505，其综合检出率明显高于 AFP 并能够正确诊断 AFP 阴性肝癌，为这种特殊类型的肝癌早期检测提供了新思路；此外，通过该基团包，该研究团队在临床诊断前 12 个月就能够发现临床前肝癌，还可以在一定程度上提供肝癌预后的相关信息。

长链非编码 RNA（LncRNA）是指通常含有超过 200 个核苷酸的长链核苷酸序列。它们主要参与 RNA 稳定性构建、蛋白质和 DNA 合成。一些研究证明了 LncRNA 在早期肝癌诊断的价值。例如，Li 等的研究指出，结合循环 LncRNA HULC 和 Linc00152，对于肝癌的诊断 AUC 可达 0.87，再与 AFP 联合使用，AUC 可提高至 0.89。另一项研究结合三种血浆 LncRNA（LINC00152、RP11-160H22.5 和 XLOC014172）作为模型，来区分健康 / 慢性肝炎患者和肝癌患者，AUC 为 0.985 ~ 0.986。另外 LncRNAp34822 也被报道具有肝癌诊断价值。综上所述，血清 RNA 作为易获得的液体活检标本，是早期肝癌诊断的潜在标志物，有很大的应用前景。

3. 循环肿瘤细胞在肝癌中的研究进展

CTC是指从原发肿瘤或转移性病变中脱落并进入循环系统的细胞，是恶性肿瘤患者术后复发和转移的重要原因。由于其易得及可即时检验的特性，是常规临床检查的理想标本来源，成为无创诊断和实时疗效监测中最有前途的技术之一。同时，由于从外周血中分离出来的CTC带有原发肿瘤的特征，还能提供肿瘤DNA、RNA和蛋白质水平信息，越来越多的研究将CTC用于确定治疗靶点和诊断标志物的探究。但是，CTC本身的一些局限性阻碍了其在临床的进一步应用。首先，癌症早期阶段的CTC负荷很低，从有限量的全血中捕获的CTC数量较低，难以反映上述相关特性，这使得CTC的临床应用有一定局限。此外，CTC的计数常不与肿瘤体积成正比，研究指出只有约0.01%的CTC进入血液循环后能存活，其具体机制仍然不明确。CTC群体在标志物表型和基因型方面还具有高度的异质性，因此建立标准化的检测方法至关重要。

过去，临床上CTC检测主要依赖于强生公司研发的CellSearch系统，该系统采用磁珠标记的细胞表面标志物抗体来对外周血中CTC进行分离，而后CTC经过固定、染色，进行计数分析。Schulze等在59例肝癌患者中使用Cellsearch系统检测外周血CTC：有18名（30.5%）患者检出阳性，并探究了CTC检测与肝癌巴塞罗那分期（BCLC）之间的关联，结果发现BCLC C期（11/19，57.8%）患者的CTC数目显著高于A期（1/9，11.1%）和B期（6/31，19.3%）患者，且没有CTC检出的肝癌患者生存时间明显延长。Kelley等对上皮细胞粘连蛋白（EpCAM）阳性CTC进行了鉴定和测序，在CTC来源的DNA中共检测到58个体细胞突变，包括肝癌特异性的TP53和PTEN变异，CTC配对的外周血单个核细胞（PBMC）和肿瘤组织样本中的实验结果进一步证实了这些变异的存在。Xu等也报道了可在CTC中检出肿瘤基因改变，他们从81例肝癌患者中的69例（85.1%）中分离出了CTC，其中2例患者出现17号染色体变异和HER-2基因扩增，6例患者发现了TP53基因缺失。Liu等使用成像流式细胞术检测肝癌患者血液样本中的CTC，利用CTC有更高的核质比率的特性确定CTC。与传统的基于表面标志物染色的CTC检测方法相比，使用核质比检测CTC细胞的AUC显著大于0.82，而使用表面标志物染色的方法进行检测的AUC值为0.72。Ogle等聚焦于利用CTC的细胞大小进行分离，并将这种方法与由CK、EpCAM、AFP、GPC-3和DNA-k组成的多标记基因包进行比较。然而，上述的CTC检测方案在临床应用中仍存在诸多局限性，主要表现为：①采血量相对较大，筛选效率低，捕获选择性不高且容易损伤细胞，缺乏针对CTC的有效微操控技术；②细胞分选需较多中间步骤，耗费人力、耗时较长，存在CTC丢失风险；③检测手段单一且质量低，分选后的CTC经过固定，仅能进行细胞计数等常规分析，对CTC的各类分子组成和基因组特征的鉴定分析能力极为有限；④检出的大量CTC图像需要人工判读，耗时较长，存在主观影响，易误检和漏检。以上问题导致当前 CTC 的研究和临床应用停滞在初始阶段，对 CTC 的单细胞特征、分子标志物的种类及性质的理解均不充分，现有 CTC 检测设备距离常规应用于临床诊疗仍然有一定的差距。未来将 CTC 检测真正推广于临床治疗需依赖于研制和开发具有高灵敏度、高度自动化和兼容下游分析的一体式全自动 CTC 分析系统。

CTC 群体并非由单一类型 CTC 构成，其来源并不局限于肿瘤单一区域或某一主克隆，而是多克隆起源的肿瘤细胞脱落构成的肿瘤细胞集合，其频率分布和生物学特征与肿瘤组织具有高度一致性，包含了多种不同功能、不同表型的 CTC，具有高度的细胞异质性。CTC 内部存在着异质性，不同生物学特性 CTC 亚群在肿瘤转移复发中起着不同的作用：动物实验证实 $EpCAM^+/CD44^+/CD47^+/MET^+$ CTC 可引起骨、肺和肝转移；$EGFR^+/HPSE^+/ALDH1^+/CD45^-/EpCAM^-$ CTC 易在脑中形成转移瘤。我们前期研究证实：在被检出 CTC 的肝癌患者中，他们发生转移的器官不尽相同，且不同血管部位的 CTC 存在与检出部位特征相关的分子表型和临床意义，存在时空异质性。我们团队前期检测了 73 例患者肝癌血行播散路径上 4 个关键血管解剖位置的游离 CTC 和 CTC 团，包括肝静脉、桡动脉、肘静脉和门静脉。通过单细胞表达谱分析技术，证实了 CTC 在循环播散过程中存在主动诱导上皮向间质转化（EMT），在从原发肿瘤中刚进入血液循环中时，为上皮表型居多；而在血液循环剪切压力的作用下，在外周血管部位转变为间质表型，这一转变使 CTC 获得更强生存和播散能力；同时也发现不同血管部位 CTC 与器官特异性转移存在相关，为今后肝癌靶向器官转移研究提供了相关理论依据。肝癌 CTC 的异质性 EMT 表型和对应的临床意义也在其他临床中心的研究中得到了证实。上述研究表明，对 CTC 异质性群体进行无偏倚的富集、检测和分析对阐明 CTC 的异质性和完整地揭示恶性肿瘤转移复发的实现机制具有重要意义（图 1-2），理想的 CTC 检测分析技术应能包含不同的 CTC 亚群。

CTC 表型的改变可以预示肝癌发展中的不同预后，CTC 能够显示出干细胞样表型，包括 EpCAM、CD44、CD90、ICAM-1、CK19、Nestin、ABCG2、CD133 和 CD24。这些标志物可以提示 CTC 具有促进肿瘤进展、转移和抵抗药物的能力。此外 CTC 的 EMT 表型是肿瘤迁移、侵袭和转移发生的重要过程，可以通过 EMT 程度指导临床医生的治疗实践，从而改善肝癌患者的预后。此外，具有干细胞表型和 EMT 相关标志物的 CTC 亚群可能比总 CTC 计数更具有临床意义。CTC 亚群中表达的唾液糖蛋白受体甘聚糖 -3、波形蛋白、基质金属蛋白酶 -1、中间因子、IGFBP1、TM4SF5 和醛脱氢酶 7 等分泌物与肝癌细胞增殖、分化、血管侵袭、自我更新和转移有关，都可以导致恶性肿瘤的不良预后。CTC 某些表型的过表达也可以预示肝癌的较好预后。例如，雄激素受体表达可以通过增强组蛋白 3H2A 的表达抑制 CD90 表达

从而减轻肝癌复发 / 术后进展，并通过细胞骨架吸附的失调来促进 CTC 的凋亡。除预后相关意义外，CTC 的表达也可指示不同的用药反应，磷酸化的 ERK（pERK）+/pAkt-CTC 对索拉非尼更敏感，因此使用 CTC 作为药物反应标志物可以预测患者总体生存率。这些研究结果都说明通过检测 CTC 表型变化可以帮助制订针对每个患者的个体化治疗方法。

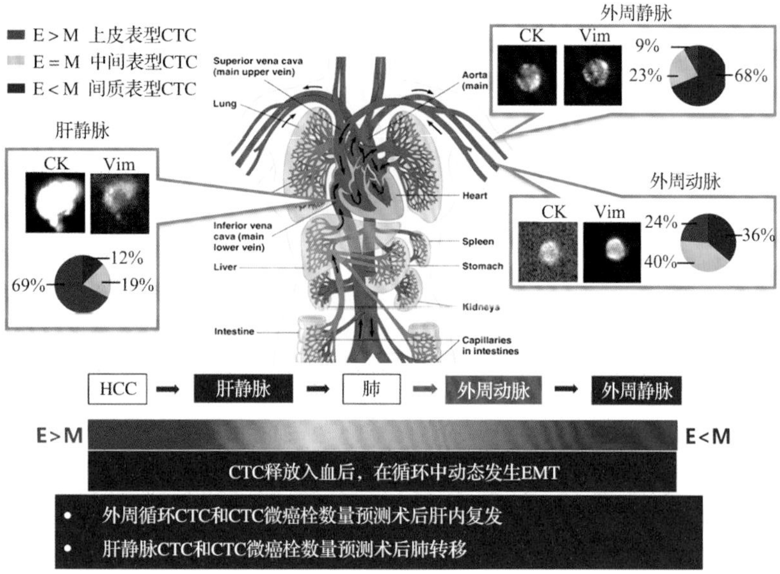

图 1-2　循环肿瘤细胞时空异质性及临床意义

4. ctDNA 在肝癌诊断中的研究进展

ctDNA 或细胞游离 DNA（cfDNA）是肿瘤细胞释放到血浆中的降解的 DNA 片段，可以反映肿瘤负荷，同时携带大量肿瘤生物学行为相关信息。由于 cfDNA 在疾病状态下可能整体浓度增加，因此 cfDNA 的定量测量可能对肝癌有诊断价值。ctDNA 是当前肿瘤研究热点。传统肿瘤标志物因受制于肿瘤异质性，灵敏度和特异度均有限；而 ctDNA 是由肿瘤细胞释放至外周血的突变 DNA 片段，具有均一化的理化性质，同时在正常组织中不存在，故特异度高。ctDNA 检测包括肿瘤的多种突变 DNA 片段和肿瘤特异的基因调控序列的甲基化程度改变，而非单一基因标签，故摆脱单一标志物的偏倚，灵敏度更高，适合作为肿瘤早期筛查、早期诊断的标志物。

Tokuhisa 等的一项纳入 HCV 相关肝癌和 100 例早期 HCV 患者的 cfDNA 水平研究显示，肝癌患者的血清 cfDNA 水平高于对照组。Huang 等的另一项包含肝癌患者、肝炎肝硬化患者和健康人对照组的研究显示，肝癌患者的 cfDNA 水平与其他两组相比显著升高。关于特定 cfDNA，Yang 等评估了来自肝癌患者、HBV 患者和健康对照组的端粒酶逆转录酶（hTERT）cfDNA 表达。研究发现 hTERT cfDNA 浓度对检测肝癌的灵敏度为 64%，特异度为 90%。但由于 hTERTcfDNA 水平与肿瘤大小、门静脉癌栓和肿瘤分期密切相关，限制了该标志物的独立诊断价值，因此该检查更倾向于疾病晚期的评估，对于早期肝癌的诊断帮助有限。另一项研究对接受手术切除治疗的肝癌患者的多区域肿瘤组织取样和 cfDNA 中的 58 个基因的全外显子进行了超深度测序。结果指出高达 71% 的组织 DNA 改变可在 cfDNA 中检测到。细胞类型特异性的 DNA 甲基化水平允许辨别 cfDNA 的组织来源，使其成为作为早期检测肝癌的肿瘤标志物的一个潜在靶点。总的来说，血清或血浆中的 cfDNA 浓度可在一定程度上反映肿瘤负荷。但是 cfDNA 的应用仍然存在问题，需对 ctDNA/cfDNA 的检测技术和标准进行统一和量化。

为了获得更多的癌症特异性和生物学信息，人们对肿瘤来源的 DNA 即 ctDNA 进行了深入研究。通过组织水平突变异质性入手，通过单一特异性 ctDNA 改变作为肝癌的灵敏度或特异性指标，用 MiSeqNGS 分析 41 例肝癌患者的 TERT、CTNNB1 和 TP53 基因的热点突变。结果显示，在 20% 的血浆样本中，检测到的 TERT 突变率为 5%，TP53 突变率为 5%，CTNNB1 突变率为 10%。Marchio 等的一项研究评估了 149 名非洲肝癌患者和 213 名对照受试者黄曲霉毒素暴露相关的突变 $TP53^{R249S}$ 的 ctDNA 突变频率。结果发现约 1/4 的肝癌患者有 $TP53^{R249S}$ 突变，而在慢性肝病患者或健康受试者的对照组中，只有 5% ~ 6% 的突变。另一项研究调查了 48 例肝癌患者术前 cfDNA 的热点突变，包括 CTNNB1 和 TERT。虽然该队列主要包括早期肝癌患者，但有一半（56%）患者存在至少一次基因集突变（TP53 突变率为 15%；TERT 突变率为 23%；CTNNB1 突变率为 13%）。Jiao 等在 81 例无肝癌影像学证据的肝硬化（LC）患者中检测出有 9% 的患者存在 TERT 突变，这反映了该标志物在肝癌发生发展中也起到关键作用。这些研究展现了 ctDNA 在肝硬化到肝癌发生的不同时间节点中的指示价值，对肝癌的全病程系统性早期诊断提供了思路。

二代测序技术的进步和对肝癌中频繁的基因改变的更深入研究可对 ctDNA 突变图景进行全面分析，Ng 等前瞻性地招募了 30 例早期肝癌患者进行 ctDNA 检测研究，使用了 46 对常见发生突变的编码和非编码基因对其进行深度测序，虽然仅在 63% 的患者中检测到了 ctDNA，但检测到的 81% 的突变可在配对的组织标本中得到验证，这就可以证明 ctDNA 作为原发肿瘤检测标志物的能力。一项名为 CancerSEEK 的多癌症研究报道了检测肝癌的早期阶段数据，其中包括 44 名肝癌患者和 812 名健康人对照。结果对于肝癌检测的灵敏度超过 95%，特异度超过 99%。总之，目前的数据显示，需要大量针对热点突变的靶向探针或等位基因特异性检测来检测肝癌。在病例对照研究中，ctDNA 可与其他生物标志物（AFP 等）联合使用。

除了基因改变外，DNA 甲基化模式的改变，特别是整体低甲基化和区域特异性高甲基化的特征，是恶性肿瘤发生的早期事件。一些组织特异性甲基化模式已被用作肝癌标志物。有许多研究数据支持 cfDNA 中特定基因的 DNA 甲基化变化反映了相应肿瘤组织中 DNA 的甲基化变化。Wong 等使用甲基化特异性 PCR 方法，在 73% 的肝癌组织中发现了 p16 的编码基因 CDKN2A 的高甲基化，其中 81% 的患者在血浆 / 血清样本中也检测到类似的变化。Cai 等的队列研究收集了 1204 位患者的血浆 cfDNA 对 5- 羟甲基胞嘧啶（5hmC）进行了全基因组定位，并开发了一个包含 32 个基因的基因包，能够基于 5hmC 的分布来区分早期肝癌患者和高危个体（如慢性肝炎和 / 或肝硬化患者）。研究证明，这一基因包的诊断能力显著优于 AFP，能够识别具有＜ 20ng/ml AFP 水平的肝癌患者。有研究通过比较 TCGA 数据库中肝癌组织和正常血液白细胞确定了肝癌特异度甲基化标记基因包，使用 715 名肝癌患者和 560 名健康对照者进行训练，并在含有 383 个肝癌患者和 275 个健康对照的验证数据集的 cfDNA 样本中进行了验证。结果显示训练数据集中的肝癌检测的灵敏度为 85.7%，特异度为 94.3%，验证数据集中的灵敏度为 83.3%，特异度为 90.5%。ctDNA 甲基化在早期检测肝癌方面表现出了很强的临床应用潜力，但这些结果仍需进一步验证（图 1-3）。

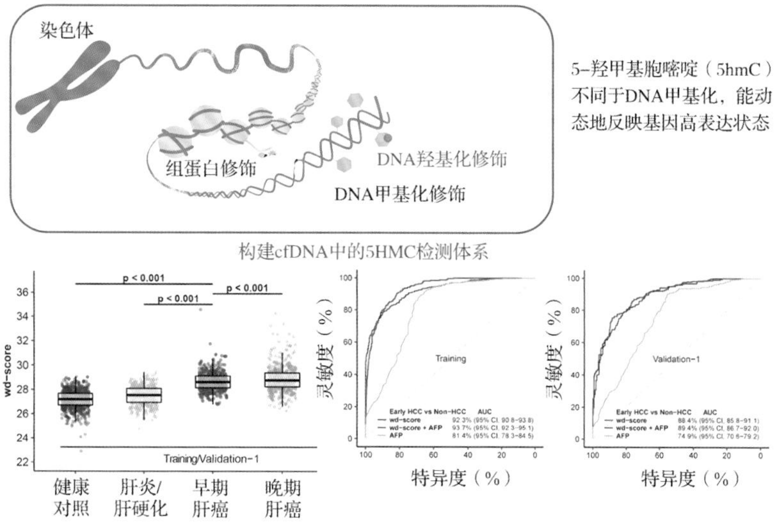

图 1-3　血浆 cfDNA 5- 羟甲基胞嘧啶检测有效诊断肝癌

5. 外泌体在肝癌诊断中的研究进展

细胞外囊泡（EVs）是由大多数细胞分泌的磷脂双分子囊泡，外泌体是 EVs 的一个重要分群，是直径为 50 ~ 150nm 的膜性囊泡状小体。目前认为，外泌体是经过细胞的内吞运输途径形成，即细胞膜向内凹陷形成多泡体，其与细胞膜再次融合后，管腔状囊泡以内出芽方式向胞外环境释放颗粒状小囊泡。外泌体在形成过程中会携带细胞来源的活性分子，如核酸、蛋白质、脂质等，携带了丰富的细胞来源基因与表达信息，参与了如免疫应答、抗原提呈、胞间通信、蛋白质和 RNA 转运等多种生理过程，是一种重要的胞间物质和信息交流的工具，在肿瘤、神经系统疾病、心血管疾病等的发生发展过程中发挥重要作用。目前，已在多种体液中检测到外泌体，如血液、尿液、乳汁等，其中，以血液为标本的研究最多，此类研究已较为完善。外泌体可以反映肿瘤不同时间点生物学性状，是了解癌种特性的重要诊断工具。外泌体的成分复杂，来源广泛，尤其因为外泌体内的核酸和蛋白质在脂质双层膜的包裹和保护下，可以免受酶的降解，更适合用作诊断标志物。目前研究发现外泌体与肿瘤的发生、发展等均有联系，不同细胞外泌体还可以通过携带不同信号分子发挥细胞通信作用，从而参与肝癌的发生、转移、血管生成以及肿瘤免疫抑制微环境的塑造。所以外泌体在肝癌的早期预测，预后判断，监测药物反应等方面都有广阔的应用前景。

目前对于外泌体的诊断检测项目，主要包括：外泌体 LncRNA，外泌体蛋白质，外泌体转录因子等，可以从多个角度对于肝癌的发展情况做出推断。Lin 等用肝癌患者与健康对照组比较发现，肝癌患者血清中有 19 种 miRNA 显著增加。其中，miR-210 的分泌由肝癌细胞来源的外泌体介导，因此，miR-210 也可作为肝癌诊断的生物学标志物之一。Sun 等研究发现，与慢性肝病患者和健康对照组相比，早期肝癌患者血清中 miR-23b-3p 水平明显低于慢性肝病患者和健康对照组，肿瘤切除后患者血清外泌体 miR-23b-3p 却增加，研究同时发现早期肝癌患者血清外泌体 miR-331-3p 水平显著上调，而手术切除后其水平明显下降。以上结果提示血清外泌体 miR-331-3p 和 miR-23b-3p 可作为新的侵袭性标志物用于肝癌早期检测和术后评估。Pu 等研究发现，肝癌患者血清外泌体中 has-miR-21-5p 和 has-miR-144-3p 表达水平显著高于慢性乙型肝炎患者，ROC 显示，两种 RNA 在肝癌诊断上的表现优于甲胎蛋白，灵敏度和特异度都更高，作为肿瘤分子标志物具有良好的临床应用前景。在外泌体 LncRNA 研究中，Fang 等发现 LncRNA NEAT1 通过调控 miR-129-5p/VCP/IkB 通路促进肝癌细胞增殖，Shaker 等通过研究进一步证明 LncRNA-NEAT 与 miR-129-5p 的相对表达呈负相关。Lu 等利用二代测序技术建立肝癌与微血管浸润（MVI）整合的 LncRNA 和 mRNA 表达谱，并鉴定了一系列与肝癌相关的 LncRNA，发现 LncRNA-TSPAN12 在肝癌中高表达，并有潜力作为诊断肝癌合并 MVI 的新的生物标志物。Yao 等研究显示 LncRNA-FAM7D-3 的过表达和 LncRNA-EPC1-4 的低表达都与肝癌的早期发病明显相关。

环状 RNA（circRNA）是一类位于细胞质或储存于外泌体的具有闭合环状结构的非编码 RNA，它不受 RNA 外切酶影响，表达稳定，不易降解，是检测恶性肿瘤的潜力靶点。Sun 等分析发现 hsa-circ-0004001，hsa-circ-0004123 和 hsa-circ-0075792 的表达水平具有更高的诊断灵敏度和特异度，并且在肝癌患者血浆中的表达水平与肿瘤分期和大小呈正相关，能够在一定程度上预测肿瘤的预后信息。在外泌体分泌蛋白的研究中，Li 等证明 LOXL4 可以通过外泌体在肝癌细胞之间转移，通过过氧化氢介导机制激活 FAK/Src 通路，促进肝癌的侵袭和转移。综上所述，肝癌外泌体检测在早期癌症发生方面已有许多进展，可以通过监测外泌体内不同分子来获得关于恶性肿瘤的不同维度的信息，从而从多角度评价早期肝癌发生的可能性。

对于外泌体的检测除了可以预测肝癌早期发生外，亦可预测其后续转移与发展情况。Lin 等研究发现肝癌患者微血管密度与血浆 miR-210 表达水平具有明显相关性。肝癌细胞来源的外泌体 miR-210 与单层内皮细胞共孵育后，肝癌细胞来源外泌体 miR-210 通过下调 SMAD4 和 STAT6 蛋白表达来促进毛细血管生成，从而通过促进肝癌内血管新生，增强肿瘤侵袭转移能力。Wang 等认为，肝癌细胞来源的外泌体中 miR-1290 富集，当其被血管内皮细胞内化后，能够抑制胞内 SMEK1 的表达，削弱其对 VEGFR2 磷酸化的抑制作用，从而诱导 VEGFR2 的活化和血管生成。同时，肝癌外泌体还可以通过促进恶性细胞发生 EMT 从而增强肝癌细胞的侵袭性。Zhu 等研究发现，肝癌细胞外泌体中 circ-0004277 表达水平上调，通过细胞通信作用，提高癌旁正常肝细胞中 circ-0004277 的表达水平，进而诱导细胞发生 EMT，促进肝癌的肝内转移。

外泌体中的信号分子可以通过细胞间信号交流介导 EMT、血管渗漏等生物学过程，促进肝癌的迁移、耐药和抗凋亡能力，Li 等结合体内体外研究证实 miR-21 可促进其核蛋白表达，而索拉非尼诱导其核易位，LncRNA SNHG1 通过上调 SLCA2 激活 Akt 通路参与索拉非尼耐药。这些研究表明外泌体可以通过细胞间沟通诱导受体细胞新性状的产生。此外，有研究表明，肝癌外泌体可以介导细胞自噬与药物外排，Liu 等的研究发现，HBV 介导的肝癌外泌体通过激活 CMA 通路来调节细胞死亡，除了能介导药物外排外，其关键分子溶酶体相关膜蛋白（Lamp2a）也被上调，从而逆转肝癌抗凋亡作用。同时，外泌体可以通过细胞间信号传导改变肿瘤免疫微环境，进而影响肿瘤进展。

tRNA-derived small RNAs（tsRNA）是一类由转运 RNA 衍生的小分子非编码 RNA，长度一般为 18 ~ 40 个核苷酸。Zhu 等通过比较血浆外泌体中 tsRNA 的表达情况，发现有 46 个 tsRNA（35 个上调，11 个下调）在肝癌患者和健康患者中存在表达差异，该研究进一步表明肝癌患者血浆外泌体的 tRNA-ValTAC-3、tRNA-GlyTCC-5、tRNA-ValAAC-5 和 tRNA-GluCTC-5 的表达水平与健康供体相比显著升高，表明血浆外泌体 tsRNA 可以作为一种新的诊断生物标志物。但目前 tsRNA 在肝癌中的应用研究并不是很多，需要进一步的基础研究予以数据支持。

外泌体还含有丰富的蛋白质，除自身蛋白质外，它还包含来源于各种细胞的蛋白质，已有研究表明外泌体蛋白可作为肺癌、乳腺癌、胆管癌、胰腺癌、膀胱癌等肿瘤的诊断分子生物标志物。Ferrin 等研究表明，肝癌患者外泌体中 G3BP 的含量明显比健康人更高。以上这些研究都表明外泌体在肝癌发生发展中有着重要作用，并且有可能为改善预后提供新策略。

6. 肠道菌群在肝癌诊断中研究进展

正常人有大约 80% 的微生物集中在肠道，数量超过 100 万亿个。人体内的共生微生物菌群与宿主的健康状况密切相关。肝脏有一个独特的门静脉血管系统，该系统接收来自肠道的代谢物并直接输送到肝脏，胆汁酸的肠 - 肝循环也会影响肠道菌群的分布。因此，来源于肠道的微生物结构的变化可能通过改变代谢物结构成分和代谢物共同影响肝癌的发生发展。肝脏炎症、抗肿瘤免疫的增加和抑制受到肠道渗漏、肠道菌群失衡和微生物代谢物的影响，促进了肝癌的发生；同时肠道微生物还通过将致癌基因整合到宿主基因组中，影响宿主基因组的稳定性，破坏宿主免疫系统之间的平衡，抑制宿主免疫系统，也从免疫层面促进肿瘤的发生。

肠道微生物群同样可作为肝硬化和早期肝癌的诊断性生物标志物。Ren 等对 75 例 HBV 相关肝癌患者进行了研究，从而评估微生物组作为肝癌无创生物标志物的潜力。研究发现肝硬化组与健康对照组、早期肝癌组相比，肠道微生物呈现从健康对照组到肝硬化组的粪便微生物多样性减少、从肝硬化到早期肝癌微生物多样性增加的变化。在种属分类中来看，早期肝癌中产生脂多糖的种属增加，而产生丁酸盐的微生物数量减少，证实了肠道微生物作为早期肝癌非侵入性生物标志物的潜力。另一项研究比较了 HBV 相关肝癌和非肝炎病毒肝癌患者的肠道微生物群，研究发现 HBV 相关肝癌患者的粪便微生物群丰富度远高于健康对照组和非肝炎相关肝癌患者，而研究同时观察到非肝炎相关肝癌患者的粪便中含有更多的潜在促炎细菌（大肠志贺菌、肠球菌），然而粪便细菌、反胃球菌、瘤胃球菌水平降低，这些菌群改变会进一步导致抗炎短链脂肪酸水平降低。越来越多的证据表明，肠道微生物群和免疫系统之间存在着重要的联系。Jessica 等发现肠道微生物群失调不仅调节肠道的局部免疫，还可导致肠系膜淋巴结减少，生发中心的 Peyer 斑块减少，肠固有层淋巴滤泡减少，并且进一步调节全身免疫。肠道微生物群可以通过细菌代谢物，如短链脂肪酸和胆汁酸，对骨髓生成及对巨噬细胞、树突状细胞和中性粒细胞等不同髓系细胞的功能具有刺激作用。

虽然不同研究中肝癌中微生物谱的变化并不一致，但是各个患者的区别大体上还是由不同的营养摄入量、不同的病因和地理区域引起的。相比较肝硬化和肝癌患者之间的差异，肝硬化患者之间的差异也小于健康者和肝硬化患者之间的差异。这些研究说明基于微生物组学的诊断技术对于肝硬化检测能力可能强于肝癌，而且也提示微生物组的功能变化对由肝硬化至肝癌的发生有关键调节作用。总的来说，肠道微生物靶向的生物标志物检测是早期诊断肝癌的潜在非侵入性工具，但同时也需要对来自不同人群和有基础疾病的其他患者群体开展验证性研究。

7. 蛋白组学在肝癌诊断中的研究进展

AFP 是肝癌监测中最常用的生物标志物。这种 70kD 的糖蛋白在妊娠的前三个月由胎儿的肝脏和卵黄囊产生，并在出生后迅速下降，在结构上 AFP 与白蛋白非常相似，只有一个 N 端序列的修饰。AFP 首次在小鼠模型中被描述为肝癌的生物标志物。自从它作为肝癌的筛选工具被引入以来，其特异性与灵敏度就一直受到挑战。根据总 AFP 在电泳过程中对角膜凝集素（LCA）亲和力的反应性，AFP 可分为 AFP-L1、AFP-L2 和 AFP-L3。在这三种亚型中，由肝癌细胞产生的 AFP-L3 相较 AFP-L1 对于肝癌诊断更具特异性。当两种 AFP 作为一种筛查试验评估其检验灵敏度，AFP-L3 的升高分数对肝癌检测的灵敏度略优于 AFP（$> 15\%$）。

DCP 同样也是监测肝癌的有效工具，它独立于 AFP 分泌，可以反映肝癌的发生发展情况，但其作为一种肝癌早期筛查工具的有效性仍存在争议。Ji 等评估了 DCP 在 HBV 相关肝癌中作用，DCP 作为一种监测工具，当截断值水平定为 40mAU/ml 时，其预测的准确性优于 AFP（88.5% *vs.* 76.2%）。此外，与单独使用 DCP 相比，AFP 联合 DCP 的综合诊断可以使准确性略有提高，与 AFP 单独作为标志物相比其准确性也有显著提高。同时，该生物标志物也可用于 AFP 阴性的肝癌患者的诊断（AUC=0.86）。Marrero 等在一项前瞻性队列研究中发现 AFP、AFP-L3 和 DCP 之间存在相似的准确性。当研究人员将这些检测联合使用，在保持肝癌监测的高预测价值（91%）的同时，灵敏度可以增加至 77%。综上，这些血清生物标志物的联合应用可以提高整体灵敏度。

α-L- 岩藻糖苷酶（α-L-fucosidase，AFU）是一种水解岩藻糖蛋白的溶酶体酶，存在于所有哺乳动物细胞中。Deugnier 首次报道了 AFU 在原发性肝癌患者血清中过表达，提示 AFU 可能是肝癌早期诊断的潜在标志物，诊断的灵敏度为 70.7% ~ 94.0%，特异度为 37.0% ~ 84.0%，并且在继发性肝癌及肝硬化患者中的活性明显提高。另外一项研究证明，血清 AFU 水平与肝癌细胞直径呈正相关，尤其是在 AFP 阴性肝癌中表达更加突出，且 AFU 表达与 AFP 阳性率并无明显相关性。因此，AFU 可作为 AFP 诊断早期肝癌的有效补充。

磷脂酰肌醇蛋白聚糖 3（GPC3）、GP73、骨桥蛋白（OPN）等皆可反映肝癌性状，预测其发生发展的血清学标志物，寻找能够替代或有效补充 AFP 早期诊断原发性肝癌的血清学标志物仍是目前主流研究方向。AFP 阴性肝癌也对诊断提出了挑战，如何通过合理地搭配不同蛋白标志物，联合免疫组化、液体活检等技术来更加敏感和特异性地诊断和监测肝癌发生发展，仍是未来肝癌基础和临床研究方面的重要课题。

蛋白质组学除了可对单一生物标志物诊断的筛选外，还可以系统地比较生理或病理条件下的总蛋白质组变化，为肝癌生物标志物的筛选提供一个高通量的分析平台。笔者团队利用 HBV 相关肝癌患者的成对肿瘤和癌旁组织进行蛋白质组学研究，结果发现了 CTNNB1 和 TP53 这两个突变相关的特征性信号蛋白，其中突变的 CTNNB1 相关的醛酸磷酸化被证实可促进糖酵解和细胞增殖。Yang 等对原代培养的配对肝癌细胞与非肿瘤邻近肝组织的分泌组进行了比较，鉴定出 1365 个差异丰富的蛋白。对其中 4 种蛋白使用 179 例肝癌患者的血浆样本进行验证，研究发现循环 MMP-1 和 OPN 比 AFP 具有更好地区分肝癌患者和失代偿性肝硬化患者的能力。Tsai 等比较了 97 例肝癌和 118 例肝硬化患者在高丰富蛋白消耗后的血清蛋白组成，鉴定了 5 个与肝癌相关的蛋白［载脂蛋白 A_2（$ApoA_2$）、聚类蛋白（CLU）、补体因子 B（CFB）、载脂蛋白 C（ApoC）和玻璃体蛋白（VTN）］，以及通过靶向多反应监测 - 质谱（MRM-MS）证实的 11 个新的候选生物标志物。将这 5 种蛋白 panel 联合 AFP 检测肝癌，AUC 为 0.80。Yu 等通过二维电泳（2-DE）和液相色谱 - 离子阱质谱（LC-IT-MS），比较了人肝癌细胞系 BEL-7404 与正常人肝细胞系 L-02 之间的蛋白质组差异，共鉴定出 12 个差异表达蛋白，与正常肝细胞相比，肌苷 -5'- 单磷酸脱氢酶 2、热休克 27kD 蛋白、谷胱甘肽 -S- 转移酶 P、钙网蛋白和钙调蛋白在肝癌细胞系中表达上调，而微管蛋白 -1 链、自然杀伤细胞增强因子 B 和肿瘤抑制蛇形蛋白、马丝蛋白前体在肝癌细胞中下调。值得注意的是，研究还发现皮脂肪酸结合蛋白（E-FABP）和脂肪细胞型脂肪酸结合蛋白（A-FABP）仅可在肝细胞中被检测到，而在肝癌细胞中不能被检，上述这些新发现的相关蛋白都有望帮助肝癌的早期诊断。

蛋白组学除了可以鉴定肝癌的早期发生相关蛋白外，对于肝癌预后也有指导作用，Chen 等比较了肝癌低转移潜能细胞系 MHCC97L 和高转移潜能细胞系 HCCLM6 之间的蛋白质组差异。与 MHCC97L 细胞相比，在 HCCLM6 细胞中共鉴定出 152 个差异表达蛋白，其中 91 个上调蛋白，61 个下调蛋白。在这些已鉴定的蛋白中，溶质载体家族 12 成员 2（SLC12A2）和蛋白二硫异构酶 A4（PDIA4）的表达水平与肝癌细胞的转移潜能呈正相关，MHCC97L、97H 和 HCCLM6 细胞系中 SLC12A2 和 PDIA4 的表达水平随着转移潜能的增加而逐渐升高。同时研究人员还发现，与低转移潜能细胞相比，高转移潜能细胞细胞培养上清中 SLC12A2 和 PDIA4 的蛋白水平显著上调。这两种蛋白由于定位于肝癌细胞的质膜上，且这些蛋白在细胞培养上清或血清样本中也很容易被检测到。然而，这些蛋白差异在肝癌诊断和预后中的确切功能和分子机制尚不清楚。此外，冠状蛋白 -1c 是一种具有 f- 肌动蛋白结合能力的蛋白，通过与 Arp2/3 相互作用负调控肌动蛋白聚合，并通过黏附激酶调节细胞基质黏附来控制细胞运动。通过免疫组化检测临床样本的表达，肝癌患者的冠状蛋白 -1c 表达与肿瘤更大、晚期肿瘤明显相关。

8. 代谢组学在肝癌诊断中的研究进展

代谢组学（metabonomics）是一种高通量组学分析方法，通过对小代谢物（原子质量< 1.5kD 的代谢物）的高通量鉴定来解析细胞的代谢生物学特点。代谢组学提供了由各种体内外因素导致的代谢物的直接信息。在肝癌代谢组学研究中已经使用了两个主要的分析平台：磁共振光谱和质谱（MS）。质谱平台通常配备了不同的分离仪器，包括液相色谱（liquid chromatography，LC）、气相色谱（gas chromatography，GC）和毛细管电泳等。

总的来说，肝脏是代谢最活跃的组织，肝脏特有的代谢反应包括初级胆汁酸、糖胆酸盐、牛磺胆酸盐、脱氧胆酸盐和牛磺酸脱氧胆酸盐的从头合成和分泌，以及鸟氨酸降解。有证据表明，不同类型的肝细胞具有不同的基因表达谱，这可以证明肝脏在基因表达和代谢功能等方面都具有高度的异质性，那么通过对于不同疾病状态的患者进行代谢组学研究，就可以明确不同时空情况下肝细胞的代谢特点，进而对于肝癌的早期诊断进行指导。Lu 等发现，血清乙酰肉碱浓度差异能够区分肝癌患者和肝硬化患者，且具有较高的特异性（AUC=0.808）。DiPoto 等对 128 例患者（63 例肝癌病例和 65 例肝硬化对照组）的血浆样本进行了基于气相色谱 - 质谱（gas chromatography-mass spectrometry，GC-MS）的代谢组学研究。他们发现了一种由 11 种代谢物和 3 种临床因素（AFP、Child-Pugh 评分和病因）组合而成的一组具有较高信度的诊断集合。Luo 等对 1448 例血清样本（健康对照和慢性 HBV 感染、肝硬化和肝癌患者）同样进行了基于 GC-MS 的代谢组学研究，并确定了一个生物标志物集合（苯丙氨酸和糖氨酸酯），且具有良好的诊断价值（AUC=0.807）。

为了进一步分析肝硬化患者与肝癌患者代谢组学之间区别，探究肝脏代谢情况发生变化的原因。Gao 等采用光谱 - 质谱分析技术了 HBV 阳性患者、肝硬化患者、肝癌患者的血清与健康人血清的代谢组区别。结果显示，在前 30 种鉴别代谢物中，丝氨酸、琥珀酸、苹果酸、5 种氧脯氨酸、谷氨酸、苯丙氨酸、苯丙氨酸、鸟氨酸、枸橼酸和酪氨酸相对于对照组均升高。而棕榈酸盐被认为是 HBV 型肝炎肝硬化发展的生物标志物，其 ROC 也显示出具有较高的灵敏度和特异性。同时，对乙型肝炎、HBV 相关肝硬化（LC）和 HCV 相关肝癌的代谢组学研究的综述清楚地显示，这三组疾病的代谢物上调存在重叠，可展现肝癌的整体发展脉络。

考虑到肝癌与许多肝脏疾病有关，越来越多的研究者开始使用代谢组学来了解肿瘤发生的特异性机制。Patterson 等通过对肝癌患者的代谢组学和脂质组学调查，其中对肝硬化患者 7 人、健康志愿者 6 人、对照组急性粒细胞白血病（AML）22 人同时一起进行比较。肝硬化患者和肝癌患者在无监督（PCA）和监督（PLSDA）评分图中呈现聚集状态，并且与健康人与 AML 患者集群中明显区分。这表明对肝脏代谢的最大损伤的来源可能是肝脏硬化而非肝癌。类似的研究发现，对于肝炎相关肝硬化患者尿液、肝癌患者的尿液与健康人尿液进行代谢组学分析，可证实肝硬化和肝癌患者的代谢组学相似性。LC 和肝癌的几种尿液代谢物均以类似的方式高于正常人，包括丝氨酸、甘氨酸、苏氨酸和枸橼酸。Gao 等比较了 49 例 HBV、52 例 LC 和 39 例肝癌患者的血清代谢物组成，并确定了组中与能量代谢、氨基酸合成和氧化还原平衡相关的代谢差异。试验得出结论，代谢物苯丙氨酸、苹果酸和 5- 甲氧基色胺、棕榈酸，天门冬酰胺和 β- 谷氨酸可以作为疾病特异性的生物标志物。McPhail 等的一项研究使用了 248 名受试者的血浆的磁共振质谱和 UPLC-ESI-QTOFMS，研究了失代偿性肝硬化存活和非存活肝硬化患者之间的差异，质谱结果显示血浆代谢产物乳酸、酪氨酸、蛋氨酸和苯丙氨酸增加。除此之外，各种其他组织、血清、血浆和尿液代谢物已被报道，然而，由于肝癌整体的差异性较大，其临床效用仍存在争议，需要进行进一步的验证研究。

9. 人工智能在肝癌诊断中的研究进展

AI 概念始于 20 世纪 50 年代，主要目的为让机器人代替人类工作。但由于当时科技水平等多方面均较落后，无法将其真正实现。直到 20 世纪 80 年代，计算机水平不断飞跃，计算机开始具有了学习功能，同时标志着 AI 技术开始迅速发展。21 世纪，AI 技术开始全面发展，深度学习技术让 AI 有了质的飞跃。AI 进入医学领域尤其是影像学方面得到了广泛应用，已成为众多 AI 研究者和临床医学工作者研究的热点。最初，机器学习（ML）是作为 AI 的一个分支开展研究，用于分析数据来创建可以检测行为模式的算法，建立预测模型。但随着计算机技术的不断发展，不同的 ML 技术，如支持向量机（SVM）、人工神经网络（ANNs）或分类和回归树，都已被用于医学领域的多项研究。对癌症早期的诊断主要应用影像资料结合各种标志物的实验室数据，但由于肿瘤标志物的个体差异与对影像资料的误读，很可能出现假阳性和假阴性的情况，影响了临床诊断的准确性。此时，采用 AI 辅助影像学进行进一步诊断一方面可以减少读片时的失误，另一方面还可以节省影像科医生的人力。

就肝脏恶性肿瘤方面，AI 已被用于肝脏疾病领域中的各种不同疾病的诊断、治疗和预后预测，特别是肝癌的早期筛查诊断和术后预后预测。由于肝癌具有特殊的放射学特征，使其能够直接进行影像学诊断，而不需要进行病理学验证。因此，AI 辅助影像学检查对于肝癌的早期诊断具有特殊的重要意义，因为机器学习对于图片的判读并不容易变化，更易产生统一的标准；同时随着疾病过程影像特征发生变化，AI 对于预后和治疗反应也可以一样保持统一，从而避免多种其他人为因素的干扰。这些优势都促进了 AI 对于肝癌相关影像大数据的研究。

在肝癌的临床早期诊断方面，影像学结合肿瘤标志物如AFP等检查进行临床诊断已经成为肝癌临床诊断的首选。利用AI技术来辅助传统的诊断的技术前景广阔。卷积神经网络（CNN）是一个多层神经网络，通过输入数据经过所有不同的层，通过每种层之间的不同算法，信息被处理以产生输出数据，是一种具有自身学习能力的高级机器学习形式。CNN在影像诊断中的应用可以提高超声研究、计算机断层扫描（CT）或腹部磁共振成像（MRI）、正电子发射断层扫描（PET）和组织学的诊断率。Bharti等提出了一个神经网络模型，可以利用超声图像获得的数据来区分肝脏疾病的四个阶段：正常肝脏、慢性肝病、肝硬化和肝癌。该模型的分类准确率为96.6%。肝癌早期阶段，仅仅表现为结节或肝硬化，影像学特点不够明显，Liu等设计了一种超声图像分类算法。通过判读肝包膜的区别来确定是否存在肝硬化。研究结果显示，通过对肝包膜形态的分析，能够确定是否存在肝硬化，此方法的AUC可达0.968。

肝脏结节在CT影像上经常表现不典型的特征。Mokrane等对178例无法区分肿瘤和非肿瘤病变的肝硬化和肝结节患者进行了回顾性分析，发现采用深度学习技术将结节分为肝癌或非肝癌时，AUC为0.70，且与之后的肝癌病理学评估准确性达到78%。定量肝癌肿瘤负荷在后续的CT研究中检测肿瘤复发中是十分关键的一步，由于肿瘤复发可能较小且不被注意到，Vivanti等描述了一种自动检测复发的方法，基于肿瘤的初始外观、CT表现，以及基线和随访期间肿瘤负荷的定量。该技术在鉴别肿瘤复发方面的真阳性率较高，准确率为86%。由于此自动检测技术主要关注于肿瘤复发时较小肿瘤的判读，其对于原发早期肝癌的诊断也有帮助。

在MRI诊断方面，CNN的应用也获得良好结果。Hamm等开发并验证了一种基于CNN的自动分型系统，该系统可以对肝脏病变的MRI图像进行自动分类，其准确率为92%，灵敏度为92%，特异度为98%；平均计算时间为5.6ms。研究人员通过将患者的临床数据整合CNN数据导入自动分类系统，将肝脏病变分为腺瘤、囊肿、血管瘤、肝癌和转移，灵敏度和特异度分别为0.8/0.78、0.93/0.93、0.84/0.82、0.73/0.56和0.62/0.77。通过使用AI系统联合增强核磁共振图像进行双重分析，可以在无创的条件下对患者的癌症分级进行确认，更好地辅助手术计划的制订，避免依赖于医师的经验和主观性影响。

除此之外，AI在PET读片和病理组织分析中也具有很高的利用价值。Preis等利用神经网络评估了^{18}F-脱氧葡萄糖正电子发射断层扫描/计算机断层扫描（^{18}F-FDGPET/CT）中^{18}F的肝脏摄取，结合患者临床和实验室数据，可以更加灵敏和特异地识别恶性肿瘤。Kiani等使用AI作为病理诊断的支持技术，重点关注肝癌和胆管癌之间的组织学分化。他们前瞻性地分析了这种辅助手段对11名病理科医生的诊断率的影响，结果发现它没有改变医生的平均准确性，但由于其可以快速找到感兴趣位置并做出初步分析，减少了平均工作时间。毫无疑问，AI 在肝癌乃至医学中的应用，将在近几年中持续发展，并会与临床相关应用结合更加紧密。然而，我们同时应该意识到，由于各类肝癌的高度异质性，AI 仍然存在局限性，在临床实践中仍然需要人工复核并判断使用 AI 判读的适用程度。

三、诊断学发展

1. 肝癌诊断学发展概述

自 20 世纪 60 年代以来，随着 AFP 检测的应用和影像学技术的发展，我国肝癌的早诊早治体系开始逐步建立并完善。在广大医务工作者和研究人员的不断努力下，肝癌的研究不断深入，但总体治疗效果仍无非常显著的改观，靶向治疗等方法对于肝癌的疗效还不如肺癌等癌种显著，因此早期发现和诊断、及时切除病灶始终是改善肝癌患者生存的关键途径。早诊早治是提升肝癌患者预后的重要手段，而精确诊断又是精准治疗的前提。随着传统血清学标志物的不断拓展、影像学技术的进步以及近年来研究人员对液体活检和 AI 等技术的进一步探索，肝癌的早期诊断开始走进新的篇章。

2. 传统血清学标志物

（1）AFP：AFP 是诊断肝癌最经典的血清标志物之一，由卵黄囊和肝脏产生。肝细胞发生癌变后，低甲基化的作用会使 AFP 基因激活并表达，表现为 AFP 阳性肝癌。AFP 阳性是指 AFP ≥ 400ng/ml，且排除慢性或活动性肝炎、肝硬化、睾丸或卵巢胚胎源性肿瘤以及妊娠等，高度怀疑肝癌，但仍有 30% ~ 40% 的肝癌患者血清 AFP 始终为阴性，且在一些慢性肝炎、肝硬化等肝癌的高危人群中 AFP 也会升高。肿瘤直径＜ 2cm、2 ~ 5cm 和＞ 5cm 的肝癌患者中，AFP 阴性（＜ 20ng/ml）的比例为 50% ~ 70%、30% ~ 50% 和 20% ~ 30%。总体上看，AFP 诊断肝癌的灵敏度为 25% ~ 65%，特异度为 80% ~ 94%。AFP 在微小病变以及早期肝癌的检测中，假阴性率较高，作为肝癌的早期筛查指标的效果不佳。通过 AFP 阴性与阳性肝癌组织 mRNA 表达谱差异性的对比分析，AFP 阴性肝癌高表达基因主要参与细胞凋亡和程序性死亡，而 AFP 阳性的高表达基因则主要参与有丝分裂和细胞周期等过程。这表明不同 AFP 水平的肝癌在发生和发展中存在不同的分子机制，因此在分子领域的深入研究有助于发现 AFP 阴性肝癌早期诊断的分子标志物和肝癌治疗的新靶点。

AFP 主要组成成分共有三种：AFP-L1、AFP-L2 和 AFP-L3。AFP-L1 是 AFP 的首要组成成分，在良性肝病中可以被清楚检测到；AFP-L2 一般是在孕妇体内检测出；AFP-L3 是肝癌的细胞特异因子，从其组成结构来看，糖链的不均一性十分明显，与植物凝集素的亲和性相比，AFP-L3 可以通过电泳法将小扁豆凝集素与 AFP 相结合，从而被应用于肝癌的早期诊断中，以条带 / 总 AFP 条带的百分比表示其数值结果，若数值＞15% 则高度提示肝癌的诊断。因此针对此类患者，应加强随访观察，优化患者的病情监控，嘱托患者按时复诊，这可以有效提高早期诊断率。Hsia 等认为 AFP-L3 的数值水平与肝癌癌变的分化程度具有密切的联系，但是与血清的 AFP 整体水平并不相关，而以 AFP-L3 数值结果的 15% 作为诊断肝癌的重要标准，AFP-L3 与 AFP 相比，AFP-L3 阳性结果更能体现出肝癌患者的病情恶化程度，在临床的随诊观察、治疗方面都具有重要的参考价值。

（2）异常凝血酶原（DCP/PIVKA-Ⅱ）：DCP 又称维生素 K 缺乏或拮抗剂Ⅱ诱导的蛋白质（PIVKA-Ⅱ），也被称为脱 -γ- 羧基凝血酶原，其 γ- 羧基谷氨酸结构中一个或多个谷氨酸残基不完全羧化为 γ- 羧基谷氨酸，导致其失去正常凝血功能。在正常人体内，凝血酶原前体形成具有正常凝血功能的凝血酶原被认为是其谷氨酸残基（Glu）羧化成为 γ- 羧化谷氨酸（Gla）的过程，少于 10 个 Glu 未转化为 Gla 的凝血酶原前体即成为 DCP 从而失去正常凝血功能。研究发现 DCP 通过激活 DCP-Met-JAK1-STAT3 信号传导途径刺激肝癌生长，通过激活基质金属蛋白酶和 ERK1/2MAPK 通路增加肝癌的侵袭和转移，并具有促进血管生成的作用，可作为一种新的血管生成因子。研究发现，在早期原发性肝癌组中 AFP 和 DCP 不存在相关性，所以在早期肝癌的诊断上，两项指标能够互相补充，提高早期原发性肝癌的诊断效率，而晚期原发性肝癌组 AFP 和 DCP 两者存在一定关联，这可能是由于晚期原发性肝癌患者病情较重，两指标均明显升高。近年来，国内外多项研究均表明，联合 DCP 和 AFP 检测可提高肝癌诊断的灵敏度。有研究显示在肝癌患者中 DCP 水平显著升高，有利于区分慢性肝病、肝硬化等良性疾病。DCP 与 AFP 作用机制相互独立，在诊断肝癌效能上存在差异，其对 AFP 阴性肝癌的灵敏度高。DCP 的优点包括高于 AFP 的特异性，在体内的半衰期更短，可以更及时地反映治疗效果。因此，它也可作为肝癌术后复发的监测指标。但 DCP 水平与肿瘤直径呈正相关，不推荐作为肝癌筛查和诊断的独立指标，需与其他标志物联合检测。在特定因素（如 VitK 缺乏的胆管病、华法林摄入、长期阻塞性黄斑及一些抗生素等）下 DCP 的值也会升高，限制了 DCP 对原发性肝癌的诊断价值。

（3）磷脂酰肌醇蛋白聚糖 3（GPC3）：GPC3 是一种膜性硫酸乙酰肝素糖蛋白，通常在胎儿及肝癌患者肝脏组织中被检出，而健康成人、肝炎及肝硬化患者血清及组织中无明显表达。GPC3 通过乙酰肝素链（HS 链）促进和维持 Wnt 及其受体 Frizzled 间的相互作用，并与 FGF2 受体结合老来传导 FGF 信号，调节肝癌的发生和生长。Liu 等研究显示 AFP 联合 GPC3 诊断肝癌的灵敏度（79.54%）显著优于 AFP 单独检测（65.91%）及 GPC3 单独检测（61.36%），有助于肝癌的早期发现。大部分病例中，GPC3 水平的升高与 AFP 水平之间无相关关系，两者在肝癌的诊断上相互独立且互补。

有研究表面 GPC3 对于直径小于 2cm 的肝癌、AFP 阴性肝癌灵敏度较高。但另一项 Meta 分析表明 GPC3 在肝硬化和肝癌患者中特异性较 AFP 略差，灵敏度相仿，推荐两者联合检测。随着靶向 GPC3 分子成像技术的发展，其有望为肝癌治疗前的定位与分期、诊断提供更好的方式。

（4）高尔基体糖蛋白（GP73）：GP73 是存在于细胞高尔基体的一种跨膜蛋白，在正常肝脏中 GP73 几乎只少量表达于汇管区的胆管上皮，当发生肝脏疾患（如病毒性肝炎、肝硬化及肝癌）时可特异性表达，特别是结缔组织周围及肝硬化结节处最为多见。研究发现高尔基体结构完整性会影响 GP73 的表达，肝脏细胞病变后高尔基体组织结构发生变化，GP73 表达显著增高。Mao 等研究结果显示，GP73 诊断原发性肝癌的灵敏度为 77.45%，特异度为 71.95%，且 AFP 水平＜ 20ng/ml 肝癌患者中 87.5%（14/16）GP73 水平显著升高，提示对诊断早期肝癌，尤其是 AFP 水平＜ 20ng/mL，GP73 可能优于 AFP 这一观点，并提出与 AFP 联合检测能大大提高肝癌检出率。尽管许多研究表明 GP73 可以作为一种良好的肝癌诊断标志物，但在 GP73 应用于肝癌诊断方面仍有较大争议，有研究指出血清 GP73 可以反映急慢性肝病炎症坏死程度，与肝纤维化分期更密切。Liu 等的研究发现合并肝硬化的肝癌患者血清 GP73 表达水平升高，而无肝硬化的肝癌患者不升高；在根治性切除肿瘤组织后血清 AFP 水平下降而 GP73 水平保持稳定，从而提出 GP73 主要表达于肝硬化组织中而与肝癌无关，不适合肝癌的诊断。此外，GP73 可反映肝细胞恶性转化过程中的动态变化，随肝组织形态学的改变，肝组织及血清中的 GP73 呈上升趋势，其表达水平与肝癌分期平行，表达水平越高患者总生存期越短。血清 GP73 水平升高往往伴随肝损伤程度的加重，是识别肝脏损伤的敏感指标，在多种良性肝病中存在不同程度升高，因此在鉴别肝脏良恶性病变上作用有限。

（5）骨桥蛋白（OPN）：OPN 是一种具有多种生物活性的分泌型钙结合磷酸化糖蛋白，它的一级结构中含有一个精氨酸 - 甘氨酸 - 天冬氨酸（Arg-Gly-Asp）RGD 氨基酸序列，是整合素的受体，因此 OPN 主要参与整合素介导的细胞信号转导促进细胞的趋化、黏附和迁移，在结肠癌、胰腺癌和乳腺癌等多种肿瘤细胞的致癌过程中发挥重要作用。Pan 等的研究发现 OPN mRNA 高表达与肿瘤的低分化、分期晚、大肿瘤、p53 突变及 AFP 升高、早期复发或转移和 10 年生存率低密切相关。另有研究发现，在肝癌中 OPN 的过表达仅与肿瘤有无包膜及浸润相关，且 OPN 阳性的肿瘤细胞更能向周围浸润。Wu 等报道，肝癌组织中 OPN 表达水平与血管或胆管侵袭、病理分级、肝内扩散密切相关。一些针对不同国家的大样本病例对照研究显示 OPN 单独或联合 AFP 诊断肝癌的结果可能存在地区差异，需要更多前瞻性研究来检验 OPN 能否作为肝癌血清标志物。研究表明肝癌患者中 OPN 水平明显高于肝炎或肝硬化患者，且 OPN 对于诊断病毒性肝炎相关肝癌有着更良好的表现，因此更适合应用于我国肝癌人群。血清 OPN 含量在直径小于 2 cm 及 AFP 阴性肝癌患者中显著升高。另外，OPN 可能在对于肝癌患者预后情况的预测方面优势更突出，其表达可能与肿瘤包膜的肿瘤有无包膜及浸润相关，但具体机制尚未明确。

（6）分泌型糖蛋白（DKK1）：DKK1 是一种高度保守的分泌型糖蛋白，可通过 Wnt/β-catenin 信号通路调控肿瘤细胞增殖和凋亡。DKK1 在不同肿瘤组织中存在差异性表达，尤其在肝癌、肺癌、宫颈癌等肿瘤中表达显著。我国学者覃文新对 831 份血清标本中的 DKK-1 含量进行了评估，并设立了肝细胞癌、慢性 HBV 感染、肝硬化和健康对照组。结果表明，DKK-1 在肝癌患者血清中的含量显著高于其在慢性 HBV 感染组、肝硬化患者组血清中的含量，指出 DKK-1 可以用于肝癌和其他良性肝脏疾病的鉴别诊断，很好地弥补了 AFP 在良性肝脏疾病中也可升高的缺陷。实验还证明 DKK-1 对早期的肝癌和小于 2cm 的小肝癌的诊断优于 AFP。尤其是对 AFP 阴性的患者，DKK-1 对该人群的肝癌诊断的灵敏度为 70.4%，特异度高达 90%。联合检测 DKK-1 和 AFP 对肝癌进行筛查，可将肝癌的诊断率提高至 88%。说明 DKK1 可以降低早期肝癌、小肝癌及 AFP 阴性肝癌的漏诊率，同时，较高的特异度对鉴别肝脏良恶性病变帮助很大；利用 DKK1 进行联合检测可以作为 AFP 的有效补充。

3. 液体活检标志物发展概述

（1）循环肿瘤细胞（CTCs）：转移复发是恶性肿瘤区别于其他疾病的显著特征，是一个多步骤、多环节、动态变化的复杂过程。CTC 是由原发实体肿瘤来源，逃离宿主免疫杀伤后存活的异质性肿瘤细胞，后转移到血液系统或淋巴系统，进而在血液、骨髓、淋巴结和其他健康器官中定位转移，这一过程发生在肿瘤生长的每个过程。1869 年，Ashworth 在癌症患者外周血中发现了与原发灶肿瘤性质相类似的细胞，第一次提出 CTC 的概念。1889 年，Paget 提出了“种子和土壤”假说，指出 CTCs 经历 EMT 等过程获得高度侵袭性，由于间充质细胞缺乏细胞连接和细胞极性，这部分 CTCs 在外周系统中经过血流剪应力、凋亡、免疫杀伤考验之后到达靶器官，通过相关黏附、聚集后形成微小癌栓，在适当的条件下，再次发生间质 - 上皮化（MET），进而形成新生肿瘤。

CTC 是肿瘤转移复发的具体实施者，其检测具有取样无创、可动态监测及高灵敏度等优势，是肿瘤诊断、转移复发预警和监测、抗肿瘤疗效监控及转移复发机制研究的绝佳对象，具有不可替代的科研和临床应用价值，是液体活检领域中最具潜力的新兴标志物之一。然而，CTC 在人体中的含量极其稀有，每千亿个血细胞（10^{12}）中只有 1 ~ 10 个 CTC，从大量血细胞中分辨出个位数 CTC 的难度无异于大海捞针。另外，CTC 具有很强的异质性，传统的细胞富集技术可能会遗漏不同的 CTC 亚群。CTC 稀有和异质性强的特性为其检测分析带了巨大的挑战。目前，CTC 的检测技术和方法较多，各有所长。分离和富集方法通常基于 CTC 物理性质（细胞大小、密度、形变性以及载电量的不同）或免疫学特征（基于抗原 - 抗体结合原理，依赖于特异性抗体结合 CTCs 表面的标记位点，如 EpCAM、HER-2、CK 家族和间充质标志物等），包括梯度过滤法、离心法、免疫磁性分选法等；分析检测技术可分为细胞计数法和核酸检测法，如免疫细胞化学法、RT-PCR 等。研究者们为了提高检测灵敏度，由传统方法中拓展出了一系列新方法，如酶联免疫斑点术、光纤阵列扫描术、CTC-chip 等。

2020 年全球约有 1930 万肿瘤患者，死亡病例近 1000 万，其中多数患者死于肿瘤复发和转移。传统的检测方法和技术很难发现早期和微小转移病灶。由于在原发肿瘤形成和生长的早期，CTC 即可从原发肿瘤脱落，因此 CTC 检测有利于肿瘤微小转移的早期发现和预后评估。外周血 CTCs 检测可为患者提供一种非侵入性、多次、重复检查的选择。在肝癌方面，中山医院团队在 CTC 检测技术研发和优化方面也做了大量探索。通过联合阴性富集和 qRT-PCR 的 CTC 检测技术可对高复杂背景干扰下的 CTC 进行高特异度和高灵敏度鉴定，能同时完成多基因检测，大样本临床研究结果证实这一技术可用于肝癌的早期诊断和术后转移复发预测；为克服传统 CTC 检测设备检测耗时长、下游分析难度大、需人工判读图像等局限性，团队进一步开发了基于 CTC 阴性富集的自动分离染色系统 ChimeraX-i120，同时将基于 AI 的 CTC 图像识别系统和完整的下游单细胞分子分析流程整合集成于本系统，可实现泛癌种 CTC 的有效检测和诊断，另通过单细胞测序分析单个 CTC 的基因组信息还能辅助临床恶性肿瘤的鉴别诊断。

（2）ctDNA：ctDNA 作为肿瘤释放至外周血的 DNA 片段，相当于肿瘤细胞释放到血液中的“身份指纹”，因携带肿瘤来源的基因组变异特征，具有高度特异性。研究人员可以通过标记多个肝癌常见突变位点或 DNA 拷贝数变异，来检测肝癌患者的 ctDNA，也可以利用靶向深度测序进行 ctDNA 检测，能够提高检出率，并可以预测肝癌的临床病理特征、预后发展等方面。利用 ctDNA 不同于正常 cfDNA 的特征，如 ctDNA 碎片化程度更高、端粒长度改变等，进行肝癌早期诊断也具有一定价值。另外，ctDNA 与肿瘤的生物学特征高度相关：在出现肿瘤进展影像证据之前约 6 个月，即可观察到 ctDNA 的明显升高，提前提示肿瘤转移复发；对肠癌、乳腺癌等原发瘤切除术后 ctDNA 阳性提示微小残留病灶（MRD），复发风险极高。因此，利用 ctDNA 来预测肝癌术后 MRD 并早期预警术后复发具有重要研究价值。

此外，利用表观遗传学特征检测肝癌 ctDNA 进行早期诊断是当前另一重要研究方向。表观遗传学特征的改变因不涉及 DNA 序列的变化，多早于介导肿瘤发生的基因变异，在肿瘤早期诊断上具有独特的价值。由于 ctDNA 携带有与原发肿瘤相一致的甲基化改变，DNA 甲基化是研究最为广泛的表观遗传特征，如检测 cfDNA 的超甲基化的 CpG 岛，鉴别出用于早期肝癌诊断的生物标志物。

4. 肝癌影像学诊断发展

影像组学与传统检查方式相比，其在协助肝癌的诊断、鉴别诊断等方面有较明显的优势与潜力。影像组学能对肿瘤进行整体、无创、全面的评估，具有非侵入性，可重复性高及安全性强的优点。常见的超声、CT、PET-CT、MRI 等各种影像学检查手段各有特点，应该强调综合应用、优势互补、全面评估。本节将对传统肝癌影像学检查手段和近期发展进行总结。

（1）超声检查：超声检查因操作方式简单、移动便捷、经济等特点，是临床最多见的肝脏影像学检查方法。常规灰阶超声可早期、敏感地检出肝内占位性病变，能够鉴别其是囊性或实质性、良性或恶性，并观察肝转移和侵犯情况等。彩色多普勒血流成像可观察病灶内血供，并明确病灶性质及与肝内重要血管的毗邻关系。超声造影检查可显著提高小病灶的显示率，并可全程观察病灶的增强方式、增强类型和减退情况，不仅可对大部分病灶做出定性和定位诊断，还可观察到肿块的形态学以及血供情况，文献报道，超声造影可检查发现 15 mm 以下微小肝癌，对于肝包膜下小病灶，尤其是复发病灶，只要造影显示动脉期出现增强，仍可诊断为肝癌。多种超声技术的联合应用，能够显著提高肝癌术前诊断的准确程度。

（2）CT 和 MRI：动态增强 CT 和多模态 MRI 扫描是肝脏超声和血清 AFP 筛查异常者明确诊断后的首选影像学检查方法。CT 扫描能够较好地展现出病灶与胆管、肝内外血管之间的关系，并且对比 MRI 能更清楚地显示胆管结石或钙化灶。由于肝细胞癌多为肝动脉供血，在动脉期进行快速扫描时，门静脉血还未到达肝脏部分，肝癌肿块可表现出明显的强化，在门静脉期时则无法继续得到强化，密度迅速降低，从而表现出快显快出现象，为 CT 诊断提供重要的依据。但是其不足之处是对于不典型、低供血的肿瘤、小体积肿瘤以及肝内病灶诊断率不高，而且在扫描过程中对邻近组织的显影不够清晰，因此容易造成误诊。MRI 不但具有普通扫描和增强扫描的功能，还可以用磁共振肝细胞特异性对比剂进行增强扫描，区别正常的肝细胞和癌变组织，对鉴别肝脏局灶性结节增生（FNH）等有极大的临床意义。使用肝细胞特异性对比剂钆塞酸二钠（Gd-EOB-DTPA）可提高直径≤ 1.0cm 肝癌的检出率以及对肝癌诊断与鉴别诊断的准确性。多模态 MRI 在评价肝癌是否侵犯门静脉、肝静脉主干及其分支以及腹腔或后腹膜淋巴结转移等方面较动态增强 CT 也更显优势。

肝癌影像学诊断主要根据为“快进快出”的强化方式。动态增强 CT 和 MRI 动脉（主要在动脉晚期）肝肿瘤呈均匀或不均匀明显强化，门静脉期和（或）平衡期肝肿瘤强化低于肝实质。肝细胞特异性对比剂 Gd-EOB-DTPA 增强 MRI 检查显示：肝肿瘤动脉期明显强化，门静脉期强化低于肝实质，肝胆特异期常呈明显低信号，5% ~ 12% 分化较好的小肝癌，肝胆特异期可呈吸收对比剂的稍高信号。肝癌 MRI 诊断，需要结合其他征象（如包膜样强化、扩散受限、T2 加权成像中等信号等）进行综合判断，肝细胞特异性对比剂 Gd-EOB-DTPA 增强 MRI 检查联合应用动脉期强化、肝胆特异期低信号和扩散受限征象可明显提高小肝癌的诊断灵敏度，同时有助于鉴别高度异型增生结节等癌前病变。基于肝癌 CT 和 / 或 MRI 信息的临床数据挖掘建立融合模型有助于改善临床决策（患者治疗方案选择、疗效评价及预测等），与时下热点 AI 技术联合将有效提高诊断率。

（3）核医学影像学检查：PET/CT，^{18}F-FDG PET-CT 是一种同机融合的影像学诊断方法，PET 功能显像反映肝脏占位的生化代谢信息，CT 形态显像可进行病灶的精确解剖定位，全身扫描可以了解整体状况和评估转移情况，达到早期发现病灶的目的。PET/CT 全身显像的优势有：① PET/CT 功能成像不受解剖学结构的影响，可准确显示解剖结构发生变化后或者解剖结构复杂变异部位的复发转移灶；②评价肿瘤的恶性程度和预后。

SPECT/CT：SPECT/CT 已逐渐替代 SPECT 成为核医学单光子显像的主流设备，选择全身平面显像所发现的病灶，再进行局部 SPECT/CT 融合影像检查，可同时获得病灶部位的 SPECT 和诊断 CT 图像，诊断准确性得以显著提高。

PET/MRI：肝癌患者采用 ^{18}F-FDG PET/MR 显像进行诊断是检出肝内病灶率的最佳手段之一，但还需结合 MR 增强扫描的影像信息进行联合判断，两种显像技术联合使用，可全面提升肝癌的准确检出率，有助于准确评估肝癌患者的真实病情。

（4）人工智能影像组学：随着医疗大数据的发展，AI 和影像组学逐渐被应用于肝癌的研究中。通过提取影像图像中人眼无法识别的特征，影像组学能够高效地利用影像检查结果，为术前诊断更多有价值的信息。AI 从不同类型的影像学图像中提取高通量的成像数据，建立预测模型，从而以非侵入的方式指导临床治疗和改善疾病预后。虽然该领域目前尚处于发展初期，缺乏规范化的流程及评估标准，但是经过研究人员的完善将具有广大的前景和市场。肝癌的影像组学分析将有助于肿瘤的早期诊断、治疗方案的选择和预后评估等，从而推进临床治疗策略的持续改进，提供精准化治疗以提高患者的生存率和治愈率。

影像组学在医学图像分析领域的热度不断提升，其通过勾画感兴趣区域，从中高通量地提取影像特征，进而建立模型，评估肝癌的生物学行为。AI 是机器模拟人类智能行为进行自动处理、分析的一种计算机科学技术。AI 算法擅长自动识别医学图像中的复杂模式，提供定量的影像学特征评估。ML 是 AI 技术的一个子集，有多种算法，包括神经网络、支持向量机、随机森林、贝叶斯网络等，在影像组学研究的多个步骤中均有所应用。影像组学还可与基因学、免疫学、解剖学等学科融合，研究肝癌的影像特征与其基因谱系、免疫表型的关系。这些信息结合临床及病理数据分析能够优化治疗决策的制定，实现个体化医疗。AI、影像组学与多学科的融合，为许多临床问题提供了新方法、新途径。现有的分期系统，如 BCLC 分期中并没有纳入肿瘤的组织学和分子学特征，但是基于 AI 的影像组学却可以通过定量分析肿瘤成像，从而显示这些异质性特征在影像学上的表现，对比于传统的病理学检查更全面且具有无创的优势，是协助诊断、预测疗效的新方法。

目前 AI 技术已在医学领域得到广泛应用，其中包括图像辨识以及降低神经网络复杂性的效果，具有很好的化繁为简的作用。目前 AI 技术运用于肝癌领域的案例尚且不多，在肝癌诊治方面具有很大的发展空间和潜力。我国也是一个肝癌高发国，能够充分满足影像组学对数据量的依赖较重的要求。在未来，随着影像学检查在临床实践中的进一步普及，影像医学 - 人工智能 - 影像组学的融合将对临床决策产生实质性的影响，进而促进精准医疗时代的进步。

四、创新技术与产业化

随着生活习惯的变化以及老龄化等问题，全球癌症发病率和死亡率仍处于上升阶段，已成为全球第三大死因。国际肿瘤研究机构系统评估了 36 种主要恶性肿瘤在全球范围内的发病率和死亡率，数据显示中国约有 23.7% 的新发恶性肿瘤患者和 30.1% 的肿瘤相关死亡；由于我国人口老龄化程度加深、生活方式和环境危险因素的暴露累积，预计在未来一段时间内，我国恶性肿瘤的发病和死亡人数仍将继续上升，癌症防治形势仍十分严峻。值得注意的是，虽然中国的癌症发病率位居世界中等，但是其肿瘤致死率却排名世界前列，提高肿瘤治疗效果，延长患者生存期，寻求有效措施刻不容缓。

面对当前的严峻形势，中共中央政治局 2016 年 8 月 26 日召开会议，审议并通过了《“健康中国 2030”规划纲要》，提出“到 2030 年，实现全人群、全生命周期的慢性病健康管理，总体癌症 5 年生存率提高 15%”。在党的十九大报告中明确要求，“要瞄准世界科技前沿，强化基础研究，实现前瞻性基础研究、引领性原创成果重大突破”。癌症防治是落实党中央、国务院建设中国特色社会主义现代化强国，实现“健康中国 2030”战略的重要组成部分。2019 年政府工作报告指出：“要实施癌症防治行动，推进预防筛查、早诊早治和科研攻关，着力缓解民生的痛点”。因此，结合肿瘤研究前沿和我国癌症防治事业的重大需求，深化加强肿瘤基础和转化研究对实现“健康中国 2030”的战略目标具有重要意义。肿瘤创新诊疗技术的发展和快速产业化应用在防治癌症中发挥着越来越重要的作用。中国每年肿瘤新发患者近 500 万，面向肿瘤精准医疗产品及技术服务是医疗行业重要发展趋势，市场前景普遍看好。目前，肿瘤精准诊疗领域技术行业还处于发展初级阶段，未有细分专业，竞争格局分散，尚未形成寡头企业。

为了实现《“健康中国 2030”规划纲要》所提出的至 2030 年肝癌患者 5 年生存率提升 15% 的目标，我国已开始致力于推动健康服务供给侧结构性改革，完善肝癌防治策略、制度安排和保障政策，加强医疗保障政策与公共卫生政策衔接，提供系统连续的肝癌预防、治疗、康复、健康促进一体化服务，提升健康服务的公平性、可及性、有效性，实现肝癌早诊早治早康复。相应地，中国肝癌精准诊疗的相关产业也在蓬勃发展，肝癌精准诊断以及新药研发市场规模呈现快速增长趋势。

近年来，肝癌的精准诊断随着生物技术的进步迎来爆发式的增长。除了传统的体外诊断方法，如超声诊断、磁共振成像、CT 成像等传统影像学诊断方法，还发展出了包括 AI 医学成像、生化诊断、免疫诊断、分子诊断、微生物诊断等相关产业。基于精准医疗的肝癌筛查流程可划分为群体肝癌预测、个体基层筛查和个体 AI 影像定位，精准定位高风险人群，筛查基因突变位点和可视化肿瘤。

精准诊断的核心是分子诊断，分子诊断可用于帮助临床多种疾病的预警、筛查、早诊、指导治疗、疗效监测、预后判断等。肝癌的精准诊断产业目前可分为早期精准筛查产业以及肿瘤精准分析产业两大类。早期诊断是影响患者长期生存的关键因素，可以显著降低患者的医疗负担。而肿瘤分析则可以利用基因组、蛋白质组等组学技术和多种医学前沿技术，对于大样本肝癌人群数据，进行生物标志物的分析与鉴定、验证与应用，从而精确寻找到肝癌的发病机制和治疗的靶点，并对一种肝癌进程的不同状态和过程进行精确分类，最终实现肝癌患者的个性化精准治疗，减少医疗浪费，把握治疗时机，使患者获得最大受益。

在精准诊断的基础上，我们还需要做到精准治疗，这才是精准医学的最终目标。对于肝癌的治疗，除了手术和介入治疗，药物是其精准治疗的中心支柱。新药临床试验是为了评估药物的治疗效果而设计的研究，是创新和医学进步的驱动力，也是实现精准治疗的必经之路。肝癌治疗在过去几年中的一项重大创新是免疫疗法的出现和应用，它在肝癌的治疗方面正在发挥日益重要的作用。目前获批的针对晚期肝癌的一线药物治疗方案还是以靶向治疗和系统化疗为主，但多数肝癌对化疗药物不敏感，而靶向药物单药疗效有限，例如针对肝癌的经典靶向药物索拉菲尼与瑞戈非尼对肝癌的总体生存期提高 2 ~ 3 个月。另外，已有越来越多的新的免疫治疗药物以及其他各类新药进入了临床试验阶段，例如阿特利珠单抗和贝伐珠单抗联合治疗作为晚期肝癌的一线治疗方案首次报道了阳性结果，这提示联合治疗是肝癌精准治疗取得成功的一个新方向。因此，目前新开展的联合治疗临床研究，例如抗 PD-1 和 CTLA-4 双特异性抗体 AK104 单药或联合仑伐替尼治疗晚期肝细胞癌的Ⅱ期多中心临床研究，CS1003 联合仑伐替尼对比安慰剂联合仑伐替尼一线治疗晚期肝细胞癌患者的多中心、双盲、随机对照的Ⅲ期研究，都在探索最佳的精准治疗方案。

近年来，随着肝癌精准诊断和精准治疗的水平提高，所伴随诞生的科研成果和企业逐渐形成了肝癌精准诊疗产业，并呈现出多学科交叉融合发展的趋势，主要集中在肝癌早筛、精准诊断、人工智能辅助及精准治疗等方面的产业。

1. 肝癌早筛技术与产业概况

肝癌给患者、家庭和社会带来了巨大负担，早期诊断、早期发现是一项亟须满足的临床需求，也是减轻肿瘤负担的必经之路，堪称肝癌精准医疗的圣杯。在肝癌早筛方面，由于我国目前仍有较大的乙肝患者基数，因此乙肝相关性肝癌的高风险人群依然庞大，肝癌早筛产业有巨大的潜在规模，近年也涌现了不少相关的产品。

2020 年 9 月 30 日，美国 FDA 授予泛生子公司肝细胞癌早筛液体活检产品肝癌 screen™“突破性医疗器械”（Breakthrough Device Designation）认定，将极大加速肝癌 screen™ 在美国的研发和审查进程，并且该产品在获批后可被医保覆盖达成大规模临床应用，值得关注的是，该认定在国内肿瘤精准医疗领域乃至整个诊断行业尚属首例。此次泛生子的肝癌早筛产品肝癌 screen™ 获得“突破性医疗器械”认定，一方面说明了美国监管机构对泛生子早筛技术的认可，另一方面也印证了肝癌早筛巨大的临床意义和社会价值。肝癌 screen™ 液体活检产品核心技术源于泛生子研发的创新技术 MutationCapsule™，该技术可以同时检测外周血中游离 DNA 的多种甲基化和基因突变信息。泛生子在 4500 名乙肝患者的前瞻性队列研究中进一步验证肝癌 screen™，其中一个中心的 297 名患者的初步数据显示，肝癌 screen™ 实现了 92% 的灵敏度、93% 的特异度，实现了 35% 的阳性预测值（PPV）、99.6% 的阴性预测值，优于目前临床上的常用方法。此外，按照肿瘤大小分类，在初步数据诊断出的 12 名肝癌患者中，10 名患者的肿瘤小于 5cm，说明肝癌 screen™ 能对早期肝癌有较高灵敏度。横向对比，根据全球老牌早筛公司 ExactSciences 的多中心、回顾性研究，其采用的甲基化联合蛋白质的肝癌早筛检测灵敏度为 80%，特异度为 90%，低于泛生子的前瞻性研究数据。一般来说，由于各种原因，前瞻性研究的数据想要优于回顾性研究是非常困难的，因此，泛生子的大规模验证结果值得期待。

基于肝癌早筛的巨大价值，此次泛生子获得“突破性医疗器械”认定，无论对于该产品的开发和上市，还是对于整个肿瘤早筛领域的发展都有着重要的意义。对于肿瘤早期筛查来说，技术门槛高，研发、验证和审批周期较长，在技术的“无人区”开疆拓土是业内公司的常态。因此，为最具突破性、引领性和临床价值巨大的产品开辟新的上市路径是值得商讨的话题。通过与监管机构高效的沟通，支持临床试验数据的拓展性使用，将会有力地促进技术创新和成果转化。在审评资源有限的条件下，这些新的监管思路和方法可以支持和引导更多创新技术去覆盖未满足的临床需求，惠及广大患者。

从中国已获批上市的癌症早筛产品来看，售价达数千元，这对于中国居民来说，是一笔不小的开支。国家统计局发布数据显示，2020 年全国居民人均可支配收入为 32 189 元，全国居民人均消费支出为 21 210 元。一方面，中国存在庞大的自付费人群，他们能够负担几千元的癌症筛查费用，关键在于是否有癌症早筛意识；另一方面，医保支付及政府采购都是可行性非常强的路径，这也是大面积提高公众癌症早筛意识的重要措施之一。而就目前的沟通来看，政府采购的关键在于产品能否真正救人，以及能否符合卫生经济学模型。为实现更大规模普及，泛生子采取的方法是与地方政府携手，打造早诊早筛样板。2020 年 11 月，国家癌症中心参与指导、江苏省无锡市惠山区人民政府和泛生子共同发起无锡市惠山区区域性“肝癌早筛综合防控”示范项目，计划在 3 年内为本地 15 万肝癌高危人群提供检测及综合防控，建设中国肝癌早筛综合防控示范城市，这种做法值得肯定。

目前中美两国对肝癌风险人群推荐的临床筛查手段为定期进行超声及甲胎蛋白的检查。仅在中美两国，基于血液检测的肝癌早筛潜在市场规模即可超百亿美元（10% 渗透率，检测频率 2 次 / 人 / 年）。事实上，无论是对于国家医保还是患病家庭，相比于中晚期肿瘤诊疗所产生的巨大支出，早筛早诊无疑是更加经济、有效的选择，必将成为肿瘤防控的中流砥柱。

2. 肝癌精准诊断创新技术及产业发展

由于肝癌的高度异质性，同一临床分期的肝癌患者对治疗应答及预后仍存在很大差异，迫切需要新分期、分型指标以助力肝癌精准诊断与治疗，从而进一步提高患者生存率。多组学技术、单细胞技术、肿瘤分子可视化技术及医学人工智能等的不断进步和发展，使肝癌分子分型正越来越接近肿瘤生物学特征的真正本质，从而助力肝癌精准诊断与治疗的实施和健康中国的战略规划。

（1）精准诊断创新技术及产品：从产业发展传统来看，精准诊断与医药治疗是两个有联系而独立行事的行业。在精准医疗原则下的精准诊断与医药治疗密切绑定在一起。精准诊断根据其应用场景而确定，它不仅能够提供有关患者针对特定治疗的治疗反应信息，还可确定能够从某一治疗产品中获益的患者群体，从而来帮助患者提高相对应药物在使用过程中安全性和有效性。从精准诊断所使用的技术类型来看，主要可以分为聚合酶链反应（PCR）、荧光原位杂交（FISH）、免疫组化（IHC）、高通量测序（NGS）等。其中 PCR、FISH、NGS 是分子诊断技术的重要组成部分，IHC 属于免疫诊断方法。随着医疗技术的不断进步，精准诊断技术范围进一步扩大，其技术也将不断丰富。特别要指出的是，近年来高通量测序的发展使全基因组测序的个体化应用成为可能，也为精准医疗的实施提供了可能。高通量测序在精准诊断中占有重要的地位，但是高通量测序绝不是精准诊断的全部。

在靶向抗癌及免疫治疗药物使用方面，精准诊断是必不可少的环节。根据2016年FDA的法规指南，精准诊断要与药物同时做临床验证，同时申报，批准后方可上市。而且，在药物的使用说明中明确指出本药物适用于哪些患者，用什么精准诊断产品来确定适用的患者群体。需要指出的是，随着肿瘤免疫疗法的实现和发展，某些免疫药物已经突破了靶向药物患者群体筛选的要求，只要是某种疾病的特定患者，不需经过精准诊断来确认。如Merck公司的Keytruda，美国FDA已批准该药与化疗联合作为非鳞状非小细胞肺癌转移患者一线治疗方案，而不必检测PD-1的表达程度。可见，是否必须精准诊断，在很大程度上还取决于药物本身的功效和安全性。此外，针对肝癌的突变基因检测等均证明了精准诊断在癌症治疗的必要性和重要性。此外，精准诊断在药物研发方面同样发挥着越来越大的作用，受到众多药物研发厂家的重视。对于药企来讲，精准诊断可以帮助研发人员确定患者最有可能受益的治疗产品，识别患者对某种治疗方式或产品可能增加的风险及副作用；监控患者对特定药品的治疗反应，并及时调整治疗方式以改善产品安全性和提高产品有效性。总体来讲，精准诊断是个性化治疗的一个重要方面，对于预测患者针对特定药物的治疗反应至关重要。随着民众健康意识的提高和精准医疗技术的发展，精准诊断将成为靶向性治疗方法的一个重要因素。目前，越来越多的公司正在开发靶向性治疗产品，相应地，精准诊断试剂盒的开发已成为新药研发战略的重要组成部分。

从1998年美国第一个精准诊断产品获批开始，截至2018年12月6日，美国共批准精准诊断产品35个。在这20年的历史中，随着药物研发的不断创新，各种小分子靶向药物、免疫治疗药物等不断出现，诊断技术出现了突飞猛进的发展，对临床治疗起到了非常明显的推动作用。从美国获批的精准诊断技术平台来看，共有6种技术平台在精准诊断中被使用，以PCR技术（12项）和IHC（9项）技术为主。

值得一提的是，基于NGS技术开发的精准诊断产品在美国得到了快速发展。2016年12月19日，FDA批准的FoundationMedicine公司的FoundationFocus CDxBRCA产品，成为市场上第一个基于二代测序的精准诊断试剂盒。这些产品大部分都使用Illumina的检测平台，同时，作为肿瘤的诊断检测，不需要做人体的全基因组测序，因此，选择一套必要的相关基因，配置相应的模板，成为试剂盒的特征。通常，把这组选定的基因组合称为“Panel”。可见，这些试剂盒的差异也就是“Panel”的差异。随后，ThermoFisher、Illumina、MSKCC等机构的NGS精准诊断或补充诊断产品逐步上市。截至2018年年末，FDA共计批准上市NGS精准诊断和补充诊断产品5个，其中 1 个为大“Panel”检测试剂盒。

（2）肝癌精准诊断产业：从产业链上来讲，伴随诊断产业上游包括检测平台、试剂原料企业，中游包括检测试剂盒生产企业，下游包括检测服务企业和医疗机构，同时也包括数据分析解读相关企业。目前，我国在检测平台、试剂盒研发、检测服务、数据解读等领域已经取得了阶段性成果。

伴随诊断的技术平台包括 PCR、IHC、ISH、MRI、NGS，随着细胞免疫等医疗技术的不断发展，伴随诊断技术也将会随之扩大。对于不同的检测技术来说，检测平台则是检测的技术。目前，检测平台可分为两类：分子诊断平台和免疫诊断平台，其中分子诊断平台为主要组成部分。

在分子诊断平台发面，我国普通 PCR 仪和分子杂交仪已经基本形成国产化。在数字 PCR 仪和测序仪的研发审批方面，我国从前期主要依靠并购、贴牌、与国外技术领先企业合作，到完全自主创新研发，已经取得了阶段性成果。但由于发展时间较短，我国测序仪在测序读长和测序稳定性上有待提高。而不久前，近两年获得国内精准医疗领域最高融资的华大智造取得了可喜的成果，作为基因检测上游仪器制造商，已经在生命科学领域仪器的制造上实现重大突破。2019 年 9 月 9 日，华大智造自主研发的超高通量基因测序仪 DNBSEQ-T7 正式交付商用，并且分别在 2019 年 5 月和 2020 年 5 月拿到 14 亿元人民币 A 轮融资和 70 亿元人民币的 B 轮融资。但总体来说，我国高端分子诊断产品目前还严重依赖进口，真正地在伴随诊断设备平台端实现技术突破，实现国产化，仍需长期的技术积累和技术创新。

AFP 是经典的肝癌生物标志物，已在全国常规体检中普遍推广。然而 AFP 只在 60% ~ 70% 的肝癌患者体内过量表达，但肝癌之外的其他恶性肿瘤也会引起 AFP 异常升高。所以从精准诊断的发展来说，我们迫切需要开发全新生物标志物，提升肝癌早期筛查的效率和特异性。复旦大学附属中山医院周俭教授与团队将眼光从数量、功能浩繁的蛋白移开，瞄准了人体内另一种分子——微小核糖核酸。miRNA 通过沉默信使 RNA 可调节人体内 1/3 基因；所以 miRNA 也成为显示生理、病理状况的重要指标。周俭对 miRNA 与肝癌联系的研究关注由来已久，曾在国际著名肝脏病学杂志 *Hepatology* 上发表论文阐明 miR-28-5p 与细胞系转移潜能呈现负相关；而该核酸重要靶基因表达的白细胞介素 IL-34 上调，则会促进癌细胞生长和肿瘤内巨噬细胞浸润。周俭教授带领团队历经近 10 年攻关，从数百例肝病患者血浆中筛选 15 个候选 miRNA，然后通过肝病患者 RT-PCR 研究，最终在患者血浆中筛选出 7 个 miRNA，并组合成早期肝癌诊断分子标志物，该成果为 2020 年国家科学技术进步奖二等奖的主要成果之一，相关研究结果发表在国际肿瘤学著名杂志 *Journal of Clinical Oncology* 上。通过与产业界合作，周俭与团队成功开发了相关 miRNA 检测试剂盒，仅采集检测者 0.2ml 血浆，即可通过试剂盒进行检测，将肝癌检测率提升至 88%。除了可直接筛查出癌检阴性、阳性患者，配合影像学检查，该试剂盒还可显著提升对直径小于 2cm 肿瘤的分型诊断，大大降低漏诊率和误诊率。此外，该试剂盒可实时动态监测肝癌治疗效果，并及时让医患了解肿瘤复发和进展发生。目前该检测试剂盒已经经过国家药品监督管理局批准上市，在患者中使用，相关分子标志物模型也已获中、日、韩、香港等国家或地区专利。

此外，近年出现的肝癌精准诊断相关的产品还有 5 年前在国内开始推广的 DCP 以及王红阳院士主导的全国多中心前瞻性肝癌极早期预警筛查项目（PreCar）等，此类不断涌现的肝癌精准诊断创新产业成果在持续提高我国肝癌精准诊断的水平。

3. 肝癌人工智能辅助诊疗产业现状和发展

“一药万能”是传统医学的做法，而精准医学则是找到一种适合特定人群的药物。精准医疗的最终目标是个性化医疗，这是指根据患者预测的疾病反应或风险，量身定制医疗决策、实践、干预措施和产品。目前，临床医学、基础生物医学研究、健康相关数据的新来源（如带生物传感器的可穿戴设备、物联网和网络）产生了大量的生物医学和健康相关数据，超出了人类分析的极限，需要借助机器进行分析。因此，AI 为精准医疗的实践提供了范式转变。

大数据和 AI 已成为提高临床诊断与治疗水平和临床服务能力的重要支撑。① AI 可以提高医疗服务的供给能力。AI 通过将医疗卫生服务相关的人员、信息、设备、资源链接起来实现良性互动，提供更加便捷、多样、高效的医疗健康服务，选择最佳诊疗方法降低医疗费用，辅助医疗资源的合理分配。② AI 及相关技术的融合实现医疗精准化。基于临床和生物组学大数据，使用机器学习和深度学习技术提升临床诊断和治疗精准度。③ AI 做到质量标准化和质量可控。在诊疗的各个环节，通过机器学习达到专业要求，可很大程度减少或避免人为错误，帮助控制标准化诊疗流程。④ AI 可以促进医疗健康相关产业和经济转型发展，大数据的积累将改变我国健康管理的模式，也可以培育一批 AI 人才。所以，各国近年发布了一系列 AI 相关战略规划，相当一部分国家将医药健康作为核心的战略方向来布局，全球 AI 竞争火热，当然我国也已出台了关于 AI 的规划和计划。

目前，我国医药健康领域发展 AI 面临的重点瓶颈主要集中在战略、技术、基础设施及支持保障等层面，尤其是在技术层面，需要解决缺乏自主可控 AI 算法、重点疾病领域算法模型研制不足、基于深度学习的模型可解释性差等问题。其中，如病毒性肝炎的相关大数据及算法模型应该得到充分的评估和提升。当然，我国 AI 在医药健康领域有自己的优势，如我们有全球第一的健康医疗数据资源，有成熟的互联网体系、广泛的用户人群及全球领先的 AI 人才基数，这些需要被充分利用起来。

数据驱动的智能医疗时代已经到来，云计算，无线、5G 通信，物联网、区块链，基因 / 转录 / 蛋白 / 代谢组学等大数据对疾病的预防、预测、治疗和诊断有着巨大的影响。2017 年政府工作报告中第一次提到 AI，AI 将强势地融入医疗中。智能医疗成为医药科技发展的焦点，将重点推进智能诊断、智能治疗、智能群体健康管理、智能医药监督等核心领域的快速发展。目前已有多个智能医疗应用实例。

数据、算法和应用是机器学习语言中三个相互关联的组成部分，其中数据是关键。在肝脏病学的日常实践中，可以使用多种数据格式，包括放射成像、电子健康记录、肝脏病理、可穿戴设备数据和多组学测量数据。AI 辅助肝癌诊疗有几个方面将会得到很好的应用。首先繁重的工作需要医生高度集中精力。例如，使用自动报告系统从放射成像中识别异常发现对放射科医生是有帮助的。此外，恶性细胞的识别和组织的病理特征，细胞的定量，疾病的严重程度的分级，都有利于病理学家。对于研究人员来说，从数百万种出版物中进行广泛的文献综述和总结也是迫切需要的。其次，诊断、监测和预测临床结果，这是精准医疗所需的，包括高效使用昂贵的治疗、优化治疗、监测治疗不良事件、减少住院 / 再入院、患者分诊、功能失代偿的监测，疾病的检测 / 分类，以及临床事件的序贯预测。最后一项任务是探索新知识，例如，肝细胞癌的新生物标志物的发现和新药物的开发或再利用。

（1）我国人工智能辅助病毒性肝炎相关肝癌诊疗管理相关产业

一是专科智能化临床辅助决策支持系统（CDSS）。基于 CDSS 编写知识图谱网络的图形化编辑器，获取医疗专家的知识和经验。从人工肝、活动性乙型肝炎、肝癌智能诊断和治疗路径进行突破。具体包括以下几类：①基于知识图谱的智能语音导诊，如树兰医院上线自主研发的语音导诊系统，能够将语音转录成文字，并从文本中抽取症状及从知识图谱中搜索最大概率疾病分类和科室分类，能够实现对疾病的快速科学分类。②肝结节的影像识别系统，能够将影像组学特征抽取和定量分析过程自动化，实现计算机辅助决策。③黄疸智能诊断系统。浙江大学传染病诊治国家重点实验室与北京航空航天大学共同研发了基于动态不确定因果图（DUCG）和机器学习的黄疸智能诊断系统。从测试来看，DUCG 智能诊断符合率达 99%，可以适应复杂多变的病情和医学的不确定推理。④联合用药风险预测，可以建立联合药物使用相互作用模型、推荐可替代安全药物模型、完成药物不良反应预测，为临床决策提供参考。

二是 5G 技术促进智慧医疗加速发展。5G 技术可以提升通信效率及质量，包括提升现有智慧医疗效果和实现未来智慧医疗应用。例如以 5G+4K/8K+VR 的模式进行手术直播，开展远程操控交互式医疗（如远程超声波、内镜、手术）等。

三是在大数据及智慧医疗方面开展的工作。主要包括以下几方面：①自主研发达芬奇机器人的先进外科智能设备，开展医工结合，使更多患者获益。②创立创建覆盖千万人口的肝炎防治示范区和信息云平台，开展如乙型肝炎疫苗随访队列、母婴阻断随访队列、乙型肝炎抗病毒治疗随访队列等队列研究，创立 FVFT 乙型肝炎防治策略，在示范区显著降低了乙型肝炎新发感染率。③在国家传染病重大科技专项支持下，以示范区为基础搭建智能工作平台，开展病毒性肝炎流行病学大数据及智能化防控研究。④基于千万级的乙型肝炎、结核病和艾滋病等重大传染病筛查及队列大数据，建立了“三病”传播、演变及干预的多因素分析模型及智能可视化分析平台。⑤创建功能完备的病毒性肝炎流行病与生物信息分析统计平台，提升了肝病的精准诊治和智能医疗水平。⑥通过大数据分析和挖掘技术，创建了乙型肝炎疫苗人群免疫屏障模型，证明了 1992 年实施的儿童乙型肝炎疫苗策略对控制我国乙型肝炎发挥了巨大作用。⑦开展多中心临床研究，建立长期随访队列。完成了慢性肝病、重型肝炎（肝衰竭）、肝癌、肝移植等随机对照试验。建立了覆盖千万人口、长达 10 年的研究队列。⑧创新了基于生物组学大数据的智能诊疗技术，发现了我国乙型肝炎高流行的影响因素。⑨通过医工结合构建人工肝智能云服务 AI 系统，包括人工肝术前辅助诊断、设备优化与术中远程云监测两部分。

（2）人工智能辅助肝癌治疗临床决策相关产业：2018 年 10 月 28 日，在成都召开的第九届全国肝胆胰疾病高峰论坛上，全国肝癌 AI 研发平台启动。四川大学华西医院率先和医库云合作研发肝癌 AI 临床应用项目，历经多时的共同研发，“AI 肝癌临床决策支持系统”和“AI 肝移植临床决策系统”相继推出。我国在肝癌诊治领域拥有海量的大数据，从而为 AI 技术再现人类医生的诊疗过程提供数据支撑。医库云华西医院提供了标准的、规范的近万例完整肝癌病案大数据，这是高质量的 AI 产出的前提，围绕医生和患者关心的诸多问题，通过大数据分析和 AI 计算提供了一套可行的解决方案，诸如治疗方案推荐、方案对比、生存周期预测、复发率和复发周期预测、相似病例推荐、用药推荐、治疗历史追溯、指南推荐等功能，可辅助医生帮助患者解决所关注的问题。而 IBM 沃森健康（Watson Health）斥巨资研发了 IBM 沃森健康 AI 肿瘤机器人，旨在辅助医生决策时专业知识不断更新，给患者恰当治疗。但在中国，针对县域肿瘤学科的建科比例不足 50%，即使已经有肿瘤学科建科的，能够掌握达到的诊疗水平和能力还远远不能解决现状需求，所以癌症的科学防治任务更为迫切，医库云对标 IBM 沃森，取长补短，除了覆盖沃森 46 个指标外，又增加了具有中国肝癌特色的 AFP、乙肝、丙肝等指标和海量病例及早期肝癌 5 年生存随访数据，比沃森肿瘤 AI 肝癌系统更符合中国临床痛点和刚需。

由此可见，计算机学科、AI 学科与医学越发紧密地交叉融合发展，将赋能我国 AI 辅助肝癌诊疗产业的蓬勃发展。

4. 肝癌精准诊疗的相关产业及展望

“100 多年来，科学家一直试图让免疫系统参与抗击癌症的斗争。在两位获奖者的开创性发现之前，仅有有限的临床研发。而免疫检查点治疗现在已经彻底改变了癌症治疗方法，从根本上改变了我们对癌症治疗方式的看法。”2018 年诺贝尔生理学或医学奖评委会用这样一段话描述美国免疫学家詹姆斯 • 艾利森和日本免疫学家本庶佑的发现。2020 年中国 AI 医疗核心软件市场规模为 29 亿元，加上带有重资产性质的 AI 医疗机器人，总体规模为 59 亿元，而到 2025 年，AI 医疗核心软件市场规模将达到 179 亿元，同样加上 AI 医疗机器人，总体规模将达到 385 亿元，前景十分广阔。

近年来，免疫检查点治疗、以 CAR-T 为代表的过继性细胞免疫治疗等在肝癌治疗领域取得的突破备受关注，技术演进正加速以干细胞和肿瘤免疫细胞为主的细胞治疗手段在全球范围内渗透。在首届张江细胞治疗国际峰会上，来自 16 个国家和地区近 50 位细胞治疗领域的专家学者公布在相关领域的研究进展，包括 NK 细胞在免疫治疗中的应用、非人灵长类动物中诱导性多能干细胞衍生心肌细胞的临床前移植研究、基于慢病毒载体的疫苗接种、单细胞水平对免疫检查点抑制剂的反应、新一代成品化 CAR-T 细胞疗法等。

2017 年，美国率先迈出细胞免疫治疗产业化的关键一步——FDA 先后批准两款 CAR-T 疗法（Kymriah 和 Yescarta）上市，随后这两款药品获得全球多个国家的监管部门批准，带动新一轮细胞治疗产业化热潮。在细胞治疗领域，中国是仅次于美国的全球第二大市场，加之诸多国家政策的支持，产业规模迅速扩张。不可否认的是 CAR-T 疗法在治疗血液肿瘤方面表现良好，但是目前在肝癌以及其他实体瘤治疗的有效性、安全性以及政策监管等方面仍面临较多挑战，细胞治疗要从临床走到产业化，仍面临许多挑战。在全球新一轮产业热潮和政策驱动下，我国各地正在加紧产业布局抢抓赛道。

近年来，肝癌的靶向药物和免疫检查点抑制剂的快速发展开辟了肝癌治疗新局面，单药及联合治疗的相继获批也为晚期肝癌患者带来了更多新选择。免疫单药及联合治疗在晚期肝癌患者中的应用价值已可见一斑，而对于早中期患者，乃至围术期，免疫治疗可否造福更多患者，仍有待进一步研究和探索。未来，随着肝癌精准医疗的发展，更多治疗方式的出现，可通过 PD-L1 表达、肿瘤突变负荷、微卫星不稳定性、免疫状态和免疫评分等多种标志物筛选获益人群，以及对免疫联合靶向、化疗、放疗、消融、介入等多种治疗模式的不断探索，可积累更多中国肝癌人群数据，让免疫治疗成为对抗疾病的有力武器。

除了靶向治疗及免疫治疗以外，肝癌的核医学药物研发也在加速发展。近日，中国首例特许准入钇［^{90}Y］树脂微球临床治疗肝癌手术在由董家鸿院士团队在海南博鳌乐城成功实施。而此次董家鸿院士及其团队顺利完成治疗，就离不开海南省药监局、卫健委等多部门的共同支持。本次特许治疗项目还涉及多个行业、学科的共同配合，并有来自北京清华长庚医院、中国人民解放军陆军军医大学西南医院、海南省肿瘤医院、博鳌超级医院等海内外专家团队的合作参与。未来随着钇[^{90}Y]在国内的正式上市，有望加速我国核医学药物的阶段性发展。

我国肝癌精准诊疗产业正在朝着早筛、辅助诊断、辅助临床决策、辅助新药开发等多元化的路线飞速发展，如何积极助力落实国家“健康中国 2030”计划，提高肝癌患者 5 年生存率，是我国肝癌领域学者们一直耕耘的事业。未来，我们始终要把提高早诊早治率、规范治疗、推动合理用药、构建多学科综合诊疗机制作为努力的目标，实现规范临床行为、改善肝癌患者预后、保障医疗质量和优化医疗资源目标，为全面加强肝癌学科建设和肿瘤防治建设不断贡献力量。随着精准诊疗的理念的深入人心以及理工医交叉学科的融发发展，经过几代人的努力，肝癌的临床诊疗效果取得了长足进步，肝癌精准诊疗产业必将逐步走向成熟。随着对肝癌生物学研究的深入，精准诊疗必将在未来一段时间内发挥更为重要的作用，并最终转化为患者临床疗效的有效改善，使越来越多患者从中获益。

第二节　肝细胞癌精准防治体系的建立及发展

一、概述

肝癌是常见的恶性肿瘤之一，指原发于肝细胞的恶性肿瘤。全世界新发肝癌病例约半数以上来自我国。2020 年中国肝癌发病率位居所有癌症第五，死亡率位居第二。肝癌具有异质性强、易转移复发、预后差等特点，而我国肝癌疾病负担重，在疾病背景和临床诊治中更具中国特色。未来数十年内肝癌仍将是严重威胁我国人民生命健康的重大疾病，其早诊早治、抗转移复发、精准施治是提高患者总体生存的关键。近年来，肝癌的个体化诊疗和创新研究方面取得了诸多突破：液体活检技术、精准外科手术、新型分子靶向药物、肿瘤免疫治疗等综合诊治手段不断涌现，为肝癌精准治疗带来了新的曙光；而第二代测序技术、多组学平行分析、单细胞测序技术的快速发展，也让我们对肝癌的高度异质性和复杂的肿瘤微环境等生物学特征有了更加深入的了解，这些进展正不断地转化应用于肝癌领域的临床实践，丰富了诊疗策略。本文就近年来肝癌精准诊疗的新进展作一报告。

二、近 5 年的基础研究主要进展

肝癌的肿瘤异质性和高转移复发的特性是目前限制肝癌疗效的主要瓶颈。近年来，我国专家围绕这两个关键难题，取得较大进展。笔者研究团队借助免疫基因组学系列技术揭示了肝癌免疫逃逸机制多样性，丰富了肝癌个体化免疫治疗策略。我们还利用高通量基因组测序技术揭示了 WNK2 是肝癌根治性切除术后早期复发的重要驱动因素，其失活导致肿瘤生长和转移。此外，解析疾病的蛋白质组特征将有助于我们更加准确认识和了解疾病，笔者团队与贺福初院士开展的一项研究在肝癌蛋白质组学方面取得突破性进展；首次描绘了早期肝癌的蛋白质组和磷酸化蛋白质组图谱，并据此将早期肝癌分为 3 个亚型，其中 S-Ⅲ型预后较差，易出现远处转移；利用 PDX 模型进行的 SOAT1 抑制剂——阿伐麦布（avasimibe）的药效学研究证实，阿伐麦布有望成为肝癌精准治疗新药物（图 1-4）。笔者团队还通过检测和整合分析了 159 例乙肝相关肝癌的多维度组学数据，较为完整地揭示了肝癌分子特征和发生发展机制，为肝癌的精准分型与个体化治疗提供了新思路。

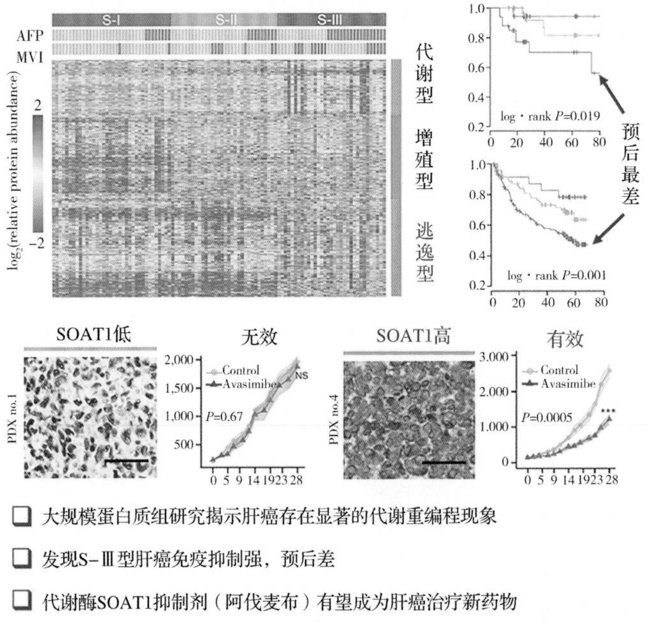

图 1-4　基于蛋白质组揭示肝癌代谢异质性和治疗新靶点

肝癌肿瘤微环境构成复杂。在这一方面，笔者团队聚焦肝癌高复发特性，与深圳华大生命科学研究院合作，从单细胞水平上揭示了早期复发性肝癌的免疫微生态特征和肿瘤免疫逃逸机制。该研究首次发现与原发肿瘤相比，早期复发肿瘤的浸润性 $CD8^+$ T 细胞增加，呈现为固有免疫样、低细胞毒和低克隆扩增状态的表型，不同于原发肝癌中观察到的经典耗竭状态。进一步分析发现复发肝癌细胞可能通过抑制树突状细胞抗原递呈并招募这类固有免疫样 $CD8^+$ T 细胞来实现免疫逃逸。这一研究为进一步寻找肝癌复发转移防治新策略提供了更多依据。此外，利用单细胞高通量质谱流式技术（CyTOF）还可对肝癌进行新型免疫分型和寻找具有独特功能的免疫细胞亚群，为肝癌精准免疫治疗提供理论依据。

三、肝癌精准防治：预防、诊断、治疗

1. 肝癌预防

多数肝癌发病与肝炎病毒、肝硬化及饮食中黄曲霉毒素等导致的慢性肝病有关，其发生发展与持续肝脏炎症、修复与纤维组织增生以及肝细胞异常增生有关。肝癌的二级预防旨在早期发现、早期诊断，提高根治率及长期生存率。在中国大陆地区，BCLC 分期为 0 期、A 期、B 期、C 期和 D 期的肝癌诊断构成比依次为 3%、30%、9%、55% 和 2%，总体生存期 23 个月，5 年生存率仅为 11.7% ~ 14.1%，亟须实施规范化二级预防措施。肝癌预防的重点在于识别和消除促进慢性肝病发生发展的危险因素。肝癌的危险因素有病毒感染、个人行为、生活方式、环境和遗传等多方面因素，包括 HBV 感染、HCV 感染、酒精摄入、非酒精性脂肪性肝病（NAFLD）/ 代谢相关性脂肪性肝病（MAFLD）、自身免疫性肝病及遗传代谢性肝病或伴发 2 型糖尿病（T2DM）及黄曲霉毒素暴露等，其中慢性乙型病毒性肝炎（CHB）/ 肝硬化仍是我国目前最主要的肝癌危险因素，而近年来由 NAFLD/MAFLD 引起的肝癌比例也在不断上升。

目前我国普通人群血清乙型肝炎病毒表面抗原（HBsAg）阳性率为 5% ~ 6%，慢性 HBV 感染者 7000 万例，其中 CHB 患者（2000 ~ 3000）万例，HBV 感染者发生肝癌风险为非感染者的 15 ~ 20 倍。HBV DNA 高水平复制、HBV 基因型（C > B）与肝癌发生有关。因此，对于 HBV 的防治成为当前我国肝癌预防的重要组成环节。目前 HBV 疫苗、抗病毒治疗的推广使得肝癌的预防卓有成效。核苷（酸）类似物（NAs）和聚乙二醇干扰素 -α（PEG-IFNα）是慢性 HBV 感染抗病毒治疗的两大类药物。慢性 HBV 感染患者接受 IFNα 治疗后肝癌发生风险显著降低。然而至今尚无有效药物可推荐用于 NAFLD 患者、酒精性肝病患者肝癌的预防，通过改变不良生活方式、戒酒、增加有氧运动等措施控制体重，纠正脂质代谢紊乱，减轻肝脏炎症及纤维化，可有效降低肝癌发生风险。各种原因导致的肝硬化是肝癌发生的主要危险因素，在肝硬化背景下会逐渐产生癌前病变。癌前病变指具有癌变潜能的良性病变。肝癌的癌前病变是指在慢性肝病或肝硬化背景下，因肝内组织结构和细胞形态的异型性，形成具有潜在恶变风险的异型增生结节（DN），包括低度异型增生结节（LGDN）和高度异型增生结节（HGDN），两者的恶变风险依次增加，因此对肝硬化和癌前病变进行严

密监控对于肝癌的预防具有重要意义。

肝癌的预防和早筛可以根据肝癌血清标志物水平、影像学检查综合评估与监测肝癌发生及分期，必要时肝穿刺活组织学检查确定结节性质、分化程度、基因表达情况等。为准确预测慢性肝病患者肝癌发生风险，已有多种多参数模型建立及应用研究，包括预测不同病因肝硬化肝癌发生风险的 THRI（多伦多肝癌风险指数，Toronto HCC risk index）、HBV 相关 AGED、REACH-B 及抗病毒治疗后风险预测的 PAGE-B、SAGE-B、CAMD 模型，预测 HCV、ALD 或 NAFLD 相关肝硬化肝癌风险模型（计算网址：www.hccrisk.com）。

2. 肝癌诊断

根据笔者中心数据，小肝癌（直径≤ 5cm）患者接受根治性手术切除术后 5 年生存率约为 80%。因此，肝癌早期诊断是影响肝癌患者长期生存关键因素。肝癌经典血清学诊断标志物 AFP 已在临床应用多年，但其灵敏度和特异度均不尽人意，对 AFP 阴性肝癌诊断价值有限。新型标志物如 AFP-L3、DCP/PIVKA-Ⅱ、GP73、骨桥蛋白等也可作为 AFP 诊断肝癌的有效补充。近年来，miRNA、ctDNA、CTC 等液体活检新技术的涌现使得肝癌的早期诊断水平再上一个台阶，临床应用潜力巨大。

肿瘤患者外周血含有源自肿瘤及其微环境的 miRNA，在肿瘤早期即显著改变。笔者团队建立了 7 种肝癌相关 miRNA 集合的肝癌诊断模型，可以准确地诊断早期肝癌（灵敏度 82.5%，特异度 83.5%）。基于此研发的肝癌早诊试剂盒，已完成多中心临床验证，获得原国家食品药品监督管理局注册许可。

ctDNA 携带有肿瘤来源的特异性基因组变异特征，可用于肝癌早诊的研究和临床应用。而利用靶向深度测序进行 ctDNA 检测，可克服肿瘤异质性，灵敏度高，发现潜在药物靶点。肿瘤的表观遗传特征具有变异丰富、早期即改变、器官特异等特点。将表观遗传特征和 ctDNA 检测相结合，可实现对极早期肿瘤的精确诊断，还可用于术后微小残留病灶监测和预后评估等，极具应用潜力。中山大学徐瑞华团队发现肝癌肿瘤的 DNA 甲基化谱和对应的血浆 ctDNA 高度匹配，基于此构建的肝癌早诊预测模型具有较高的诊断灵敏度和特异度。笔者团队与海军军医大学东方肝胆外科医院王红阳院士团队合作，将外周血 5- 羟甲基胞嘧啶检测技术引入肝癌早诊领域，这一技术在高危人群中早期检测肝癌表现优异。我国“泰州队列”近期公布的大规模外周血 ctDNA 甲基化研究数据显示，这一技术是对包括肝癌在内的泛癌种进行无创早筛早诊的有效手段。上述新技术必将极大地提升肝癌早诊的现状。

CTC 由肿瘤脱落入血，在疾病早期即可出现播散。CTC 在人体中的含量稀有，且表型具有较强的异质性。近年来，笔者团队在 CTC 检测技术研发和优化方面也做了大量探索。联合阴性富集和 qRT-PCR 的 CTC 检测技术可对高复杂背景干扰下的 CTC 进行高特异度和高灵敏度鉴定，能同时完成多基因检测，大样本临床研究证实这一技术可用于肝癌的早期诊断和术后转移复发预测。为克服传统 CTC 检测设备检测耗时长、下游分析难度大、需人工判读图像等局限性，团队进一步开发了基于 CTC 阴性富集的自动分离染色系统 ChimeraX-i120，同时将基于人工智能的 CTC 图像识别系统和完整的下游单细胞分子分析流程整合集成于本系统。该系统可实现泛癌种 CTC 的有效检测和诊断，通过单细胞测序分析单个 CTC 的基因组信息还能辅助临床恶性肿瘤的鉴别诊断。

近期由浙江大学团队完成的一项研究还发现可以利用微生物特征进行肝癌的诊断，借助人工智能筛选，在肠道微生物中找到了 30 个最佳的区分早期肝癌和健康人的微生物标志物，并且在不同地区的患者样本中得到验证。另一项研究联合微生物基因组测序和机器学习模型，最终通过检测血液中游离的微生物 DNA，实现癌症和无癌样本的鉴别。

3. 肝癌治疗

（1）精准肝脏外科治疗：目前以外科手术为主的综合治疗是肝癌治疗最为有效的手段，但是多数肝癌起病隐匿，确诊时已属中晚期。近年来，肝癌的手术治疗在术式、适应证方面不断取得新的突破，正由传统经验外科向现代精准外科转变。基于我国肝癌患者的相对独特性，我们提出了更符合国情和临床实践的中国肝癌分期系统（CNLC）（图 1-5）。CNLC 分期中Ⅰa 期至Ⅲa 期均有手术切除机会，也对肝脏外科的精准治疗水平提出了更高的要求。精准肝脏外科是具有高度确定性、预见性和可控性的临床实践，旨在彻底清除目标病灶和安全手术切缘的同时，确保剩余肝脏解剖结构的完整和功能性体积最大化，最大限度控制创伤和出血，减少并发症，使手术患者获得最佳治疗效果，是当下外科治疗发展的迫切需要。

精确的术前评估是成功施行肝脏手术的关键。除了通过传统的肝硬化情况、肝功能 Child-Pugh 分级、吲哚菁绿滞留率、终末期肝病（MELD）评分、Fibroscan 检查等多维度手段对肝脏储备功能进行评估外，现代数字诊疗技术使外科医师术前准确评估肝内解剖结构和病灶形态成为可能。通过二维影像数据如 CT、MRI 可重建肝胆系统的全景三维可视化模型；若预期保留肝脏组织体积较小，可采用 CT 和 MRI 精确计算剩余肝脏体积；通过虚拟现实技术开展模拟手术等，为病情评估、准确外科决策和手术规划提供依据。

肝癌手术适应证和外科技术也得到了进一步优化。为了提高肝癌的可切除性，除了采用经门静脉栓塞（PVE）、经导管动脉化疗栓塞术（TACE）等传统方法，还可以采用联合肝脏分隔和门静脉结扎的二步肝切除术（ALPPS，图 1-6），为传统判定为不可切除肝癌或巨块型肝癌患者带来了新希望，初步结果证实其疗效优于 TACE 术。

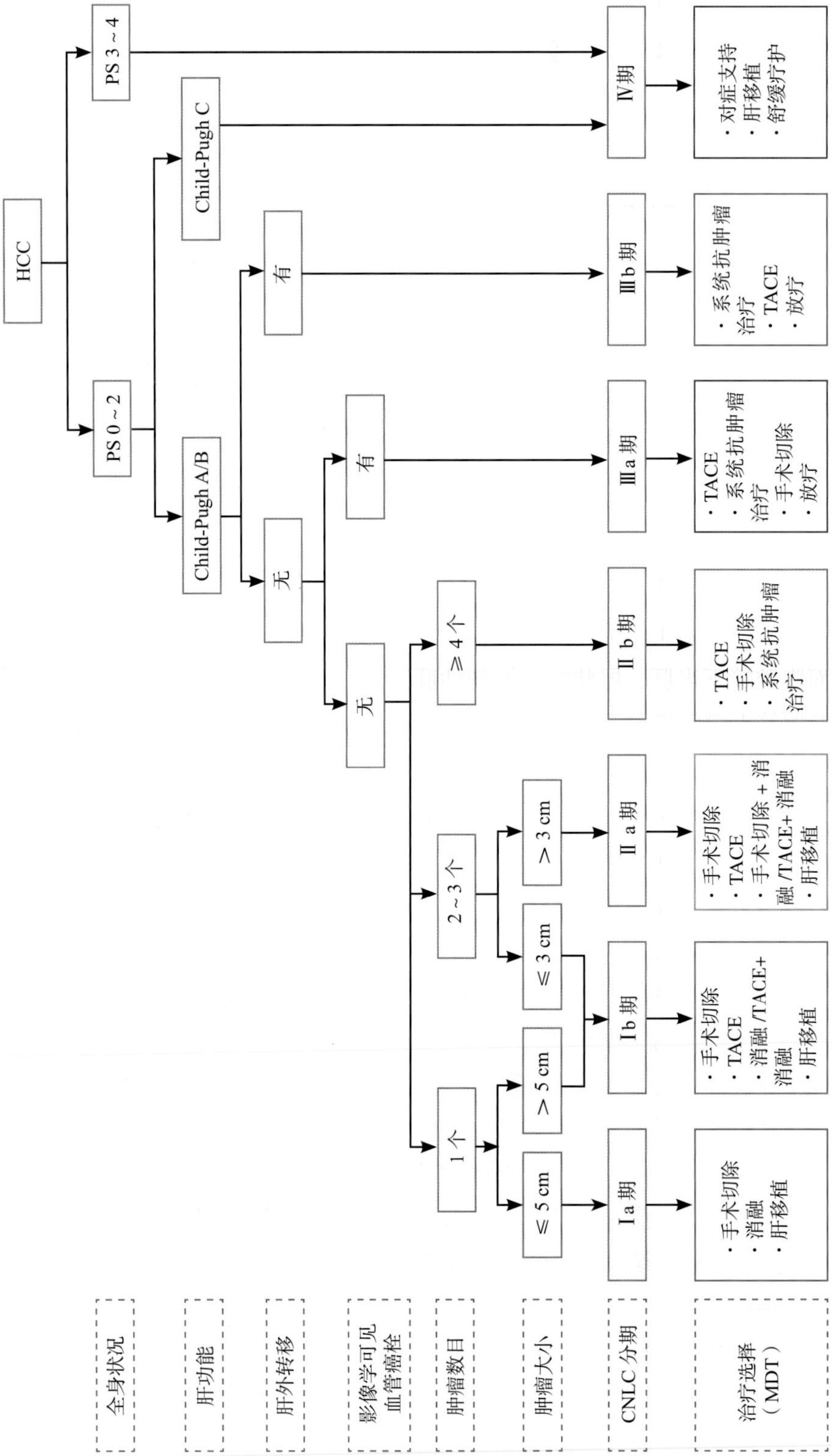

图 1-5 中国肝癌临床分期与治疗路线图（2022 年版）

利用患者术前CTC检出状态评估复发风险，可为外科手术制订最优手术方案，在清除目标病灶和安全手术切缘中达到平衡。

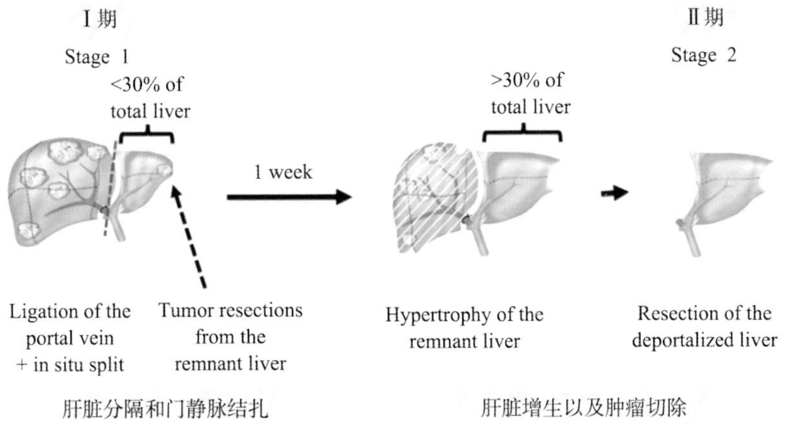

图1-6 联合肝脏分隔和门静脉结扎的二步肝切除术（ALPPS）示意

近年来，腹腔镜手术和外科机器人手术因其创伤小、恢复快等优点，在肝脏外科领域得到迅猛发展。利用腹腔镜技术开展肝脏边缘病灶局部切除、左外叶切除已十分成熟，而腹腔镜下半肝、尾状叶、解剖性肝段切除，腹腔镜下ALPPS术、活体肝移植供肝获取等术式也正在不断地开展和推广。对于符合指征的患者，微创手术治疗效果与开腹手术相当。

传统腹腔镜手术存在缺少人手触觉感知、镜头视野受限等局限性，对肝癌病灶定位有一定困难。三维重建技术，腹腔镜下超声，荧光腹腔镜等新技术的开展也使得开展腹腔镜肝切除更为精准和安全。现阶段采用的基于术前CT或MRI图像的术中导航可在一定程度上推动精准肝切除的实现，但其受肝脏变形以及肝脏位置变化影响，配准精度有限。荧光导航手术利用荧光染料作为显影剂对癌变组织进行标记，在术中识别影像学无法识别的微小病灶和决定手术切缘具有一定价值（图1-7）。未来，通过荧光导航融合三维数字化增强现实显示系统，借助人工智能算法加持，对术中肿瘤定位可误差更小，使用更加方便。

另外，手术切除联合术中多种局部治疗手段，可为患者提供根治性治疗可能。如利用可进行术中数字减影血管造影（DSA）、介入治疗、射频消融、放疗和CT检查的复合手术室，实现传统外科开放式手术与微创介入手术、术中放疗相结合，提升肝癌患者手术治疗效果。

（2）肝癌精准综合治疗进展：大多数晚期肝癌患者不适合手术切除治疗，即使接受手术治疗术后也有较高的肿瘤转移复发风险。因此，药物治疗仍是肝癌治疗不可或缺的手段之一。2007年以前，化疗药物诸如多柔比星、铂盐以及氟尿嘧啶等曾广

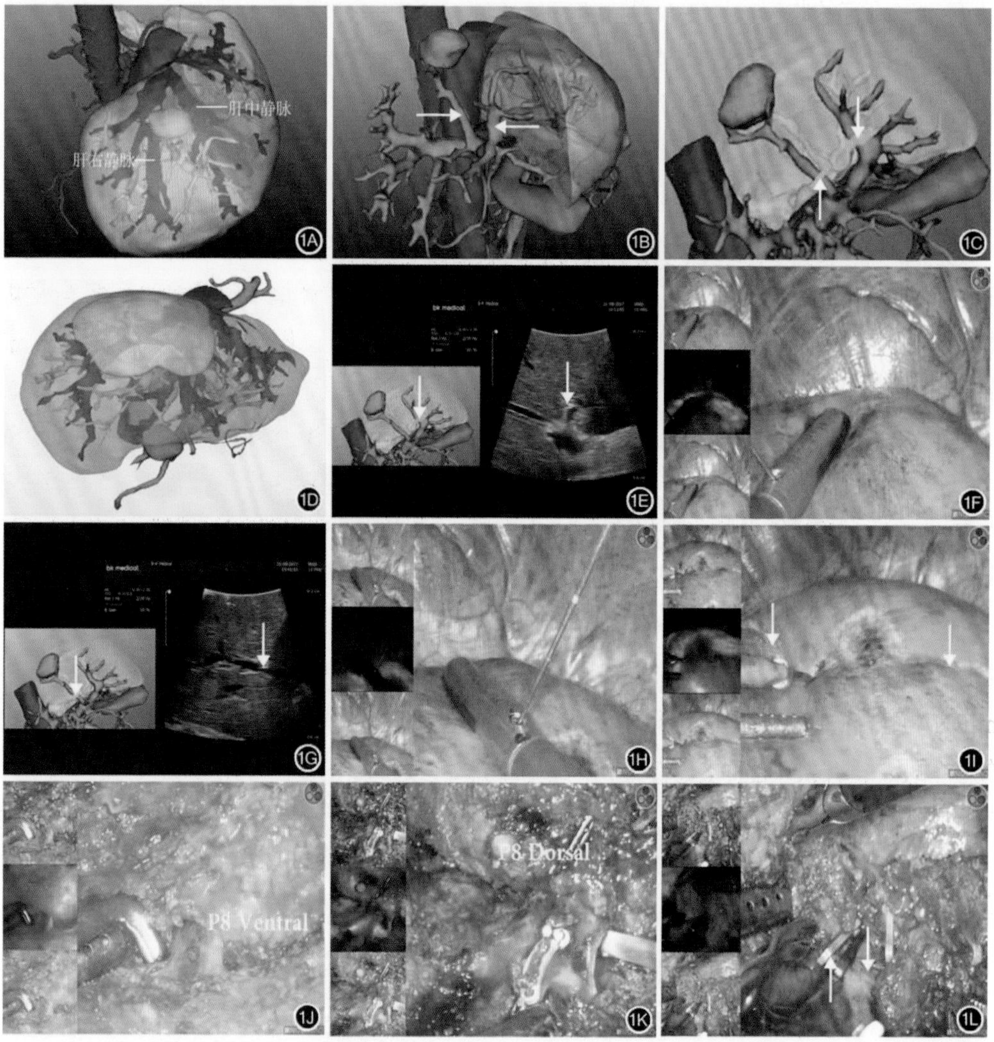

图 1-7 腹腔镜超声联合三维可视化技术引导门静脉穿刺吲哚菁绿荧光染色行腹腔镜解剖性肝 S8 段切除术

泛被应用于晚期肝癌的治疗，但多数肝癌对化疗并不敏感。近年来，肝癌的药物治疗中涌现出索拉非尼、瑞戈非尼、仑伐替尼、卡博替尼、雷莫芦单抗、纳武利尤单抗和帕博利珠单抗等为代表的一系列靶向及免疫治疗药物。值得注意的是，正确的靶向药物选择和耐药后的方案调整可使患者得到最大获益。患者来源异种移植瘤（PDX）模型及肿瘤类器官等模型，可最大程度地保存肿瘤微环境、保留原代肿瘤基因组、蛋白质组特性，在此基础上进行的药敏检测工作可模拟患者用药效果，为临床肝癌患者的抗肿瘤药物选择提供准确依据。同时，基于肿瘤组织的靶向深度测序也可为精准选择抗肿瘤药物提供参考。

近年来，以 PD-1/PD-L1 抗体为代表的免疫治疗方案在肝癌治疗中表现优异。在肝癌免疫治疗的临床实践中，提升治疗响应率或准确寻找潜在获益人群至关重要。应用 PD-1/PD-L1 抗体联合靶向药物治疗常可实现“1+1>2”的喜人效果。全球多中心Ⅲ期 IMbrave150 研究结果证实 PD-L1 抑制剂阿替利珠单抗联合血管生成抑制剂贝伐珠单抗一线治疗晚期肝癌在改善中位 OS 和 PFS 方面显著优于索拉非尼。最新公布的研究结果中，中国亚群患者的中位 OS 更是突破 24.0 个月。由笔者中心牵头的信迪利单抗联合贝伐珠单抗类似物治疗晚期肝癌的 ORIENT-32 近期结果表明，该联合方案临床获益明显。除上述联合用药方案外，目前多项研究正在评估抗肿瘤免疫治疗与常规局部治疗如射频消融、TACE、放疗等相结合的临床效果；局部治疗导致的炎症因子释放、肿瘤新抗原暴露或可重塑肿瘤免疫微环境，增强免疫治疗的抗肿瘤效果。目前，尚无公认的准确预测肝癌免疫治疗疗效的生物标志物，组织 PD-L1 表达、肿瘤突变负荷等是较为常用的疗效预测指标，但其预测价值缺少高级别临床证据支持。晚期肝癌的组织获取易受多种因素限制，基于外周血的新型血清学、液体活检标志物的检测可实现对免疫治疗疗效的实时评估和监测，是未来探索的重要方向。

高转移复发是肝癌患者长期生存的主要障碍，早期发现肝癌转移复发并及时干预可明显提高肝癌治疗效果，但目前有效的转移复发预警标志物仍较少。基于多个 miRNA 组合的标签可预测肝癌转移，并指导术后抗复发治疗。CTC 是肿瘤转移复发的“种子”细胞。笔者团队在国际上首次从肝癌患者外周血中鉴定出具有干细胞样特性的 CTC 并证明了其为肝癌根治性切除术后的早期复发独立预后因素。肝癌患者术前不同血管部位检出的 CTC 和 CTC 微瘤栓能提示肝癌术后发生肝内复发和肺转移的可能性，而术后仍有 CTC 检出的患者发生肝癌肝外转移风险高。这些发现有助于有针对性地制定随访和辅助药物治疗策略。笔者中心开展的一项随机对照研究证实对于具有传统复发高危风险（单个肿瘤直径＞ 5 cm、多发肿瘤、微血管侵犯）的患者，术后 TACE 治疗具有减少早期复发、延长生存的效果。笔者团队还发现患者术前 CTC 负荷也可作为术后 TACE 获益的预测指标，发现潜在的获益人群，使抗复发治疗更加精准。CTC 还携带有来自肿瘤的遗传信息和生物学特征，借助单细胞测序技术，可发现用药靶点，指导临床治疗，为肝癌转移复发的精准治疗提供准确依据。

四、产业化发展及趋势

肝癌是临床常见的恶性肿瘤，具有高发、难治的特点，严重威胁人民生命和健康，急需治疗突破。精准诊疗在未来势必成为肝癌综合防治的趋势，需要医学、工程、信息学家等的共同努力，需要跨领域、多学科通力协作。近 30 年来，中国学者和创新企业积极投身于肝癌的基础和转化研究工作，使肝癌诊疗取得突破性进展，服务于肝癌精准诊疗的产品和相关产业发展迅速。近年来，围绕肝癌临床诊疗中的难点问题，诊断、靶向和免疫治疗、新型治疗手段的产品不断涌现，不少产品收获了市场和社会的正性评价。

在液体活检领域，传统的体外诊断巨头公司如 Illumina、Roche、IBM、Bio-Techne 和 Thermo Fisher 以及一些以液体活检为核心业务的初创公司均形成了具有自主知识产权的肿瘤液体活检产品线和检测服务平台。与欧美发达国家相比，我国的液体活检自主知识产权的核心技术研发和产业化能力相对薄弱，但近年来在国家政策导向、市场需求的作用下，我国肝癌液体活检领域发展迅猛，相关科学问题和技术难点的解决均填补了国内该领域的空白，部分成果水平处于国际领先地位，并随着产品的转化和临床应用，产生了较高经济效益。

在药物研发和临床治疗的领域，我国创新企业也正迎头赶上。国外进口药物，如靶向药物和免疫检查点抑制剂等价格较为昂贵，中国企业紧随其后，针对不同靶点与标志物进行肝癌创新药研发。目前已有多家国内药企的 PD-1 单抗药物获得了肝癌免疫治疗的适应证审批，联合靶向药物可为晚期肝癌患者带来希望。多纳非尼是我国学者自主设计的一款国产肝癌靶向治疗新药物，多纳非尼在 2021 年 6 月在我国获批上市，近期经医保谈判被正式列入国家医保目录。这一药物的成功研发和投入应用也标志着我国肝癌药物研发已经进入世界前列，有能力为我国肝癌患者群体提供更为有效、经济的治疗选择。

肝癌诊疗的发展需要引进、吸收和创新精准诊疗领域的新概念、新技术、新方法，创新性地将液体活检、医学人工智能、智能医疗、新型治疗药物、技术等整合应用到肝癌诊疗防的临床实践中，这要求加强医疗机构、高科技企业、科研院所三方的联系与合作，共同承担重大科研项目，技术攻关探索。

五、总结

经过几十年的努力，肝癌的临床诊疗和基础研究已取得长足进步，但肝癌诊治方面仍存在诸多瓶颈。精准诊疗是进一步提升肝癌治疗效果的必由之路。未来肝癌精准诊疗的探索需从临床问题出发，紧密结合我国肝癌实际情况，开展高质量的基础和临床研究，为肝癌患者寻找新的诊断方法和更有效的治疗策略。实现肝癌精准诊疗的道路漫长，相信在“健康中国”的伟大战略部署下，依靠全体肝癌领域同仁的精诚合作、携手努力，必将取得令人瞩目的成绩。

第三节　肝细胞癌精准系统治疗及进展

一、肝癌系统治疗的必要性

肿瘤的发生与发展是涉及基因组、转录组、表观组、蛋白组及代谢组等多个不同层次的病理过程。近年来，生命科学尤其是肿瘤领域的研究数据呈现爆炸式增长，人类疾病探究正由传统的假说导向型向数据驱动型转变。基因组学、转录组学、表观组学、蛋白组学的研究正在逐渐改变肿瘤研究及临床治疗的进程。2015 年 1 月，时任美国总统的奥巴马发布基于美国 100 万人口基因组研究的精准医疗（precision medicine）计划，致力于治愈癌症和糖尿病等疾病，让所有人获得保障自己和家人健康的个性化信息。

目前，虽然肝切除术后患者 5 年生存率可达 50%～70%，但是肿瘤复发率较高。数据表明，接受外科手术治疗的肝癌患者 5 年内肿瘤转移复发率可达 50%。因此，准确预测肝癌的转移复发是提高肝癌临床疗效的关键之一。与其他肿瘤疾病类似，肝癌的发生发展涉及多组学多个不同层次的病理过程。过去肝癌术后转移复发相关因素的研究主要围绕肝癌手术因素、临床病理因素及转移复发相关分子标志物进行。随着精准医疗时代的来临，如何利用组学技术准确地预测肝癌的转移复发是重要任务之一。本文首先回顾既往针对肝癌术后复发相关因素的研究，其次以基因组学为例介绍组学在肝癌转移复发中的应用。

二、肝癌转移复发相关的手术因素

迄今为止，手术切除与肝移植仍是肝癌患者唯一的根治性手段。既往研究表明，接受外科手术治疗的肝癌患者具有较高的术后复发率，使得其远期疗效并不理想。因此研究肝癌术后转移复发的相关因素对于提高肝癌患者术后生存有重要的意义，其中，手术因素是重要的相关因素之一。目前，与转移复发密切相关的手术因素主要集中于手术方式与肿瘤切缘两个方面。

1. 手术方式

目前，对于肝癌的手术方式的争论点之一便是解剖性肝切除术与非解剖性肝切除术的疗效对比。肝癌具有血管侵犯及经门静脉系统转移的特点，在施行解剖性肝切除术的过程中，需要切断肿瘤周围的门静脉分支，从而可以达到减少术中原发肿瘤播散的概率。因此，一些研究认为解剖性肝切除术可以为患者带来更大的生存获益。在过去的 20 年中，有几项研究对比了解剖性肝切除术与非解剖性肝切除术之间的疗效，结果表明解剖性肝切除术可以为肝癌患者带来更大的生存获益。日本的一项纳入 158 例 T1、T2 期肝癌患者的回顾性研究表明，解剖性肝切除术患者较非解剖性切除术患者有着更长的无瘤生存期及更长的总体生存期（图 1-8）。日本的另一项纳入 72 744 例肝癌患者的回顾性研究结果表明，解剖性肝切除术患者与非解剖性肝切除术患者相比有着更长的无瘤生存期，然而两组患者的总体生存期无明显差异。根据患者肿瘤大小进行亚组分析时，表明在具有较大直径（＞ 2cm）的肝癌患者中，解剖性肝切除术患者较非解剖性肝切除术患者有着更长的无瘤生存期。而在较小直径（≤ 2cm）的肝癌患者中，两组患者没有观察到明显的生存差异。至于术后复发率，研究表明解剖性肝切除患者较非解剖性肝切除术患者有着更低的术后复发率。一项纳入 365 例肝癌患者研究表明，解剖性肝切除患者的术后早期复发率远小于非解剖性肝切除患者。同时，多因素分析表明，非解剖性肝切除与肝癌术后早期复发呈正相关。

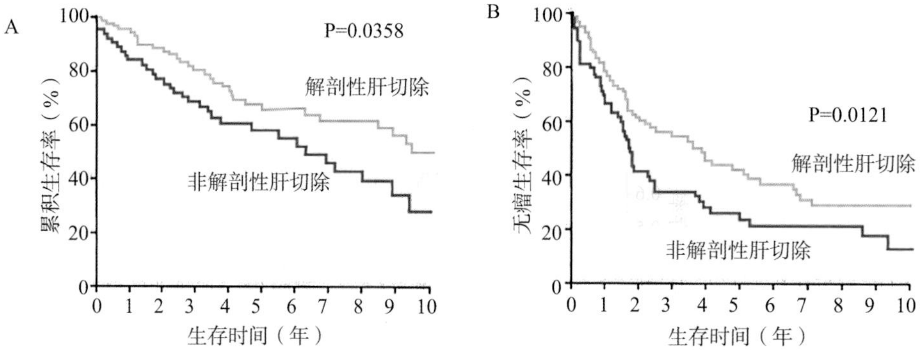

图 1-8　肝癌患者解剖性肝切除与非解剖性肝切除术后生存比较

综上所述，解剖性肝切除术可以为肝癌患者带来较大的生存获益，并可以减少肝癌术后复发。但是在进行解剖性肝切除术前，必须考虑患者术后肝功能的损伤及肝脏功能的保存。目前，根据欧洲肝脏协会指南（表 1-2），在肝功能允许的情况下推荐进行解剖性肝切除术。

表 1-2　欧洲肝脏协会指南：进行解剖性肝切除适应证

● 切除术是孤立性肿瘤患者和肝功能良好的肝癌患者的一线治疗方案，肝功能良好是指具有门静脉高压或者血小板计数小于 10 000 中的一项以及具有正常胆红素（证据级别：2A；推荐级别：1B）
● 解剖性肝切除是推荐的手术方式（证据级别 3A，推荐级别 2C）
● 满足米兰标准（多发的肿瘤少于 3 个，且最大直径不超过 3cm，无大血管侵犯现象及淋巴结或肝外转移的现象）的多灶性肿瘤患者或不适合肝移植的轻度门静脉高压患者的其他适应证需要将解剖性肝切除术治疗疗效与局部区域治疗进行前瞻性比较（证据级别 3A；推荐级别 2C）
● 预计肝硬化患者肝切除术围术期死亡率为 2%～3%
● 尚未证明新辅助或辅助治疗可改善肝切除术（或射频消融）治疗的患者的预后

2. 肿瘤切缘

除外手术方式，肿瘤切缘也是影响肝癌术后复发转移的重要因素。既往研究发现，在肉眼无癌组织，距离肿瘤切缘 0.5cm 的切缘组织中，镜下小静脉癌栓的检出率近 50%。同时，小静脉癌栓是影响肝癌肿瘤转移复发的重要因素。近期研究表明具有较宽肿瘤切缘的患者与具有较窄肿瘤切缘宽度的患者相比，前者具有较长的无复发生存期（图 1-9）。然而，目前针对肝癌手术切缘距离尚无统一的标准。一些研究认为切缘≥ 1cm 是影响肝癌术后复发的独立危险因素；然而一些研究认为切缘≥ 2cm 是才是根治性切除的切缘要求。最近一项前瞻性，多中心对照研究表明，2cm 肿瘤切缘的患者较 1cm 肿瘤切缘的患者有着更好的总体生存。值得注意的是在这项研究中，44.4% 的患者出现了肿瘤复发，这些复发的患者均为 1cm 肿瘤切缘的患者。以上结果表明，在患者肝功能允许的情况下，较宽的肿瘤切缘可以显著提高肝癌患者的预后并降低肝癌患者的术后复发率。

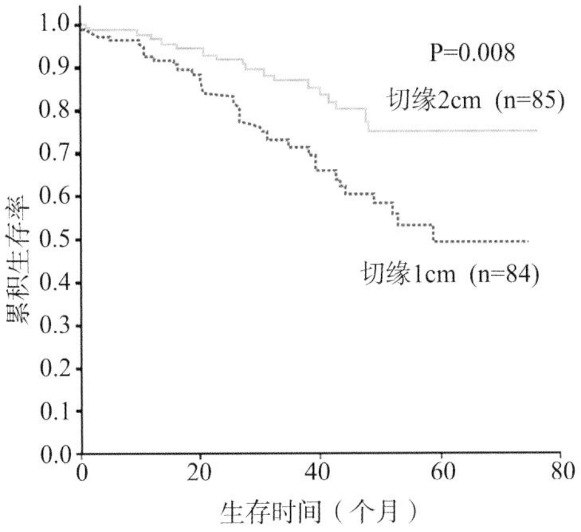

图 1-9 不同肿瘤切缘肝癌患者术后生存比较

三、与肝癌转移复发相关的病理因素

目前，与肝癌转移复发相关的病理因素已成为肝癌临床研究的热点与重点。研究发现肿瘤数目、血管浸润及合并癌栓、有无包膜、肝硬化程度及肿瘤大小和肝癌的临床分型等病理因素与肝癌的转移复发密切相关。

1. 肿瘤数目

多个肿瘤是肝癌的独立预后因素，与较短的生存期和较高的复发率呈正相关。对于多结节型肝癌，其有两种起源方式：分别是多中心发生和肝内转移。肝内转移的多结节型肝癌在其潜伏期就完成了恶性改变，然而多中心发生的多结节型肝癌在被诊断时多处于早期。多结节肝癌的两个亚组有着完全不同的生存期及复发转移率。因此，如何准确地区分多中心发生和肝内转移的多结节肝癌是目前精准医疗时代需要完成的重要任务。最近，Mayuko Furuta 等对 23 例肝癌患者（21 例多结节肝癌患者，2 例远处转移患者）的肿瘤标本进行了全基因组测序，结果表明全基因组测序可以很好帮助鉴别肝内转移和多中心发生的多结节型肝癌。在精准医疗时代，准确鉴别多结节型肝癌的亚型，有助于精准预测肝癌的转移和复发。

2. 血管浸润及合并癌栓

血管浸润是影响肝癌转移复发的独立危险因素。这是由肝癌细胞容易经血行转移这一特性决定的。术中发现血管浸润可认为肿瘤细胞已经发生了血行转移，即使行根治性肝切除术，也无法保证切除的根治性。因此，有血管浸润的患者术后发生转移复发率远高于无血管浸润的患者。近年来，研究表明微血管浸润也是导致肝癌术后发生转移复发的一个重要因素。目前在术中无法肉眼观察是否有微血管癌栓，只有术后病理显微镜下进行观察才能确定。因此，如何术前精准预测微血管浸润是目前的研究热点之一。

3. 肿瘤包膜

肝癌无包膜或者包膜不完整提示肿瘤具有向外扩展浸润生长的趋势。因此，肝癌肿瘤有无包膜及其完整性被认为是肝癌转移复发的一个重要危险因素。一项纳入 412 例肝癌患者的研究发现，肿瘤包膜是影响患者无瘤生存期和总体生存时间的独立因素，胞膜完整与较长的无瘤生存期和总体生存时间呈正相关。同时，在另外一项纳入 1326 例肝癌患者的回顾性研究中，多因素分析结果表明，肿瘤包膜是否完整与肝癌患者术后早期复发密切相关。

4. 肝硬化

众所周知，肝硬化是肝癌发生的重要过程和重要危险因素之一。根据“土壤 – 种子”学说，认为肝癌细胞是种子，肝硬化是肿瘤发生的土壤。因此，肝硬化的患者容易发生肝细胞癌变。肝硬化的有无是预测肝癌术后转移复发的独立预后因素。在一项纳入 1221 例肝癌患者的回顾性研究中，结果发现：①无肝硬化肝癌患者多见于女性；②无肝硬化肝癌患者结节多为单结节型，与有肝硬化肝癌患者相比，直径较大（8cm *vs.* 4cm）；③无肝硬化肝癌患者接受手术治疗后较有肝硬化肝癌患者有着更长的生存期；④多因素分析结果表明，肝硬化是肝癌患者术后复发的独立预后因素，有肝硬化的肝癌患者有着更高的术后复发率。

四、与肝癌转移复发相关的分子标志物

现在，与肝癌转移复发相关的分子标志物是肝癌研究的一个热点。随着分子生物学的蓬勃发展，我们期望能够从分子生物学角度弄清肝癌复发转移的分子机制，从而

寻找出可以准确预测肝癌患者转移复发的分子标志物，同时研制出可以有效抑制肝癌转移复发的药物。目前对于分子标志物的探索主要集中于血清分子标志物和组织分子标志物。

1. 血清分子标志物

肝癌最常用的分子标志物是血清中的 AFP。AFP 是一种糖蛋白，正常情况下在妊娠期由胎儿肝脏和卵黄囊产生，肝癌患者的血清 AFP 浓度通常升高。目前该分子标志物主要运用于肝细胞癌的诊断及筛查。一项病例对照研究评估了血清 AFP 在不同类型慢性肝病患者中筛查肝癌的诊断特征。当肝癌的患病率为 5% 时，血清 AFP ≥ 20μg/L（作者认为这是最佳临界值）的阳性预测值和阴性预测值分别为 25% 和 98%。当患病率为 20% 时，两者分别为 61% 和 90%。这些研究中观察到较低的阳性预测值说明：使用血清 AFP 作为肝癌的筛查测试存在局限性。尽管 AFP 作为筛查诊断指标有其局限性，但其已成为一个重要的预后指标，尤其是对于行肝切除术和考虑行肝移植的患者。研究表明，AFP ＞ 1000μg/L 的患者在行肝移植后具有较高的复发风险。AFP-L3 是 AFP 的一个异构体，被用作 AFP 诊断小肝癌时的有效补充。一项纳入 475 例肝癌患者的研究中认为其可以作为预测肝癌术后复发的血清分子标志物，早期复发的肝癌患者有着更高的术前血清 AFP-L3 水平。同时，多因素分析结果表明，术前血清 AFPL-3 浓度升高的肝癌患者有着更短的无瘤生存期。最近的一项研究提出血浆巨噬细胞迁移抑制因子（MIF）水平在肝癌患者中具有重要的预后价值。血浆 MIF 水平与肝癌患者的总生存期和无瘤生存期有显著相关性，即使在正常血清 AFP 水平和肿瘤淋巴结转移（TNM）Ⅰ期肝癌患者中。

CTC 可以反映肿瘤侵袭性，并且可作为预测肿瘤转移和复发有希望的候选标记。然而，由于患者外周血中 CTC 的稀少性，其效用受到限制。近年来，随着检测手段的进步，最近的技术进步，CTC 的临床价值已经在多种肿瘤类型，包括乳腺癌、肺癌和前列腺癌中进行了检测。一项研究表明 EpCAM 阳性 CTC 可作为手术切除术后预测肝癌转移复发的指标。但是 CTC 是否可以运用于临床，需要进一步研究进行验证。

此外，其他的一些与肝癌转移复发相关的分子标志物近年来也有报道，例如 GPC3 和 GP73。但是这些分子标志物对于肝癌术后转移及复发的预测价值有待大样本及多中心实验的进一步确认。

总之，血清分子标志物具有易于检测且费用低廉等优点。在精准医疗时代，研发合适的血清学分子标志物是准确预测肝癌术后转移复发的重要手段。

2. 组织分子标志物

组织分子标志物的研究可以直接提供肿瘤相关的生物信息，因此，寻找预测肝癌术后转移复发的肿瘤组织分子标志物十分重要。近几十年来，大量研究已经确定了具有潜在预后意义的肝癌肿瘤细胞衍生生物标志物，但无法达成共识。

肝癌相关蛋白已被广泛探索用于预测肝癌术后预后。例如，复旦大学肝癌研究所一项纳 919 例肝癌患者的研究表明，CXCL5 的过度表达与肿瘤内中性粒细胞浸润密切相关，CXCL5 单独或与肿瘤内中性粒细胞结合分析，是肝癌患者总体生存和无瘤生存的独立预后指标。此外，我们研究所还研究了肝移植肝癌患者的预后生物标志物。通过调查 232 例肝癌患者的肿瘤组织，我们发现钙蛋白酶小亚基 1（Capn4）是肝移植后肝癌患者复发和存活的独立预后因素。

癌症干细胞（cancer stem cells，CSCs）在肿瘤发生进展中有着关键作用。CSCs 是一类通过自我更新和分化成干细胞过程产生的肿瘤致瘤细胞。肝癌肿瘤中 CSCs 的存在可以导致不同的肝癌亚群，并通过产生新的肿瘤导致复发和转移。虽然肝癌中 CSCs 的存在仍然存在争议，但有几项研究已经证明了 CSC 标记在肝癌患者中的临床意义，这些标记包括 CD90、CD133、CD13 和 EpCAM。

总之，近些年来，组织分子标志物对于肝癌术后转移复发的价值越来越被研究者所重视。精准有效的预测标志物不仅可以帮助临床医生有效预测肝癌复发和转移，而且能为治疗复发转移性肝癌提供新的有效治疗手段。在精准医疗时代，有关肝癌术后转移及复发的分子标志物研究具有十分良好的前景。

五、基因组学在肝癌转移复发研究中的应用

现有研究表明，肝癌的基因突变包括有体细胞突变、拷贝数改变、结构改变、HBV 整合等过程。然而，在众多的基因突变中，只有很小一部分的基因突变是驱动突变，即该突变可引起一些关键通路的改变从而导致肝癌的发生。随着二代测序技术的发展与广泛应用，一些深度测序研究描绘了详细的肝癌基因突变图谱（图 1-10）。例如，最近一项研究分析了 TCGA 数据库中的 363 例肝癌患者的测序数据。363 例患者进行了全外显子组测序和 DNA 拷贝数分析，并对 196 例 HCC 患者的 DNA 甲基化、RNA、miRNA 和蛋白表达水平进行了分析。其中，DNA 测序和突变分析结果发现以下显著突变的基因，包括 LZTR1、EEF1A1、SF3B1 和 SMARCA4。同时还观察到基因突变和高甲基化引发的基因下调可以导致肝癌细胞的代谢改变。此外，对这些基因组数据进行数据挖掘得到了三种肝癌亚型，其中一种亚型与其他两种相比有着显著较高的转移复发率。最后，还确定了以下的潜在治疗靶点：WNT 信号通路、MDM4、MET、VEGFA、MCL1、IDH1、TERT 和免疫检查点蛋白（CTLA-4，PD-1 和 PD-L1）。在该研究之前，其他的深度测序结果已经确定了肝癌的 5 ~ 8 个可能的驱动基因突变以及这些基因的下游通路（表 1-3）。

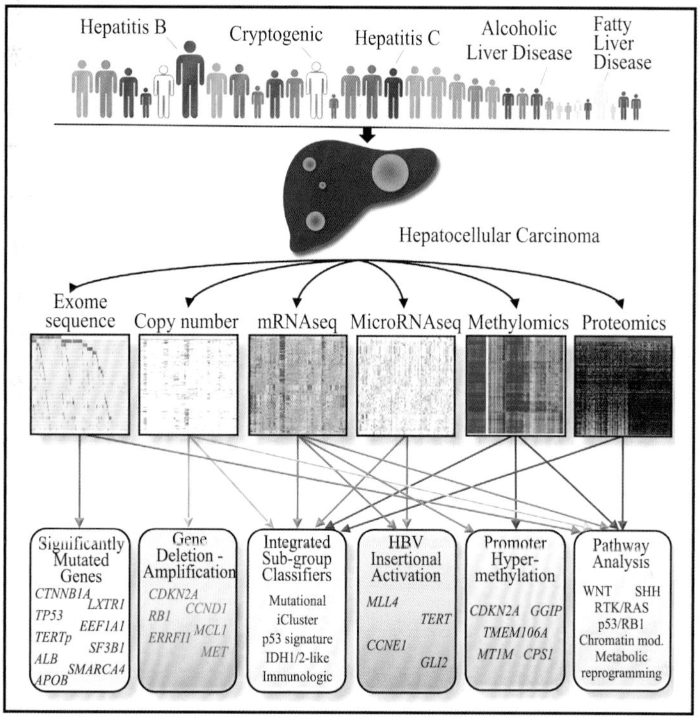

图 1-10　TCGA 数据库整合肝癌基因突变图谱

表 1-3　肝癌基因主要突变类型及下游通路

基于深测序分析的肝癌基因突变		
突变类型	突变基因	下游通路
体细胞基因突变	TERT promoter	Telomere stability
	TP53	p53/cell cycle control
	CTNNB1	Wnt/β-catenin signalling
	AXIN1	
	ARID2	Chromatin remodeling
	AEID1A	
拷贝数变异	TERT	TERT signalling
	CCND1	cell cycle control
	FGF19	FGF singalling
	VEGFA	VEGF signalling

基因组学的蓬勃发展提供了大量的肝癌的基因特点信息。在这一基础上，许多研究提出了肝癌的分子分型，目的是为肝癌患者提供更加精准的个体化治疗。粗略地讲，

肝癌可以被分为两种，一种特点是细胞增殖和侵袭信号通路富集，这种类型的肝癌恶性程度较高；另一种的特点是肿瘤细胞与正常肝脏细胞的生理过程相似，这种类型恶性程度较低。在这一分类的基础上，有超过 40 种与肿瘤预后相关的基因被报道。例如，Jean Charles Nault 等提出了一个基于 HN1、RAN、RAMP3、KRT19 和 TAF9 五种基因表达的评分，并发现在接受外科手术治疗的肝癌患者中，有较高评分的人有着较短的总体生存期及无瘤生存期。

根据最近的这些研究，可以看到，随着分子生物学的日益发展，基因组技术的日益成熟以及数据挖掘技术的快速发展，基于基因组学精准解释肝癌的发病机制，精准对肝癌进行分型的时代已经来临。从而有助于准确预测肝癌患者预后以及精准地为肝癌患者选择治疗方式，从而为肝癌患者的个体化治疗的实施打下了坚实的基础。

总结：根治性肝切除术及肝移植是目前肝癌患者的唯一根治性手段，但是目前肝切除术及肝移植术后肿瘤复发率较高。因此，准确预测肝癌患者的转移复发并施以合适的干预手段是目前精准医疗的重要任务之一。既往针对肝癌转移复发的研究主要从手术因素、临床病理因素及分子标志物三方面入手，并取得了一定的成果。肝癌的发生发展过程是一个多因素、多阶段、多基因相互作用的结果。和其他实体肿瘤一样，肝癌是一个长期进展的过程，包含一系列遗传突变和表观遗传学改变。组学的蓬勃发展使得我们对于肝癌的分子生物学机制的认识进一步加深，并为精准肝脏外科的发展奠定了基础。在精准医疗时代，利用组学了解肝癌的发病机制，从而更加精准地预测肝癌术后的转移和复发。

六、肝癌的治疗方法及系统治疗进展

原发性肝癌的常见治疗方法包括手术、局部治疗、介入、放疗、靶向治疗和生物治疗等。根据肿瘤病变的分期，可采取其中的一种或同时采用几种不同治疗方法进行综合治疗。

（一）治疗方法与预后预测

原发性肝癌的标准治疗指南近些年有了很大的发展，其中最为突出的变化包括：肝癌切除标准的指征扩大，局部治疗的效果改善，新型靶向治疗药物的出现，内部和外部放射治疗新技术以及肝脏移植技术的发展。由于原发性肝癌的肿瘤异质性及不同患者之间的个体异质性，如何为原发性肝癌患者提供个体化的治疗选择是目前的最大挑战。目前临床指南中提供了几种分期系统来帮助患者选择（表 1-4），但是如何为患者提供精准的个人化治疗方案仍有待进一步探索。

表 1-4 原发性肝癌的分期方法汇总

Classification	Type	Number of Subtypes	Subtypes	Tumor Staging Criteria	Liver Function	Health Status
Okuda stage	System	3	Stage Ⅰ, Ⅱ, Ⅲ	Nmor size<50% *vs* >50% liver involvement)	Bilirubin Albumin Ascites	–
French	Score	3	A: O poims B: 1-5 points C: ≥ points	Portal invasion AFP	Bilirubin Alkaline phosphatase	Karnofs
CLIP	Score	7	0, 1, 2, 3, 4, 5, 6	Tumor morphology (</>50% liver involvement) Portal vein thrombosis AFP	Child-Pugh stage	–
BCLC	Staging	5	0: very early A: early B: intermediate C: advanced D: end stage	Portal invasion Metastases Morphology Okuda	Child-Pugh stage Portal hypertension Bilinibin	Performance status test
CUPI	Score	3	Low risk: score ≤ 1 Intermediate: 2-7 High: ≥ 8	TNM AFP	Ascites Bilirvbin Alkaline phosphacase	Symptoms
TNM	System	4	Stage Ⅰ, Ⅱ, Ⅲ, Ⅳ	Number of tumors Vascular invasion Metastases	Fibrosis	–
JIS	Score	6	0,1,2,3,4,5	TNM stage by LCSGJ	Child-Pugh stage	–
ER	System	2	ER wild-type ER variant	Estrogen receptor	–	–

BCLC indicarcs Barcclona-Clinic LiVcr Canccr staging; CLIP, canccr of the LiVcr Italian Program; CUPI, Chinese UnjVcfsity Prognostic Index; ER, estrogcn roceptor, JIS, Japanese Integrated Staging; LCSGJ, liver cancer study group of Japan.Adaptcd from Pons et al HPB 2005.

（二）根治性治疗手段

1. 肝肿瘤切除

在没有肝硬化的情况下，肝切除术可能被认为是原发性肝癌患者的主要治疗方式之一。对于肝硬化患者，如果肝硬化得到较好的代偿，即肝功能 Child-Pugh 评级为 A，没有门静脉高压存在，并且终末期肝病模型（MELD）评分小于 10，则认为肝切除术是可行的。但是肝切除术通常在晚期肝病患者中禁忌，即 Child-Pugh C 和大多数门静脉高压的 Child-Pugh B 患者。然而肝脏肿瘤切除术后复发率往往很高，因为切除术未能解决未来肝脏残余物（future liver remnant，FLR）的恶性潜力。因此，在肝肿瘤切除治疗原发性肝癌的患者中需要重点考虑以下几个方面。

（1）术前对于肝功能的评估：尽管存在一定的不足，但是 Child-Pugh 评分系统仍是目前全球应用最广泛的肝功能评估体系。但是最新的研究表明，即使分类为 Child-Pugh A 类的患者，仍可能由于潜在或未确诊的门静脉高压而导致显著的肝脏功能损伤。对于这类患者，临床或放射学诊断门静脉高压症就非常重要。血小板计数低于 100×10^9/L，脾肿大，需要药物治疗或干预的腹水，食管胃静脉曲张和腹壁静脉扩张均提示门静脉高压，需要在原发性肝癌患者中重点留意。为了更为确切，肝静脉导管插入术确定楔形肝静脉压（正常＜ 10 mm Hg）是有效的手段。此外，MELD 评分是术前评估肝硬化患者肝功能的重要手段。

（2）未来肝脏残余量的评估：可以使用三维（3D）CT 来计算实际未来残余肝脏的体积。同时使用体表面积计算总体肝体积（TELV），公式为 TELV（m^3）= –794+1267 × 体表面积（m^2）。根据 CT 计算的实际未来残余肝脏体积（FLR）和总体肝脏体积的比例称为标准化未来残余肝脏体积（sFLR）。sFLR 提供切除后剩余 TELV 百分比的确定。对于肝癌和肝硬化患者进行肝肿瘤切除术，建议使用至少 40% 的 sFLR 来保证术后患者肝功能。

（3）解剖型肝切除与非解剖型肝切除的对比：几项荟萃分析显示，与非解剖型肝切除术（nonanatomic resection，NAR）相比，解剖型肝切除术（anatomic resection，AR）与更好的总生存期（OS）和 5 年无病生存期（DFS）显著相关。造成这样结果的原因可能是由于患者的选择偏移，即 NAR 患者很可能患有晚期肝硬化，因此排除 AR。目前的荟萃分析数据支持 AR 作为原发性肝癌患者的首选肿瘤切除术式，特别是 HCC 2 ~ 5cm 大小的患者，但具在不能耐受 AR 的患者中，阴性边缘的 NAR 也是可接受的治疗策略。

（4）局部淋巴结清扫的意义：原发性肝癌患者的淋巴结转移（LNM）发生率约为 5%（范围在 0 ~ 10%），尽管尸体解剖结果显示出更高的原发性肝癌淋巴结阳性率，即 25%（肝硬化背景的原发性肝癌患者）~ 43.9%（无肝硬化背景的原发性肝癌患者）。原发性肝癌患者的局部淋巴结清扫治疗仍有较大争议。目前的临床证据表明局部淋巴结清扫术可能不影响生存，但可提供额外的预后信息。与没有淋巴结转移的患者相比，局部淋巴结转移的患者更有可能发生复发，长期疗效差。Ercolani 等建议在非肝硬化的原发性肝癌患者中进行局部淋巴结清扫术以及在接受肝移植的肝硬化肝癌患者中至少进行 4 例 LN 的切除和取样，以提供足够的预后信息。在美国的临床实践中，专家支持在手术时根据先期成像和 LN 扩大进行 LN 的选择性抽样活检术。

（5）巨大肝肿瘤的处理原则（直径 10cm 以上）：巨大肝癌占全部原发性肝癌患者数量的 10% ~ 20%，同时在年轻患者中多见。巨大肝癌的总体 5 年生存率较低为 25% ~ 45%，5 年的无病生存期为 15% ~ 35%。若巨大肝癌伴发血管侵袭，肝硬化，多发性病变 / 卫星结节，组织学分级差，肝功能显著异常，AFP 水平升高等均提示其不良预后。如何提高此类巨大肝癌患者的治疗效果和预后是目前原发性肝癌的巨大挑战。

（6）腹腔镜肝切除在肝脏肿瘤中的应用：自 1992 年第一次腹腔镜肝切除术成功实施以来，腹腔镜肝切除术越来越受关注。腹腔镜肝切除术似乎与开放性肝切除术在发病率，死亡率和短期和长期肿瘤学结果方面相当。在评估 2804 例腹腔镜肝切除术（50% 为恶性肿瘤，其中 52% 为原发性肝癌）时，Nguyen 等报道 5 年 OS 和 DFS 分别为 50% ~ 75% 和 31% ~ 38.5%。比较腹腔镜（n=308）和开放性肝切除术（n=404）的长期疗效的 Meta 分析揭示了 2 组之间的类似的 1 年、3 年和 5 年 OS（腹腔镜为

92%、77.7% 和 61.95%，开放为 91.3%、76.5% 和 56.5%）。

（7）肝肿瘤切除后的患者预后：一项大型荟萃分析（数据来源 13497 原发性肝癌切除术的患者）证实了原发性肝癌患者的围术期死亡率和病发症发生率分别为 4.01% 和 28.1%。基于人口的数据库研究也有类似报道。虽然死亡率低，但发生肝切除术后不同程度的肝功能衰竭（报告率为 5% ~ 15%）的发生率仍然很高，这是一种严重并发症。因此，仔细选择患者是至关重要的。最近，许多组织设计了风险评分和列线图来预测肝脏切除后的围术期死亡率，以改善患者选择。

肝切除术后 5 年总生存率为 25% ~ 50%。多灶性肝癌和主要血管入侵与总生存率密切相关。在孤立性小肝癌，肝功能良好的患者中，5 年总生存率会超过 50%。

2. 原位肝移植

1996 年，Mazzaferro 等发表了米兰标准（单个肿瘤直径＜ 5cm，或不多于 3 个结节，每个直径小于 3cm，和没有肝外扩散或主要血管侵袭），并报道符合米兰标准的原发性肝癌患者在肝移植后结局与非原发性肝癌患者类似。然而，许多研究没有考虑到等待肝移植或从等待名单中退出的死亡率，因为许多患者可能会在等待移植的过程中疾病发生进展。近来发表的几项共识提供了对原位肝移植（OLT）治疗原发性肝癌的间接，关于原发性肝癌患者肝移植相关的突出问题和争议接下来将进一步探讨。

（1）器官的合理分配：器官分配是基于 MELD 评分。美国肝肿瘤研究组针对需要肝移植的原发性肝癌患者修改了 TNM 分期，其标准为单个肿瘤＞ 2cm，但小于 5cm；或 2 ~ 3 个肿瘤，其中最大者＜ 3cm，同时患者的 MELD 评分为 22，相当于 3 个月有 15% 的死亡率。这有助于在等待名单上限制与疾病进展相关的死亡率和死亡率的增加。移植中心每 3 个月会对患者的状况进行再次评估。

（2）符合米兰标准的患者应该如何在肝肿瘤切除和肝移植之间做出个体化的选择。Child Pugh A 级肝硬化肝癌并且符合米兰标准的患者，可以通过肝肿瘤切除或移植治疗得到类似的治疗效果。故而，两种治疗方式之间的选择取决于外科医生的专业和当地的专业知识。对于这类患者来讲，肝肿瘤切除后，肿瘤复发率可能更高，但由于器官短缺、等待肝移植时间长，以及移植手术之后免疫抑制等问题，肝脏移植手术也需要慎重考虑。最近的几项荟萃分析指出，在早期肝癌患者中，当切除和移植比较时，移植与良好的 5 年 OS 和 DFS 相关。然而，当进行意向治疗分析时，考虑到与等待名单相关的死亡率，切除和移植之间的 5 年总生存率是可比的。切除后复发率与移植相比显著增加。肿瘤切除术后长期预后可能较差，原发性肝癌患者切除后的 10 年生存率为 22%，移植的 10 年生存率为 54%。

（3）超出米兰标准的肝移植治疗探索。目前多个移植中心和研究机构指出米兰标准过于严格，限制了对早期疾病患者的移植选择。研究人员在旧金山大学（UCSF）

观察到部分原发性肝癌患者的肿瘤超出米兰的标准，但是并没有导致不良后果的。基于这些观察，他们提出了扩展的 UCSF 的原发性肝癌的肝移植标准，其中包括：①单个肿瘤小于 6.5cm；②不大于 4.5cm 的肿瘤小于或等于 3 个；③累计肿瘤大小或小于 8cm。这些标准的相关性是由 467 例的一项研究支持，其将患者分为 3 组：米兰标准组（*n*=173），UCSF 标准（*n*=185），和超出 UCSF 标准（*n*=109）。米兰和旧金山组的 1 年生存率 3 年生存率和 5 年生存率是相似的在，均优于超出 UCSF 组。比米兰标准更为宽松的原发性肝癌肝移植标准不断被提出，如"复旦中山标准""Upto 7""kyoto 标准"和"杭州标准"等。这些新兴标准的科学性和有效性有待进一步临床证据的支持。

（4）超出米兰标准的患者通过治疗降级到米兰标准之内，再接受肝移植手术是否有额外的生存获益？通过 3 ~ 6 个月的初始治疗后，符合米兰标准的原发性肝癌患者可以与未经治疗即符合米兰标准的患者取得相类似的生存获益。经肝动脉化学栓塞治疗和射频消融以及 ^{90}Y 是最为常用的降级策略。最新的荟萃分析表明，降级的患者在 1 年、3 年、5 年 OS 和 DFS 与最初在米兰标准中的患者无显著差异。通常降级患者的初始肿瘤大小和数量无明显的上限，然而肝外转移和大血管侵犯通常被认为是降级治疗的禁忌证。目前 UCSF 的研究团队提出了降级治疗的纳入标准：①单个肿瘤大于 5cm，最大直径小于或等于 8cm；②肿瘤数目不超过 3 个，肿瘤直径都等于或小于 5cm，与所有肿瘤最大直径之和小于 8cm；③无血管侵犯。降级成功的标准是肿瘤缩小到米兰标准范围之内，同时 AFP 水平低于 500ng/ml。同时 UCSF 研究团队建议降级成功的患者应等待至少 3 个月才能接受肝移植手术，进一步临床试验正在开展之中。

（5）直接肝移植治疗与肝肿瘤切除后的挽救性肝移植治疗效果差异。实际临床工作中，肝肿瘤切除术是肝功能可以代偿的患者的首选治疗方案，而原位肝移植是为复发或肝功能衰竭患者保留的，但是使用这种策略有矛盾的结果。一些学者提出使用切除和挽救性肝移植与直接肝移植有相似的治疗结果，在 1 年、3 年、5 年生存率与直接肝移植之间无显著差异。这种策略适合于乙肝相关性肝癌患者而非丙肝相关性肝癌患者，因为丙肝相关性肝癌患者往往有更高的复发率。

（6）肝移植患者的预后分析：主要肝移植机构报告的围术期死亡率虽然仅为 0 ~ 5%，但并发症发生率仍然很高。在米兰标准中，移植后肝癌的 5 年 OS 从 41% ~ 78% 不等，大多数研究范围在 50% ~ 70%。在大多数研究中，移植的 5 年 DFS 范围从 60% ~ 80% 不等。高 AFP 水平与复发和移植后的总生存期缩短显著相关。Duvox 等提出了预测肝移植术后肝癌复发的模型，指标包括肿瘤大小和数目与 AFP，已经证明优于米兰标准预测复发。使用该模型，超过米兰标准的 AFP 低于 100ng/ml 的患者复发率低，1000ng/ml 以上的患者复发率高，生存率降低。即使在米兰的标准中，

AFP 水平超过 1000ng/ml 与复发增加和生存减少有关。除了高 AFP，与不良预后有关的其他因素包括肿瘤生物学（分化差、卫星病灶、微创）和患者相关的因素如 HIV 和 HCV 混合感染等。

总结，肝肿瘤切除和肝移植是肝癌的主要治疗性手段。

（三）非根治性治疗手段

原发性肝癌的局部治疗手段主要包括消融治疗和栓塞治疗两种。其中，消融治疗包括经皮无水乙醇注射和射频消融两大类。

1. 局部治疗手段——消融治疗

经皮无水乙醇注射（percutaneous ethanol injection，PEI）：乙醇注射引起凝固性坏死，虽然其分布可能由于瘤内间隔和 / 或肿瘤包膜影响而分布不均匀。因此乙醇注射的治疗效果有限的，特别是在肿瘤直径大于 2cm，它需要经过多个疗程的多次注射才能完成。研究提示在乙醇注射在术后第 2 年和第 3 年分别有 42% 和 51% 的复发率。

射频消融：RFA 最适用于 3cm 以下的肿瘤，对 4cm 以上的肿瘤无效。在回顾 5000 例以上肿瘤的射频消融治疗，在肿瘤部位，肿瘤大小增加复发：14%（3cm），25%（3 ~ 5cm），和 58%（＞ 5cm）。然而，这些限制可能随着新的更先进的探针的研发被改变。

（1）射频消融与无水乙醇注射、肝肿瘤切除的比较：在 5 个随机对照试验荟萃分析，RFA 相比表现出更好的效果。RFA 可以一线治疗消融治疗小肝癌（直径＜ 3cm 且肝功能完好）。PEI 可以应用于位置不适合 RFA 的病变。

RFA 在某些情况下与肝切除的选择仍然存在争议。大多数研究表明，肝切除导致更高的整体生存率和无复发生存率，而当肿瘤大小在 2cm 以下时，两种治疗方法的效果无明显差异。

（2）新的消融技术的发展：微波消融（microwave ablation，MWA）与 RFA 相比有以下优点。靶组织温度较高，热量集中，治疗时间短，皮肤烧伤的风险较小，并且有效地治疗囊性病变。虽然临床试验未能显示出优于 RFA，最近的研究已经证明 PEI、RFA 和 MWA 治疗的总死亡率分别为 0.15%、0.59% 和 0.23%，并发症发病率分别为 4.1%、2.7% 和 4.6%。

不可逆电穿孔（irreversible electroporation，IRE）是一个非化学表现热消融技术产生电脉冲导致细胞死亡的治疗手段。其疗效和安全性均已得到临床试验的证实。非转移性不能切除肝癌患者（潜在的肝脏疾病、门静脉高压），当肿瘤与血管、胆道、膈肌、胃肠道毗邻时，IRE 均是较好的选择。

冷冻消融（cryoablation）的优点包括：①治疗疼痛较少；②可以直接评估治疗范围；③较小的皮肤下沉作用。冷冻消融的另一个优势是异位的抗肿瘤作用，通过释放肿瘤抗原和调节性免疫细胞。最新的小探针可以降低并发症，并显示出良好的生存结果，甚至优于射频消融或手术切除，但有待进一步的证实。

2. 局部治疗手段——栓塞治疗

栓塞在原发性肝癌的治疗中有着重要的地位，其中经肝动脉的栓塞治疗是最为常用的治疗手段。根据应用的治疗药物不同，经肝动脉的栓塞治疗可以分为以下几类。①单纯的栓塞治疗（transarterial embolization，TAE）：利用明胶海绵颗粒栓塞或聚乙烯醇、聚丙烯酰胺；②与阿霉素或顺铂等化疗药物联用的化疗栓塞（transarterial chemoembolization，TACE，）；③与 ^{90}Y（β 射线放射元素）联用的栓塞治疗。

（1）TAE 与 TACE 的疗效比较：理论上，TACE 具有栓塞和化学药物治疗两方面的治疗效果，然而 TACE 相对于 TAE 的更好疗效，并未得到随机临床试验的证实。最新的 RCT 荟萃分析表明，接受 TACE 的原发性肝癌患者的半年到 3 年的总生存率并未得到显著的提高，与 TAE 组的患者无明显差异。更长的随访时间是否会发现两者的疗效差异仍有待进一步探究。

（2）药物洗脱珠 TACE 与单纯 TACE 的疗效比较：药物洗脱珠 TACE（drug eluting beads TACE，DEB TACE）相比单纯 TACE 具有更好的生存优势，更好的局部反应，和更长的无肿瘤复发时间。

TACE 已成为不能切除原发性肝癌的治疗金标准，在纳入多个国际肝癌诊疗指南，包括美国肝病研究协会指南（American Association for Study of Liver Disease，AASLD），美国国家癌症综合网指南（National Comprehensive Cancer Network，NCCN）和欧洲肝脏研究协会指南（European Association for the Study of Liver，EASL）。

临床试验研究表明 BCLC 分期 A 的患者经 DEB TACE 治疗后中位生存期为 54 个月，BCLC B 期患者中位生存期为 47 个月。因此，DEB TACE 被全球多个肝癌中心广泛使用。然而，TACE 的使用具有禁忌证，包括弥漫性肝癌，体积超过 50% 的肝脏总体积，肝功能不全或失败（Child Pugh C 类），门静脉侵犯等。随着技术的进步，部分专家认为门静脉阻塞或血栓不再是 TACE 治疗的绝对禁忌证，只要有良好的侧支静脉循环，患者依然可以很好地耐受 TACE 的治疗。

（3）放射栓塞治疗：^{90}Y 是最常用的肝动脉栓塞内放射治疗的物质。放射栓塞治疗的主要指征为无法手术切除、无法耐受肝移植和消融治疗，但无远处转移的原发性肝癌患者。因为 ^{90}Y 不会造成肝动脉的栓塞，因此可用于有门静脉癌栓 / 血栓的原发性肝癌患者。

^{90}Y 的经肝动脉内放射治疗可以作为肝移植的桥梁，通过肿瘤降级从而使患者满足米兰标准。对患者的选择是至关重要的，目前对于 ^{90}Y 的原发性肝癌的治疗应满足

以下标准：①患者应该有良好的身体状态（ECOG 小于 2）；②足够的肺功能；③肌酐低于 176.8 μmol/L；④足够的血细胞计数（血小板计数＞ 50×10^9/L，粒细胞计数＞ 1.5/L）；⑤适中的肝功能（Child-Pugh 分级 7 分）。

由于 ^{90}Y 的治疗方法相对较新，其与 TACE 的疗效及安全性的对比仍在进一步临床试验研究之中（Clinical Trial registration NCT01381211）。

3. 局部治疗手段——外放射治疗

既往的治疗中，外放射治疗（external beam radiation，EBRT）在肝癌治疗中的作用有限，因为全肝耐受辐射水平较低同时有 5% 的患者会发生放射性肝病（radiation-induced liver disease，RILD）。随着技术的进步，目前可以使更高的放射剂量集中到肿瘤的部位，同时降低周围肝组织的放射暴露，从而减少对肝脏的毒性作用，但不能完全消除。这扩大了肝癌患者中放射治疗的作用。一般来说，姑息性 EBRT 是用于控制疼痛等症状，而治疗性 EBRT 用于控制肿瘤的进展。实际应用中，EBRT 通常是与其他治疗手段联合起来，从而使可耐受剂量达到更好的反应并减少不良反应。

三维适形放射治疗（three-dimensional conformal radiation therapy，CRT）可以使放射状光束的轮廓匹配肿瘤的轮廓。通过数学模型，定量预测的剂量和体积的关系，避免 RILD 的发生。最新发展的改良型 CRT 可以产生高度集中的剂量分布在靶体积和最大限度地减少相邻组织的剂量，进一步提高了 CRT 的治疗效果。随着图像导航和呼吸运动管理系统的发展，使利用 CRT 体外提供的充足放射剂量，应用于不能手术切除的肝癌成为可能。预后分析提示体外放射治疗的总辐射剂量是最重要的生存预测因子之一。

放射治疗潜在的副作用包括恶心、呕吐，疲劳，肝毒性、胃肠道出血、腹水、肝功能失代偿肝病。15% ~ 30% 的患者会出现 3 级或以上的毒性反应。

CRT 在门静脉癌栓的肝癌治疗效果也有报道，虽然有通过放射治疗癌栓缩小，门脉血流再通的报道，但是门静脉癌栓普遍对于放射治疗的反应较慢。

立体定向放射治疗（stereotactic body radiation therapy，SBRT）涉及多个辐射光束的多角度使用，使放射能量高精准度地运送到肿瘤，并在周围正常组织中快速衰减。关于 SBRT 疗效的报道指出其客观反应率是 37% ~ 90%，2 年生存率为 43% ~ 82%。虽然 SBRT 也会导致 RILD 的发生，但是如果照射是有效的肝脏体积小于 25%，即使超过 100 Gy 的剂量，发生 RILD 的风险也相对较小。因此，保持治疗靶点体积相对较小是至关重要的，以保证足够的剩余肝脏免受辐射毒性。近年来，SBRT 在等待肝移植的原发性肝癌的治疗效果非常显著，可以有效控制肿瘤的进展。更多的疗效和安全性的信息仍在进一步探索之中，例如，一项随机Ⅲ期临床研究关注索拉非尼与 SBRT 联合索拉非尼在原发性肝癌中的疗效目前正在招募（ClinicalTrial.gov

NCT01730937）。

质子束放射治疗（proton beam radiation therapy）：最近的前瞻性临床试验，使用质子束放射治疗肝癌5年肿瘤控制率超过70%，同时3级或更高的毒性反应低于4%。因此，非转移性肝癌伴门静脉癌栓的患者，肿瘤位于肝脏中央的患者，以及那些接近隔膜或大血管的肿瘤，可使用质子束放射治疗的方法。

4. 全身治疗手段——化疗及靶向治疗

伴有远处转移的晚期肝癌患者，不适合能肝肿瘤切除，肝移植，或局部治疗可以选用全身治疗方法来延缓肿瘤的进展。然而，肝癌对于多数化疗药物不敏感，药物进一步加重肝脏代谢负担和肝癌的异质性对于治疗提出了巨大的挑战。目前得到批准在肝癌中使用的化疗及靶向药物屈指可数，新的药物仍在开发或临床试验阶段。

索拉菲尼（sorafenib）是一种口服的多激酶抑制剂，其抑制肿瘤细胞增殖和血管生成。索拉菲尼的目标靶点包括 VEGFR-1、VEGFR-2、VEGFR-3、血小板源性生长因子受体 β 以及 B-Raf 激酶等。随机、双盲、安慰剂对照的Ⅲ期临床试验结果显示，在索拉菲尼治疗的患者与安慰剂组相比，索拉菲尼的中位总生存期延长。SHARP 临床试验将 602 例患者总生存期作为主要研究终点。索拉菲尼组中位总生存期为 10.7 个月，安慰剂组为 7.9 个月（*HR* 0.69，95% *CI*，0.55 ~ 0.87，$P < 0.001$）。放射学进展中位时间延长（索拉菲尼 5.5 个月，安慰剂 2.8 个月，*HR* 0.58，95% *CI*，0.55 ~ 0.87，$P < 0.001$），但在症状恶化的中位时间无显著性差异（索拉菲尼 4.1 个月，安慰剂 4.9 个月，*HR* 1.08，95% *CI*，0.88 ~ 1.31，P=0.77）。

索拉菲尼最常见的副作用包括手足皮肤反应、腹泻和疲劳。亚太地区的研究是对晚期肝癌患者进行的类似研究，纳入没有接受过先前的系统治疗和 Child Pugh 分级 A 的肝癌患者。在这项研究中，中位总生存期是在索拉菲尼组与安慰剂组相比，4.2 个月 6.5 个月（*HR* 0.68，95% *CI*，0.50 ~ 0.93，P=0.014）。虽然中位生存期的差异较小，但 *HR* 在 SHARP 和亚太地区的试验中是可比的（分别为 0.69 和 0.68）。这些试验作为证据，是支持索拉菲尼作为晚期肝癌患者一线治疗方法的依据。

二线治疗方面，瑞戈非尼（regorafenib）在晚期肝癌的二线治疗研究（RESORCE 研究）中获得了阳性结果。21 个国家的 152 个中心参与了这项研究，包括中国大陆的多家单位。入组的患者均接受过索拉菲尼治疗，研究一共募集了 843 名患者，按照 2 ∶ 1 的比例接受瑞戈非尼每天一次口服（剂量为 160 mg/d）或者接受安慰剂治疗。用药方案是用药 3 周，停药 1 周。主要研究终点方面，瑞戈非尼显著改善患者 OS（10.6 个月 *vs.* 7.8 个月，*HR*=0.63，$P < 0.0001$）。瑞戈非尼对中位 OS 延长与索拉菲尼相似，同样是 2.8 个月（SHARP 研究，10.7 个月 *vs.* 7.9 个月），但 HR 看起来更优。次要终点方面，瑞戈非尼显著延长 PFS（3.1 个月 *vs.* 1.5 个月）和肿瘤进展时

间（3.2 个月 *vs.* 1.5 个月），提高客观缓解率（ORR，11% *vs.* 4%）和疾病控制率（65% *vs.* 36%）。索拉非尼被临床医生最为诟病的一点是，它的 ORR 可忽略不计（SHARP 研究中仅有 2%），因此几乎不会有患者在接受索拉非尼治疗后获得转化，获得根治性治疗的机会。但这项研究中，瑞戈非尼组有 2 名患者获得了完全缓解，ORR 为 11%，以后应该有望出现降期切除的患者。此外，瑞戈非尼的治疗耐受性似乎不错，近一半的患者接受了全量的治疗而没有减量。

阿西替尼（axitinib）是一个强效的抗肿瘤血管生成药物，在一项随机对照的Ⅱ期临床研究中显示出一定的治疗作用。在这项研究募集了 202 例曾接受过抗肿瘤血管生成治疗的患者，尽管阿西替尼没有延缓患者生存（HR=0.907，P=0.287），但却显著延长了患者的 PFS、肿瘤进展时间及提高了临床有效率。

免疫治疗方面，针对 PD1、PD-L1 的单克隆抗体在原发性肝癌中的疗效，目前也在临床试验的探究之中，Durvalumab 和 Nivolumab 在Ⅰ期、Ⅱ期临床试验中均取得了喜人的结果，但最终的疗效仍有待大规模临床试验的检验。

（四）外科治疗

1. 手术切除

（1）肝切除术的基本原则：①彻底性，最大限度地完整切除肿瘤、切缘无残留肿瘤；②安全性，最大限度地保留正常肝组织，降低手术死亡率及手术并发症。术前的选择和评估、手术细节的改进及术后复发转移的防治等是中晚期肝癌手术治疗的关键点。在术前应对肝功能储备进行全面评价，通常采用 Child-Pugh 分级和 ICG 清除试验评价肝实质功能，采用 CT 和 / 或 MRI 计算余肝的体积。肝癌的根治性切除术是目前治疗原发性肝癌最有效的方法之一，尽管诸如 PEI 或介入等治疗手段对小肝癌的治疗效果可与手术切除相媲美，但长期随访的结果表明在远期疗效上，手术切除仍具有不可替代的优越性。而且，随着各种肝癌治疗新技术的不断出现，尤其是局部治疗手段的日益发展，使肝癌切除的适应证不断扩大，部分“不能切除的肝癌”经介入或射频治疗后成为“可切除肝癌”。

（2）根治性切除标准：肝切除术包括根治性切除和姑息性切除。一般认为，根据手术完善程度，可将肝癌根治切除标准分为 3 级。①Ⅰ级标准：完整切除肉眼所见肿瘤，切缘无残癌。②Ⅱ级标准：在Ⅰ级标准基础上增加 4 项条件，即肿瘤数目不超过 2 个无门脉主干及一级分支、总肝管及一级分支、肝静脉主干及下腔静脉癌栓；无肝门淋巴结转移；无肝外转移。③Ⅲ级标准：在Ⅱ级标准基础上，增加术后随访结果的阴性条件，即术前血清 AFP 增高者，术后 2 个月内 AFP 应降至正常和影像学检查未见肿瘤残存。

（3）肝切除术的适应证

1）患者的必备条件：一般情况良好，无明显心、肺、肾等重要脏器器质性病变；肝功能正常，或仅有轻度损害（Child-Pugh A 级），或肝功能分级属 B 级，经短期护肝治疗后恢复到 A 级；肝储备功能（如 ICGR15）基本在正常范围以内；无不可切除的肝外转移性肿瘤。一般认为 ICG15 ＜ 14%，可作为安全进行肝大块切除术而肝功衰竭发生概率低的界限。

2）根治性肝切除的局部病变，必须满足下列条件：单发肝癌，表面较光滑，周围界限较清楚或有假包膜形成，受肿瘤破坏的肝组织＜ 30%；或受肿瘤破坏的肝组织＞ 30%，但是无瘤侧肝脏明显代偿性增大，达到标准肝体积的 50% 以上；多发性肿瘤，结节＜ 3 个，且局限在肝脏的一段或一叶内。对于多发性肝癌，相关研究均显示，在满足手术条件下，肿瘤数目≤ 3 个的多发性肝癌患者可从手术显著获益；若肿瘤数目＞ 3 个，即使已手术切除，其疗效也并不优于肝动脉介入栓塞等非手术治疗。

3）姑息性肝切除的局部病变，必须符合下列条件：3 ~ 5 个多发性肿瘤，超越半肝范围者，行多处局限性切除；肿瘤局限于相邻的 2 ~ 3 个肝段或半肝内，无瘤肝组织明显代偿性增大，达标准肝体积的 50% 以上；肝中央区（中叶或Ⅳ段、Ⅴ段、Ⅷ段）肝癌，无瘤肝组织明显代偿性增大，达到标准肝体积的 50% 以上；肝门部有淋巴结转移者，切除肿瘤的同时行淋巴结清扫或术后治疗；周围脏器受侵犯者一并切除。

4）姑息性肝切除还涉及以下几种情况：肝癌合并门静脉癌栓和 / 或腔静脉癌栓、肝癌合并胆管癌栓、肝癌合并肝硬化门静脉高压、难切性肝癌的切除。每种情况均有其对应手术治疗适应证。肝癌伴门静脉癌栓是中晚期 HCC 的常见表现。在这部分患者中，若肿瘤局限于半肝且预期术中癌栓可取净，可考虑手术切除肿瘤并经门静脉取栓，术后再结合介入栓塞及门静脉化疗。肝癌侵犯胆管形成胆管癌栓也较常见，患者黄疸明显。须注意鉴别黄疸性质，对于癌栓形成的梗阻性黄疸，如能手术切除肿瘤并取净癌栓，可很快解除黄疸，故黄疸不是手术的明显禁忌证。此外，对于不适宜姑息性切除的肝癌，应考虑姑息性非切除外科治疗，如术中肝动脉结扎和 / 或肝动脉、门静脉插管化疗等。对于肝内微小病灶的治疗值得关注。部分微小病灶经影像学检查或术中探查都不能发现，致使肝切除后的复发率升高。如果怀疑切除不彻底，那么术后采用 TACE 是理想的选择，除了治疗的意义外，还有检查残留癌灶的意义。如有残留癌灶，应及时采取补救措施。此外，术后病例应作肝炎病毒载量（HBV DNA/HCV RNA）检查；如有指征，应进行抗病毒治疗，以减少肝癌再发的可能。

5）有关手术切除的技术问题：①小肝癌的定位问题。位于肝脏表面的小肿瘤，颜色灰黄或灰白、质地坚硬，一般不难辨认。位于肝实质深部的小肝癌尤其是在膈顶处的边缘部位、右肝裸区、肝后侧和尾叶等较隐蔽部位的小肝癌，单手扪摸时不易被发现。因此术中切除前需常规使用术中 B 超进行检查、定位，再次明确病灶部位、大小及数目。②手术中控制出血的问题。肝脏手术的关键是控制手术中的出血。我国 20 世纪 50 年代末开展典型的肝叶切除时，多先解剖肝门结扎有关的脉管，然后进行肝叶的切除。目前多在常温下采取间歇阻断肝门的切除法。患者耐受阻断时间视肝硬变程度而异。无肝硬变者，单次阻断时间 5 ~ 10 min 即可，肿瘤较大、手术复杂，可用分次阻断法，每次阻断时间以 10 min 为宜，间歇时间以 3 ~ 5 min 为宜，多次阻断次数可达 4 ~ 6 次。无肝硬化者单次阻断时间可达 20 min 甚至更长。第一肝门阻断控制术中出血的方法较为常用，术后一般无不良反应。但应用于肝硬化程度较重的患者时应慎重，时间不宜过长，否则就有可能导致肝脏的缺血坏死和术后的肝性昏迷。③肝切除量的估计问题和根治范围。肝叶切除时如采用肝门脉管的解剖结扎法者，其切除线须根据肝组织缺血之范围而定。如采用肝门血管的间歇阻断法者，切除线可不受限制，一般距肿瘤内侧 2 ~ 3 cm 处即可。唯对合并肝硬变的肝癌病例，手术死亡率普遍较高，应该合理掌握硬变肝的切除量，以免患者术后发生肝昏迷甚至肝功能衰竭。原发性肝癌合并肝硬化者肝叶切除后的死亡率高于不伴肝硬化者。目前国际上尚无切缘距肝肿瘤多少厘米为标准切缘大小的明确说法，通常肿瘤距切缘大于 1 cm 即可。④肝实质的离断技术。目前已有多种肝实质的离断技术，如传统的钳夹离断法、CUSA 手术刀（cavitron ultrasonic surgical aspirator，CUSA）、超声刀、“水刀”、Habib 射频刀等，基本的原则是要求出血少，肝内管道解剖清楚，可根据肿瘤部位，肝硬化的程度等选用。

（4）联合肝脏分割和门静脉结扎的二步肝切除术（associating liver partitioning and portal vein occlusion for staged hepatectomy，ALPPS）

1）ALPPS 手术即通过二步手术切除传统认为不能切除的巨大肿瘤。经典的 ALPPS 手术包括：第一步手术先结扎门静脉右支，再在镰状韧带的右侧原位劈离肝左外叶和左内叶。7 ~ 14 d 后，待剩余肝脏体积迅速增生至安全范围，再施行第二步手术切除肿瘤。

2）适应证：①正常肝脏，剩余肝脏体积＜ 30%；②肝纤维化、梗阻性黄疸、重度脂肪肝、化疗导致的肝损伤等，剩余肝脏体积＜ 40%。

3）禁忌证：①剩余肝脏中存在不可切除的肿瘤；②不可切除的原发性肝癌、肝外转移；重度门静脉高压症；③不能达到 R0 切除的肝癌或因其他疾病导致手术高危；④全身麻醉高风险。

4）有关 ALPPS 的技术问题。

①肝脏解剖：ALPPS 术前宜通过 CT、MRI、三维成像等手段明确不同患者的胆管和血管系统可能存在的变异。ALPPS 右肝三叶切除的第一步只需要分离并结扎门

静脉右支而保留肝右动脉和右肝管。术中尽可能保证剩余肝脏的动脉血供与静脉回流，同时避免剥离胆管。②离断肝脏的方式：可使用止血带、超声刀、RFA、微波、CUSA等，微创ALPPS包括腹腔镜、机器人、手助ALPPS等。③防止术后胆漏发生：术前通过胆道造影明确胆道变异情况，术中进行残余肝的胆汁漏出实验。④肝门部标记：为方便第二步手术中管道的辨认，第一步手术可对肝右动脉、肝静脉等进行标记。⑤残余肝体积：一般认为，第二步手术至少要求标准残余肝体积＞30%。在第一步术后8～10 d应进行第一次CT肝体积测定，之后连续4周每周复查直至体积足够。若出现肝功能衰竭征象，则须推迟第二步手术。⑥适应证：合并肝硬化基础背景的原发性肝癌残余肝体积的增生可能较无硬化的肝体积明显减慢，另外ALPPS应用于肝内胆管细胞癌、肝门部胆管细胞癌患者中观察到较高的并发率和死亡率，须仔细评估手术风险。⑦补救性ALPPS：ALPPS相较于PVE有更高的比例获得二步切除的机会。对于PVE术后残余肝体积增生不明显的患者，仍可以进行补救性的ALPPS。⑧并发症和死亡率：在第二步术后死亡病例中，大部分与肝功能衰竭有关，当第一步术后出现MELD评分＞10分等提示肝功能衰竭等征象时，需推迟第二步手术的进行。巨大肝癌行门静脉结扎可能发生溶瘤综合征，系由于瘤细胞的大量崩解，释放出其细胞内容物和代谢产物而引起的一组症候群。通过足量补液、碱化利尿、预防性使用抗生素必要时血液透析等，可起到一定的防治作用。

2. 肝脏移植

近年来，随着外科技术的发展及新型免疫抑制剂的相继面世，越来越多的肝移植中心将肝癌作为肝移植的适应证之一。近来世界各肝移植中心的研究结果都比较一致地肯定了肝移植治疗“早期”肝癌的良好疗效。现在的关键问题是如何定义“早期”肝癌，虽然大家都认为肿瘤的大小、肿瘤的数量、肿瘤的分级、血管浸润程度、有无肝外淋巴结转移与移植术后的存活率与肿瘤复发率密切相关，但就具体标准上仍有细小的差别。目前国内也对“米兰标准”进行扩展，多家单位和学者陆续提出了不同的标准，包括“杭州标准”“上海复旦标准”“华西标准”和“三亚共识”等。各家标准对于无大血管侵犯、淋巴结转移及肝外转移的要求都比较一致，但是对于肿瘤的大小和数目的要求不尽相同。上述国内的标准扩大了肝癌肝移植的适应证范围，可能使更多的肝癌患者因肝移植手术受益，并未明显降低术后累积生存率和无瘤生存率。由于供肝是公共、稀缺的资源，因此肝癌肝移植的适应证的优化或改良必须遵循的原则是肝癌肝移植术后的疗效必须与良性终末期肝病移植后的效果相当，适应证的扩大必会影响到其他受体的利益。在优化肝癌肝移植适应证的同时，尚需考虑肿瘤的生物学特性，寻找合适的生物标志物来预测肝移植术后的复发，才有可能选择出最有可能从移植中获益的受体，使有限的供肝资源得到充分利用；防止肝移植术后肿瘤复发、提高患者肝移植术后存活率，是肝癌肝移植领域存在的尚需进一步研究和解决的问题。

（五）局部治疗

1. 局部药物注射

B 超引导下经皮无水乙醇注射治疗已被广泛应用于治疗直径< 3 cm 以下因严重肝硬化不能切除肝癌的治疗。其作用机制可能有：①高渗脱水作用；②对肿瘤细胞直接毒性作用，导致蛋白质的变性坏死；③肿瘤血管坏死闭塞；④局部的无菌性炎症；⑤局部纤维组织增生，分割和限制肿瘤生长，同时机化坏死组织，起到化学切除肿瘤的效应。无水乙醇对肿瘤局部的凝固坏死作用能使直径 3 cm 以下肿瘤的坏死程度达 90% 以上。无水乙醇注射的副作用除了有少数患者发热、局部疼痛外，对肝功能和全身影响不大，且可短期内反复多次注射。无水乙醇注射量：肿瘤直径 3cm 以下每次 2 ~ 10ml，肿瘤直径 3cm 以上每次 10 ~ 20ml，每周一次，体质较好能耐受的患者每周可进行 2 次，4 ~ 6 次为一疗程。有报道对单个直径 3cm 以下肿瘤，无水乙醇注射疗效甚至优于手术切除。局部药物注射目前还有醋酸、化疗药物、高温盐水、p53 基因等。

2. 射频消融

射频消融治疗是肿瘤局部透热治疗的一种，以影像引导或直接将电极针导入肿瘤组织，通过射频在电极针周围产生极性分子振荡导致发热，使治疗区域温度达 50℃以上，中央区域可达 100℃以上，使局部细胞坏死。目前的射频消融治疗治疗系统，一次凝固坏死区的直径可达 3 ~ 5cm。肝癌的射频消融治疗可通过开腹术中、腹腔镜和经皮穿刺三种途径，目前应用最多的是经皮穿刺射频消融治疗（PRFA）。一般认为 PRFA 的适应证：①肿瘤直径< 5cm，尤其是肿瘤直径< 3cm 的无手术指征或有手术指征但因肿瘤部位手术切除困难；②复发性小肝癌手术困难的；③原发灶已切除的肿瘤数目< 5 个的继发性肝癌；④无手术指征的大肝癌或多发肝癌 TACE 后。PRFA 的主要并发症有皮肤灼伤、迷走神经反射、气胸、胸腔积液、肝胆管损伤、肝脓肿、内出血等。PRFA 已成为肝癌综合治疗的一个重要方法，尤其对无手术指征或肿瘤生长部位不利于手术切除的小肝癌的临床疗效，国内外有报道 3cm 以下的小肝癌完全坏死率达 90% ~ 98%。

3. 微波固化治疗

微波的交变电场的作用使肿瘤组织在短时间内产生大量热量，局部温度骤然升到 55℃以上，从而引起肿瘤组织的凝固性坏死而周围组织无坏死；另外，微波固化（MCT）可引起机体局部组织理化性质的变化，还可提高机体免疫功能。

微波固化治疗的适应证主要有：①不愿接受手术的小肝癌患者；②肝癌合并肝硬化（Child-Pugh 分级一般为 A 级或 B 级），肿瘤体积小、病灶局限；③不能手术切除的原发性肝癌，肿瘤直径≤ 6.0cm 的单发结节，或是多发结节≤ 3 枚；④手术未能切除或术后残留、复发性肝癌；⑤转移性肝癌，肿瘤直径≤ 5cm 的单发结节，或是多发结节≤ 3 枚；⑥术中与手术并用可提高手术切除率。

微波固化治疗的禁忌证主要有：①弥漫性肝癌、巨块性肝癌；②严重黄疸、腹水、肝功能不全；③严重器质性疾病，心肾功能不全；④微波不能到达全部肿瘤位置者。

微波固化治疗也可通过开腹术中、腹腔镜和经皮穿刺（PMCT 三种途径，PMCT 是 MCT 发展的热点，操作简单、安全、微创、疗效可靠、适应证广。临床疗效的评价主要根据 B 超和 CT 或 MRI、AFP、影像引导下活检的动态跟踪。研究认为 PMCT 对直径＜ 3cm 以下肝癌结节效果满意，并比较超声引导下微波和射频两种消融技术的临床应用价值，认为微波和射频（RF）都是现时比较理想的介入超声治疗肝癌的手段，各有所长。

4. 冷冻疗法

冷冻治疗肝癌是一种安全可行的局部治疗方法。一般认为，快速冷冻、缓慢复溶以及反复冻—融，能使冷冻区产生最大程度的凝固性坏死。冷冻治疗的特点为可产生一个境界清楚、范围可预测的冷冻坏死区，不仅能消灭瘤体，且能最大程度地保存正常肝组织。冷冻治疗小肝癌，可望根治；对较大肝癌冷冻可最为综合治疗的一种手段。适用此种冷冻疗法的指征大概有以下几种：①合并严重肝硬化，无法耐受手术切除者；②病变须广泛切除，估计切除后肝功能不能代偿者；③主瘤虽经切除，但余肝尚有残留结节者；④癌肿虽不大，但位置紧靠肝门或下腔静脉，致手术不能切除者。目前应用的冷冻方法主要是液氮冷冻，一般用直径 3 ~ 5cm 的冷头作接触冷冻，或用直径 3 ~ 5 mm 的冷头作插入冷冻，也可以用液氮作直接喷射冷冻；能产生极度低温而导致肝癌细胞不可逆性的凝固坏死，但由于受冷冻深度和广度的限制，对范围轻大的癌肿还不能使之彻底治愈。术中应注意避免冷冻损伤较大的胆管。Ⅷ段肿瘤行冷冻治疗时应注意保护膈肌，避免或减少低温刺激，减少术后呃逆及胸腔积液等并发症的发生。

（六）肝动脉介入治疗

由于肝癌血供的 95% ~ 99% 源于肝动脉，而肝组织血供的 70% ~ 75% 源于门静脉，肝动脉血供仅占 25% ~ 30%。因此栓塞肝动脉可以阻断肿瘤的血供、控制肿瘤的生长，甚至使肿瘤坏死，而对肝组织血供影响小。此为肝动脉栓塞的理论基础。介入治疗原发性肝癌自 20 世纪 70 年代开始应用于临床，是除了手术切除以外效果较好的治疗手段之一。介入治疗兼有肿瘤诊断和治疗的作用。前者主要指通过肝动脉造影或碘油 CT 等明确肿瘤的范围和数目。治疗则包括 TAI、TAE 及经皮穿刺瘤内治疗。临床上常采用 Seldinger 法将导管送入肝动脉。一般当导管头端进入肝固有动脉或肝总动脉后做造影。观察肿瘤染色的情况、有无动静脉瘘及肿瘤血管等，注意不要遗漏病灶。然后根据造影所见，做相应的治疗。通常将化疗药物稀释至20ml左右经导管缓慢推注入靶血管。如需用碘化油栓塞，则通常须留1～2种化疗药如卡铂、MMC、ADM及EADM等与之混成乳剂。化疗灌注结束后，可根据情况进行栓塞治疗，通常先用末梢类栓塞剂（如碘油乳剂、微球等）栓塞，再用明胶海绵条增强栓塞作用。通常肝癌介入治疗的一个疗程需3～4次，每次间隔时间为2～3个月。原则上患者情况及肝功能基本恢复正常5周以上，才行下一次介入治疗。TACE主要应用对象是不能切除的（如肿瘤太大、多结节、累及左右肝、较大的肝门部肿瘤）、非晚期（无明显黄疸、腹水、远处转移）而肝功能尚好者（Child-Pugh A或部分Child-Pugh B），文献报道TACE对有门静脉主干癌栓者并非绝对禁忌，肝功能好、侧支循环多仍可应用。

TACE禁忌证：①晚期肿瘤，有明显黄疸、腹水、远处转移。②严重肝功能障碍，黄疸、腹水，或血清胆红素、ALT为正常值2倍以上者。③严重门静脉高压或进期有食管胃底静脉破裂出血者。④严重造血功能抑制，白细胞低于$3\times10^9/L$，血小板低于$50\times10^9/L$，可做TAE，不做TACE。⑤严重心、肺、肾功能不全及其他特殊情况者。⑥碘过敏者。行TACE治疗应力争做到超选择插管做肝段栓塞，化疗所用药物的种类和剂量应个体化，TACE间隔时间宜适当，碘化油栓塞后2～4周应摄CT平片，了解碘化油是否聚集于肿瘤，观察疗效。介入治疗间隙宜采用保肝、提高免疫及中医扶正固本治疗，提高患者的免疫力及对下次介入的耐受性。

（七）精准放疗

过去，由于正常肝对射线的低耐受和传统放疗手段的限制，肝细胞肝癌的放疗并未得到大多数人的认可。在众多的指南中如美国国立综合癌症网络的指南和欧洲的巴塞罗那肝癌工作组分期，均未提及放射治疗在肝癌治疗中的作用。但随着计算机技术、放射物理学、放射生物学、分子生物学、影像学和功能影像学发展的有力支持，以及多边缘学科的有机结合，放射治疗技术已经取得了革命性的进步，精准放疗时代已经到来。目前，放射治疗已经成为原发性肝癌的治疗手段，并在我国的原发性肝癌诊治指南得到推荐。随着放疗技术的进步，原发性肝癌放疗指征、放疗模式和放疗技术都发生了深刻的变化，其放疗效果也不断提高。综合近年来肝癌放疗技术的进展，主要包括：三维适形放疗、调强放疗（intensity-modulated radiotherapy，IMRT）、立体定向放疗（stereotactic ablative body radiotherapy，SABR）、粒子治疗（charged particle therapy）和图像引导放疗（image-guided radiotherapy，IGRT）。这些手段从根源上来说，都是为了达到一个目的：用更安全的方式给予肝内肿瘤更高的放疗剂量。而在临床上，更高的放疗剂量也确实得到了更好的疗效，不仅如此，随着对剂量－效应关系及放射诱导肝损伤的更深入理解，放疗在各期原发性肝癌都有用武之地。

1. 三维适形放疗

传统的二维放疗技术通常采用透视下定位，前后对穿放射野治疗，对肝癌来说，暴露在放射野中的正常肝组织和肠道都多且难以评估受量。三维适形放疗则采用了多个共面或者非共面的放射野，有效地减少了对正常组织的损伤。而且由于采用了 CT 定位，并在治疗计划系统下对肝内肿瘤精确勾画，使得肿瘤剂量和正常肝组织及肠道等的受照剂量都能准确评估。可以说，三维适形放疗的出现是肝癌放疗的一个重大突破。

2. 调强放疗

调强放疗是一种高级的适形放疗，在计算机自动优化程序的辅助下，它能够比三维适形放疗达到更好的剂量分布。目前常用的调强治疗有两种：容积调强弧形治疗（volumetric-modulated arc therapy，VMAT）和螺旋断层放疗（helical tomotherapy，HT）。前者在机架旋转的同时对射野强度进行调节，后者则利用 CT 扫描的原理对肿瘤进行分层放射。调强放疗还可同时给予多个靶区不同的放射剂量，例如，肝内原发灶给予根治剂量放疗的同时，对亚临床区域给予预防剂量放疗。

3. 立体定向放疗

立体定向放疗通常被定义为在高精准条件下，采用较少的分次，给予靶区大剂量放疗的技术。旨在精确杀伤肿瘤并最大程度保护正常组织。立体定向放疗要求放疗设备上必须整合至少一种图像引导技术，目前射波刀、VERO 系统和螺旋断层放疗系统都比较适合开展立体定向放疗。近 10 年来，肝癌的立体定向放疗越来越受到重视，许多研究都显示立体定向放疗可以显著改善小肝癌患者的生存情况，由于这些报道以回顾性为主，缺少对照，目前肝癌的立体定向放疗仅作为对不能手术或射频消融的患者的替代治疗。但是，随着图像引导下的放射治疗的普及，射线照射靶区精准度的提高，大分割、短时间的立体定向技术是放射治疗的趋势所在。

4. 粒子治疗

“Bragg 峰效应”的存在是粒子治疗的物理学基础。以质子重离子治疗为例，质子进入人体后，会在射程终点前形成一个尖锐的剂量峰。利用这个效应，将能量准确地释放到肿瘤上，可最大限度地杀伤肿瘤并且保护那些包绕着肿瘤的正常组织。已有回顾性和前瞻性的研究报道了质子和重离子治疗在肝癌中的应用，2 ~ 5 年的局控率达到 88% ~ 98% 且无严重副反应。由于技术和价格的因素，粒子治疗在国内尚未广泛开展，相信在不久的将来，能得到更多的应用。

5. 图像引导放疗

图像引导放疗是指在整个放疗过程中提供图像的指导以达到最大的精准度。在肝癌患者的放疗中，精确的靶区勾画、放疗时靶区再定位及肝脏随呼吸运动的处理都是精准放疗的必备条件。肝癌的精确靶区勾画是图像引导放疗的第一步，增强 CT 或 MRI 图像配合随呼吸时相扫描的 4D-CT 可提供尽可能多的影像信息帮助医师进行靶区勾画。放疗时靶区的再定位则是每次放疗精确实施的保证，利用放疗设备上的影像装置对实时肿瘤位置进行确认及调整。最后，呼吸运动的处理可以说是重中之重，肝脏是受呼吸运动影响较大的器官，其升降幅度可达 2 ~ 3cm，传统 CT 模拟定位加群体化外放距离的方法不能保证靶区定位的准确性。解决呼吸对肝脏精确定位影响的途径主要有 4 种：①运动包含，指将所有肿瘤可能随呼吸到达的范围都包括在放射野内；②限制呼吸运动范围，通常采用腹部加压以形成浅呼吸；③呼吸门控，在肿瘤运动到呼吸的特定相位时进行照射；④实时肿瘤追踪。目前，呼吸门控和实时肿瘤追踪是肝癌精准放疗的最好选择。

以上简述了近年来肝癌放疗技术的进展，从技术角度来说，精准放疗主要表现为三个特征：精确定位、精确计划、精确治疗。精确的放疗使患者获益良多，但同时我们也看到，如今很大一部分肝癌患者的治疗都不是单一的，例如，在放疗的同时或者先后，会使用细胞毒药物、分子靶向药物或者免疫治疗药物等，而肿瘤细胞的放射灵敏度 / 耐受性也会受到这些治疗的影响，如何来评估和利用这些影响是摆在肿瘤学者们面前的一个难题。肿瘤细胞对射线灵敏度的主要生物学机制已经在实验室和临床试验中得到了解，并用于以人群为基础的医疗策略中。而生物标志物，包括生物成像的出现，可实现个体化的肿瘤放射耐受评估，目前这一技术已经进入临床确认和干预试验阶段。相信在不久的将来，肝癌的精准放疗会是一种融合了特异性生物标记引导和精确定位、计划、治疗的更加个体化的治疗方法。

（八）靶向药物及化疗

在肝癌的不同分期中，有一部分晚期肝癌患者无手术、消融或 TACE 治疗指征者，但一般情况尚可，肝功能 Child-Pugh A-B 期，可以考虑进行系统治疗。现有证据表明，对于没有禁忌证的晚期 HCC 患者，系统治疗优于支持对症治疗；可以减轻肿瘤负荷，改善肿瘤相关症状和提高生活质量，还可延长生存时间和有其他获益。

一般认为，系统治疗主要适用于：①已经发生肝外转移的晚期患者；②虽为局部病变，但不适合手术切除、射频或微波消融和 TACE 治疗，或者局部治疗失败进展者；③弥漫型肝癌；④合并门静脉主干癌栓和 / 或下腔静脉者。

1. 分子靶向治疗

肝癌的发生、发展和转移与多种基因的突变、细胞信号传导通路和新生血管增生异常等密切相关，其中存在着多个关键性环节，正是进行分子靶向治疗的理论基础和重要的潜在靶点。近年来，应用分子靶向药物治疗肝细胞癌已成为新的研究热点，受到高度的关注和重视。索拉非尼是一种口服的多靶点、多激酶抑制剂，既可通过抑制血管内皮生长因子受体（VEGFR）和血小板源性生长因子受体（PDGFR）阻断肿瘤血管生成，又可通过阻断 Raf/MEK/ERK 信号传导通路抑制肿瘤细胞增殖，从而发挥双重抑制、多靶点阻断的抗肝细胞癌作用。

目前两项随机双盲、平行对照的国际多中心Ⅲ期临床研究（SHARP 和 Oriental 研究）已经证明，索拉非尼能够延缓 HCC 的进展，明显延长晚期患者生存期，且安全性较好。因此，索拉非尼已相继获得欧洲 EMEA、美国 FDA 和我国 SFDA 等批准，用于治疗不能手术切除和远处转移的 HCC；多部国内、外临床实践指南和专家共识已经将索拉非尼列为晚期 HCC 患者一线治疗的标准药物。索拉非尼与肝动脉介入治疗或系统化疗联合应用，可能使患者更多地获益。

瑞戈非尼（regorafenib）是针对肝癌的另一个有效的靶向药物，它是一种新型多靶点小分子酪氨酸激酶抑制剂，具有全新的作用谱，能抑制 VEGF 受体 1-3、PDGF 受体、FGF 受体、RET、KIT、TIE 等多靶点通路，通过三个途径（血管生成、肿瘤生长及肿瘤微环境）发挥抗肿瘤作用。RESORCE 研究已经证明，和使用安慰剂联合最佳支持治疗的对照组相比，瑞戈非尼联合最佳支持治疗可显著改善患者的总生存期。瑞戈非尼作为二线治疗药物用于不可切除肝细胞癌患者的补充新药申请获美国 FDA 优先审评资格，可能使更多的肝癌患者生存受益。而其他新的分子靶向药物，采用单药或联合手术、介入治疗和系统化疗等手段治疗肝癌的临床试验也已陆续开展。

2. 全身化疗

一直以来认为肝癌对传统化疗药物并不敏感，但近年来，奥沙利铂（OXA）等新一代的化疗药物相继问世和应用，使得消化道肿瘤的化疗进步明显，预后显著改善。最新的 EACH 研究，FOLFOX 4 方案与单药阿霉素（ADM）对照用于不适于手术或局部治疗的晚期肝癌患者姑息性化疗的国际多中心Ⅲ期临床研究，已证明含 OXA 的联合化疗可以为晚期肝细胞癌患者带来病情控制和生存获益，且安全性好。在欧洲的一项多中心、大样本的回顾性研究表明，吉西他滨联合奥沙利铂化疗（GEMOX 研究）对晚期肝癌也是相对安全有效的，提示全身化疗在肝癌系统治疗中具有比较重要作用（表 1-5）。

（九）免疫生物治疗

肝癌发生发展机制非常复杂，细胞免疫功能紊乱是其中重要的因素。细胞免疫功能低下可导致免疫细胞对肝癌细胞的识别及吞噬能力减弱，使肝癌细胞发生免疫逃逸从而增殖、侵袭和远处转移。细胞免疫治疗按作用机制分为主动性细胞免疫治疗和被动性免疫治疗。主动性免疫治疗指利用肝癌细胞的特异性抗原来诱导患者机体产生特异性免疫，进而杀伤肝癌细胞；被动性细胞免疫治疗是通过输注自身或同种特异性或非特异性肿瘤杀伤的免疫细胞，纠正机体细胞免疫功能低下的状态。目前在肝癌中开展的免疫生物治疗包括细胞因子诱导的杀伤细胞（cytokine-induced killer，CIK）治疗及 PD-1 抑制剂治疗。

表 1-5 联合化疗方案及靶向治疗在原发性肝癌中的应用

临床研究	研究方案	研究结果（试验组 *vs* 对照组）
SHARP	Sorafenib *vs.* Placebo	中位生存期：10.7 个月 *vs.* 7.9 个月（$P < 0.001$）*
Asia-Pacific	Sorafenib *vs.* Placebo	中位生存期：6.5 个月 *vs.* 4.2 个月（P=0.014）*
RESORCE	Regorafenib *vs.* Placebo	中位生存期：10.6 个月 *vs.* 7.8 个月（$P < 0.001$）*
EACH	FOLFOX4 *vs.* Doxorubicin	中位生存期：6.4 个月 *vs.* 4.97 个月（P=0.07） 中位无进展生存期：2.93 个月 *vs.* 1.77 个月（$P < 0.001$）*
S-CUBE	S-1 *vs.* Placebo	中位生存期：337.5 d *vs.* 340.0 d（P=0.220） 中位无进展生存期：80 d *vs.* 42 d（$P < 0.001$）*
SPACE	Sorafenib+TACE *vs.* Placebo+ TACE	中位生存期：22.3 个月 *vs.* 18.1 个月（P=0.281） Sorafenib 应答亚组中位生存期：27.9 个月 *vs.* 18.3 个月（P=0.046）*

* $P < 0.05$ 的临床研究，达到了首要研究终点

1. CIK 治疗

CIK 是来源于外周血中的单个核细胞在体外经过多种细胞因子的激活和一段时间培养而获得的一群异质细胞，又称自然杀伤细胞样 T 淋巴细胞，其既具有 T 淋巴细胞强大的杀伤活性，也具有 NK 细胞的非 MHC 限制性杀瘤优点。韩国的学者研究发现治疗组（CIK 细胞的辅助疗法）无复发生存期较对照组（未实施辅助治疗）延长 1.5 倍，达 44 个月。然而，在发生严重不良反应方面，这两个小组没有表现出重大差异。此项研究为 CIK 疗法应用于肝癌术后抗复发转移带来了曙光。

2. PD-1 抗体

纳武单抗（Nivolumab）是作用于 T 细胞、祖 B 细胞和巨噬细胞表面受体 PD-1（程序细胞死亡蛋白 1）的抑制剂，PD-1 及其配体 PD-L1 和 2（程序细胞死亡配体 1 和配体 2）在免疫系统中起着抑制 T 细胞活化的作用。此类治疗性单抗通过抑制肿瘤 PD-1 的表达，使免疫系统攻击肿瘤细胞从而对抗多种肿瘤。在 Checkmate04 临床试验中已经证实，纳武单抗剂量递增期间，显现出安全性可控，包括耐受性可接受。此项研究为纳武单抗后期临床试验的深入开展奠定基础，并可能为肝癌患者带来生存获益。

3. CAR-T 治疗

是近年来迅速发展的肿瘤过继免疫治疗手段，能直接识别肿瘤细胞表面抗原，以 MHC 非限制性方式使 T 细胞活化，不受肿瘤免疫逃避机制的影响，进而发挥抗肿瘤效应。经过不断改进，CAR-T 治疗除用于治疗急性白血病和非霍奇金淋巴瘤外，现在也被用于治疗实体瘤、自身免疫性等疾病。新近研究发现，靶向上皮细胞黏附

分子（epithelial cell adhesion molecule，EpCAM）的CAR-T治疗通过EpCAM依赖的方式和分泌细胞因子（IFN-γ和肿瘤坏死因子），显著抑制结直肠恶性肿瘤形成和生长。Beatty等在胰腺导管腺癌Ⅰ期临床试验中发现，每周3次持续3周静脉注射靶向间皮素（mesothelin）CAR-T细胞治疗后，无患者出现细胞因子释放综合征或神经系统并发症，且所有患者肿瘤1个月后均出现FDG摄取完全下降，提示靶向间皮素蛋白的CAR-T治疗具有潜在的抗肿瘤效果。目前CAR-T细胞发展已历经三代，第三代CAR-T细胞持续活化增殖能力和细胞因子的持续分泌能力较前两代增强，特异性杀伤肿瘤细胞作用更明显。

4. 系统治疗中的联合疗法

免疫治疗单药对肝癌的疗效并不满意。有可能的原因是肝脏对抗原具有相对较高的生理免疫耐受性，因为免疫抑制成分和因子如Tregs、肿瘤相关巨噬细胞和IL-35的上调。另一个原因是PD-1、TIM-3、CTLA-4和Raf-1等多种途径参与了肝癌的发生和发展，为突变体肝细胞的生长建立了一个难治的免疫耐受性微环境，从而导致对单一免疫疗法的抵抗。此外，大多数免疫疗法都有严重的剂量依赖性副作用，例如皮疹、腹泻、肺水肿和细胞因子风暴，这些副作用随着剂量的增加而表现出来。因此，将多种免疫治疗、免疫与靶向、免疫治疗与局部治疗等的结合，是联合治疗的一个重要方向。

5. 抗血管生成治疗联合免疫治疗

TKIs如索拉非尼、仑伐替尼、瑞戈非尼等已被用于肝癌的一线和二线治疗。它们主要通过抑制VEGF受体（VEGFR-1-3）、血小板源性生长因子（PDGF-α和PDGF-β）、STAT3和激酶级联的各种蛋白质来靶向多种激酶。尽管TKIs在临床试验中有明显的益处，但耐药性和上述不良反应限制了这些治疗方法在少数患者中的应用。VEGF的抗体药物贝伐单抗等有类似的疗效及耐药问题。此外，TKIs既可减少细胞周期失调或肿瘤细胞凋亡，又可通过诱导缺氧或调节代谢等途径调节瘤周免疫细胞的分子表达。因此，将免疫治疗与TKIs结合可能是治疗HCC的一种有前途的策略。近年来，ICIs与TKIs或抗体药物联合应用已成为肝癌治疗的一个热点。多项类似联合治疗的研究正在进行，部分甚至已经获得了40%~50%的客观缓解率。已发表的Ⅲ期临床研究，阿特珠单抗联合贝伐单抗对比索拉非尼用于晚期肝癌的一线治疗，靶向联合免疫治疗取得了OS及PFS双终点的阳性结果。因此NCCN已将此组合疗法纳入肝癌一线系统治疗推荐。仑伐替尼联合派姆单抗用于不可切除肝癌的Ⅰb期研究近期已发表，联合治疗获得了高达46%的客观缓解率（mRECIST）。另一项名为COSMIC-312（NCT03755791）的Ⅲ期临床试验发现，在既往未接受全身性抗癌治疗的晚期肝癌患者中，阿特珠单抗联合卡博替尼较单用索拉非尼具有明显优势。这些组合的最佳搭档还在不断探索，总体已显示非常高的治疗响应，成为肝癌系统治疗中最有活力的研究领域。

七、肝癌系统治疗的创新技术和产业化

由前述国际上多种肝癌的分期可见，准确的分期不但可以预测患者的预后，而且是确定治疗方案的基础。为此，国家卫生健康委制定的《原发性肝癌诊疗指南（2022 年版）》也提出了多学科综合治疗模式的建议（见第一章第二节），针对不同的患者或者同一患者的不同阶段实施个体化治疗。该模式综合了患者一般活动状态（performance status，PS）、肝储备功能、肝内肿瘤情况信息，根据患者的全身状况（ECOG 评分）、肝功能情况（Child-Pugh 评分）、肿瘤有无肝外转移、有无血管侵犯、肿瘤数目、肿瘤大小来综合确定治疗方案。目前该方案尚需临床的验证及强有力循证医学的支持。

随着对肿瘤分子生物学的深入研究，临床上采用细胞免疫治疗肝癌取得了一定的疗效，但多种免疫疗法的疗效还有待临床试验进一步精准评估、证实与预测。在肝癌患者进行手术或非手术治疗等常规肝癌治疗时，配合细胞免疫治疗有利于降低复发率、延长生存期、提高生活质量，以期从肿瘤本身和免疫系统层面多维度更精准地发挥抗肝癌作用。

总之，在精准医学的理念和技术的支撑下，肝癌的精准治疗包括了术前对肝癌患者肝功能和手术方式的精准评估，术中精细化、个体化操作，术后结合转移复发风险、参照分子分型数据，辅以分子靶向治疗、介入、细胞免疫治疗等干预方式是实现肝癌精准治疗的关键。未来肝癌的治疗将进一步整合肝癌患者的个体特征性的基因组信息和临床病理学特征，深入、个体化解读肝癌，为患者提供量身定做的个体化综合治疗，真正实现肝癌治疗的精准化。

肝癌是一种高异质性的恶性肿瘤，目前大多数临床试验的纳入标准主要基于肝功能和肿瘤分期（如 Child-Pugh A 级和肝外扩散和 / 或血管侵犯的存在）。然而，其实很多临床试验中招募的肝癌患者在肿瘤的生物学特性上并不一致。因此，最近提出了通过生物标志物（如基因异常和表达的蛋白质）来优化患者选择。例如，c-MET 的过度表达被用作 Tivantinib 试验中的生物标志物，RAS 被用作 MEK 抑制剂试验中的生物标志物。目前正在进行一项使用 FGF19 作为生物标志物的 FGFR 抑制剂的试验。然而，在 Tivantinib 的Ⅲ期研究和 MEK 抑制剂的Ⅱ期研究的阴性结果之后，这两种药物的开发被中止。在肝癌的靶向及免疫治疗中，目前并无可以明确提示疗效响应的分子标志物。单靠基于生物标志物选择的试验设计可能不足以克服与 HCC 试验相关的困难；其他试验设计可能更重要，应加以改进。

此外，随着新一代组学技术对肝癌多维度、多层次和跨组学的深度解析，基于转录组，蛋白质组和肿瘤微环境的分子分型研究也得到快速发展。由于蛋白质是生命活动的直接执行者，蛋白组学是寻找分子标志物的有效方法之一。同时蛋白组学也是寻找药物靶标的有效途径，目前以多激酶抑制剂为主的肝癌靶向药物以及以免疫检查点抑制剂为主的免疫治疗的作用靶点均为蛋白质。近日，笔者团队通过蛋白组学分析比较 110 例早期肝癌的分子特征，系统揭示了我国早期肝癌的异质性，并将其分为 S-Ⅰ ~ Ⅲ 3 个亚型。其中 S-Ⅲ亚型高表达 TGF-β 等肿瘤增殖相关蛋白，预后差；S-Ⅱ亚型、S-I 亚型以 WNT、CTNNB1 高表达为特点。在预后最差的 S-Ⅲ亚型早期肝癌中，甾醇氧 - 乙酰转移酶（sterol O-acyltransferase，SOAT1）高表达，下调 SOAT1 后细胞质膜上胆固醇分布发生了改变，而且肝癌细胞的增殖和迁移得到有效抑制。同时，SOAT1 抑制剂 avasimibe 在人肝癌移植瘤模型中的抑制作用进一步表明 SOAT1 可能成为 S-Ⅲ亚型即 Hoshida S1 亚型肝癌的新靶标。此外，笔者团队对 159 例乙型病毒性肝炎相关肝癌进行外显子、转录组、蛋白组、磷酸化组的多组学分析，其结果显示：肝癌被分为代谢驱动型（S-Mb）、微环境失调型（S-Me）以及增殖型（S-Pf）3 个亚型。其中，S-Mb 亚型高表达 ACAT1、ADH1A、G6PC 等代谢相关蛋白，提示其保留了部分正常肝功能，预后最好；S-Pf 亚型的肿瘤中高表达 PARP1、TOP2A、PCNA 等增殖相关蛋白，预后最差；S-Me 亚型低表达 CD4、CD8A、S100A12 等免疫、炎症和基质相关蛋白，预后介于两者之间。值得注意的是，36 例蛋白组分型和转录组分型归类不一致肝癌患者的样本，蛋白分型可以提供更好的预后分析。基于上述中国人肝癌蛋白组学数据的分析结果，马兜铃酸的突变“指纹”与肿瘤突变负荷，肿瘤新抗原负荷，$CD8^+$ T 细胞浸润，免疫微环境耐受（ICOS、OX40、PD-1 和 LAG3 等免疫检查点丰度）显著正相关，提示该类患者可能从免疫治疗中获益。另外，CTNNB1 突变患者微环境中表现为免疫豁免型，可能无法从免疫治疗中获益，进一步通过肝癌的多组学分析发现 CTNNB1 突变与果糖二磷酸醛缩酶 A（fructose-1，6-bisphosphate aldolase，ALDOA）第 36 位丝氨酸的磷酸化相关。ALDOA 磷酸化通过促进无氧糖酵解促进肿瘤细胞增殖，敲减 ALDOA 显著抑制肿瘤增殖。因此，ALDOA 可能是 CTNNB1 突变亚型肝癌的一个重要潜在治疗靶点。

近几年肝癌药物治疗继索拉非尼之后，仑伐替尼、瑞戈非尼、卡博替尼，抗 EGFR 抑制剂，以免疫检查点抑制剂为核心的组合疗法不断涌现，并不断促进肝癌药物治疗的进步。但是，由于肝癌的高度异质性，上述药物的整体疗效仍然有限，预测疗效的分子靶标依然缺乏。精准的肝癌分子分型不仅有助于肝癌个体化诊断与治疗的决策、个性化的药物治疗，而且将极大加深临床医师对肝癌复杂性和异质性的理解，以便制定更加精准、有效的治疗策略。肝癌的系统治疗更是要与新的分子分型体系，临床病理信息紧密结合，同时要结合精准的分子标志物疗效预测，从而最大程度地提高肝癌患者生存率。

参考文献

[1] Abou-Alfa G K, Sangro B, Morse M, et al. Phase 1/2 study of durvalumab and tremelimumab as monotherapy and in combination in patients with unresectable hepatocellular carcinoma (HCC)[M]. American Society of Clinical Oncology, 2016.

[2] Agopian V G, Harlander-Locke M P, Markovic D, et al. Evaluation of patients with hepatocellular carcinomas that do not produce alpha-fetoprotein[J]. JAMA Surg, 2017, 152(1): 55-64.

[3] Allemani C, Matsuda T, Di Carlo V, et al. Global surveillance of trends in cancer survival 2000-14 (CONCORD-3): analysis of individual records for 37 513 025 patients diagnosed with one of 18 cancers from 322 population-based registries in 71 countries[J]. Lancet, 2018, 391(10125): 1023-1075.

[4] Amr K S, Ezzat W M, Elhosary Y A, et al. The potential role of miRNAs 21 and 199-a in early diagnosis of hepatocellular carcinoma[J]. Gene, 2016, 575(1): 66-70.

[5] Belghiti J, Carr B, Greig P, et al. Treatment before liver transplantation for HCC[J]. Annals of surgical oncology, 2008, 15(4): 993-1000.

[6] Benson A B, D' angelica M I, Abrams T A, et al. Hepatobiliary cancers, version 2.2014[J]. Journal of the National Comprehensive Cancer Network, 2014, 12(8): 1152-1182.

[7] Berretta M, Cavaliere C, Alessandrini L, et al. Serum and tissue markers in hepatocellular carcinoma and cholangiocarcinoma: clinical and prognostic implications[J]. Oncotarget, 2017, 8(8): 14192-14220.

[8] Bertot L C, Sato M, Tateishi R, et al. Mortality and complication rates of percutaneous ablative techniques for the treatment of liver tumors: a systematic review[J]. European radiology, 2011, 21(12): 2584-2596.

[9] Berzigotti A, Ferraioli G, Bota S, et al. Novel ultrasound-based methods to assess liver disease: The game has just begun[J]. Digestive & Liver Disease Official Journal of the Italian Society of Gastroenterology & the Italian Association for the Study of the Liver, 2017, 50(2).

[10] Bray F, Ferlay J, Soerjomataram I, et al. Global cancer statistics 2018: GLOBOCAN estimates of incidence and mortality worldwide for 36 cancers in 185 countries[J]. CA Cancer J Clin, 2018, 68(6): 394-424.

[11] Briceño J. Artificial intelligence and organ transplantation: challenges and expectations[J]. Curr Opin Organ Transplant, 2020, 25(4): 393-398.

[12] Bridgewater J, Galle P R, Khan S A, et al. Guidelines for the diagnosis and management of intrahepatic cholangiocarcinoma[J]. Journal of hepatology, 2014, 60(6): 1268-1289.

[13] Brudno J N, Kochenderfer J N. Recent advances in CAR T-cell toxicity: Mechanims, manifestations and management[J]. Blood Rev, 2019, 34: 45-55.

[14] Bruix J, Raoul J-L, Sherman M, et al. Efficacy and safety of sorafenib in patients with advanced hepatocellular carcinoma: subanalyses of a phase III trial[J]. Journal of hepatology, 2012, 57(4): 821-829.

[15] Bruix J, Sherman M. Management of hepatocellular carcinoma[J]. Hepatology, 2005, 42(5): 1208-1236.

[16] Bruix J, Sherman M. Management of hepatocellular carcinoma: an update[J]. Hepatology, 2011, 53(3): 1020-102.

[17] Bruix J, Tak W-Y, Gasbarrini A, et al. Regorafenib as second-line therapy for intermediate or advanced hepatocellular carcinoma: multicentre, open-label, phase II safety study[J]. European journal of cancer, 2013, 49(16): 3412-3419.

[18] Budhu A, Jia H L, Forgues M, et al. Identification of metastasis-related microRNAs in hepatocellular carcinoma[J]. Hepatology, 2008, 47(3): 897-907.

[19] Burrel M, Reig M, Forner A, et al. Survival of patients with hepatocellular carcinoma treated by transarterial chemoembolisation (TACE) using Drug Eluting Beads. Implications for clinical practice and trial design[J]. Journal of hepatology, 2012, 56(6): 1330-1335.

[20] Cabiati M, Gaggini M, Cesare M M, et al. Osteopontin in hepatocellular carcinoma: A possible biomarker for diagnosis and follow-up[J]. Cytokine, 2017, 99: 59-65.

[21] Cai J, Chen L, Zhang Z, et al. Genome-wide mapping of 5-hydroxymethylcytosines in circulating cell-free DNA as a non-invasive approach for early detection of hepatocellular carcinoma[J]. Gut, 2019, 68(12): 2195-2205.

[22] Cai J, Chen L, Zhang Z, et al. Genome-wide mapping of 5-hydroxymethylcytosines in circulating cell-free DNA as a non-invasive approach for early detection of hepatocellular carcinoma[J]. Gut, 2019, 68(12): 2195-2205.

[23] Cai Z, Chen G, Zeng Y, et al. Comprehensive Liquid Profiling of Circulating Tumor DNA and Protein Biomarkers in Long-Term Follow-Up Patients with Hepatocellular Carcinoma[J]. Clinical Cancer Research, 2019, 25(17): 5284-5294.

[24] Calderaro J, Ziol M, Paradis V, et al. Molecular and histological correlations in liver cancer[J]. J Hepatol, 2019, 71(3): 616-630.

[25] Carlier M-F, Pantaloni D. Control of actin assembly dynamics in cell motility[J]. J Biol Chem, 2007, 282(32): 23005-23009.

[26] Cescon M, Colecchia A, Cucchetti A, et al. Value of transient elastography measured with FibroScan in predicting the outcome of hepatic resection for hepatocellular carcinoma[J]. Annals of surgery, 2012, 256(5): 706-12; discussion 12-13.

[27] Chao-Xue Z, Jing H, Kong-Wang H, et al. Noninvasive analysis of portal pressure by contrast-enhanced sonography in patients with cirrhosis[J]. Journal of ultrasound in medicine : official journal of the American Institute of Ultrasound in Medicine, 2019, 30(2): 205-211.

[28] Chapman W C, Klintmalm G, Hemming A, et al. Surgical treatment of hepatocellular carcinoma in North America: can hepatic resection still be justified?[J]. Journal of the American College of Surgeons, 2015, 220(4): 628-637.

[29] Chen C J, Yang H I, Iloeje U H, et al. Hepatitis B virus DNA levels and outcomes in chronic hepatitis B[J]. Hepatology, 2009, 49(5 Suppl): S72-84.

[30] Chen L, Abou-Alfa G K, Zheng B, et al. Genome-scale profiling of circulating cell-free DNA signatures for early detection of hepatocellular carcinoma in cirrhotic patients[J]. Cell Res, 2021, 31(5): 4.

[31] Chen N, Sun W, Deng X, et al. Quantitative proteome analysis of HCC cell lines with different metastatic potentials by SILAC[J]. Proteomics, 2008, 8(23-24): 5108-5118.

[32] Chen W, Zheng R, Baade P D, et al. Cancer statistics in China, 2015[J]. CA: a cancer journal for clinicians, 2016, 66(2): 115-132.

[33] Chen W, Zheng R, Baade P D, et al. Cancer statistics in China, 2015[J]. CA: a cancer journal for clinicians, 2016, 66(2): 115-132.

[34] Chen X, Gole J, Gore A, et al. Non-invasive early detection of cancer four years before conventional diagnosis using a blood test[J]. Nat Commun, 2020, 11(1): 3475.
[35] Cheng A L, Hsu C, Chan S L, et al. Challenges of combination therapy with immune checkpoint inhibitors for hepatocellular carcinoma[J]. J Hepatol, 2020, 72(2): 307-319.
[36] Cheng A-L, Kang Y-K, Chen Z, et al. Efficacy and safety of sorafenib in patients in the Asia-Pacific region with advanced hepatocellular carcinoma: a phase III randomised, double-blind, placebo-controlled trial[J]. The lancet oncology, 2009, 10(1): 25-34.
[37] Cho E S, Choi J Y. MRI Features of Hepatocellular Carcinoma Related to Biologic Behavior[J]. Korean journal of radiology: official journal of the Korean Radiological Society, 2015, 16(3): 449-464.
[38] Choi J, Kim G A, Han S, et al. Longitudinal Assessment of Three Serum Biomarkers to Detect Very Early-Stage Hepatocellular Carcinoma[J]. Hepatology, 2019, 69(5): 1983-1994.
[39] Clavien P-A, Lesurtel M, Bossuyt P M, et al. Recommendations for liver transplantation for hepatocellular carcinoma: an international consensus conference report[J]. The lancet oncology, 2012, 13(1): e11-e22.
[40] Cohen J D, Li L, Wang Y, et al. Detection and localization of surgically resectable cancers with a multi-analyte blood test[J]. Science, 2018, 359(6378): 926-930.
[41] Colombo M, Raposo G, Thery C. Biogenesis, secretion, and intercellular interactions of exosomes and other extracellular vesicles[J]. Annu Rev Cell Dev Biol, 2014, 30: 255-289.
[42] Cox I J, Aliev A E, Crossey M M, et al. Urinary nuclear magnetic resonance spectroscopy of a Bangladeshi cohort with hepatitis-B hepatocellular carcinoma: A biomarker corroboration study[J]. World J Gastroenterol, 2016, 22(16): 4191-4200.
[43] Cristofanilli M. circulating tumor cells, disease progression, and survival in metastatic breast cancer detection of ctcs in mbc s9[J]. 2017.
[44] Cucchetti A, Cescon M, Ercolani G, et al. A comprehensive meta-regression analysis on outcome of anatomic resection versus nonanatomic resection for hepatocellular carcinoma[J]. Annals of surgical oncology, 2012, 19(12): 3697-3705.
[45] Cui S X, Yu X F, Qu X J. Roles and Signaling Pathways of Des-γ-Carboxyprothrombin in the Progression of Hepatocellular Carcinoma[J]. Cancer Investigation, 2016: 459-464.
[46] Dai N, Bao Q, Lu A, et al. Protein expression of osteopontin in tumor tissues is an independent prognostic indicator in gastric cancer[J]. Oncology, 2007, 72(1-2): 89.
[47] D'amico F, Schwartz M, Vitale A, et al. Predicting recurrence after liver transplantation in patients with hepatocellular carcinoma exceeding the up-to-seven criteria[J]. Liver Transplantation, 2009, 15(10): 1278-1287.
[48] Dhir M, Melin A A, Douaiher J, et al. A review and update of treatment options and controversies in the management of hepatocellular carcinoma[J]. Annals of surgery, 2016, 263(6): 1112-1125.
[49] Di Poto C, Ferrarini A, Zhao Y, et al. Metabolomic Characterization of Hepatocellular Carcinoma in Patients with Liver Cirrhosis for Biomarker Discovery[J]. Cancer Epidemiol Biomarkers Prev, 2017, 26(5): 675-683.
[50] Dong L Q, Peng L H, Ma L J, et al. Heterogeneous immunogenomic features and distinct escape mechanisms in multifocal hepatocellular carcinoma[J]. J Hepatol, 2020, 72(5): 896-908.
[51] Dong Y, Wang W P, Mao F, et al. Contrast-enhanced ultrasound features of hepatocellular carcinoma not detected during the screening procedure[J]. Zeitschrift für Gastroenterologie, 2017, 55(08): 748-753.
[52] Duvoux C, Roudot-Thoraval F, Decaens T, et al. Liver transplantation for hepatocellular carcinoma:

a model including α-fetoprotein improves the performance of Milan criteria[J]. Gastroenterology, 2012, 143(4): 986-994. e3.
［53］Earl T M, Chapman W C. Transplantation for hepatocellular carcinoma: the North American experience[M]. Multidisciplinary Treatment of Hepatocellular Carcinoma. Springer. 2013: 145-164.
［54］El-Khoueiry A B, Melero I, Crocenzi T S, et al. Phase I/II safety and antitumor activity of nivolumab in patients with advanced hepatocellular carcinoma (HCC): CA209-040[M]. American Society of Clinical Oncology. 2015.
［55］Ercolani G, Grazi G L, Ravaioli M, et al. The role of lymphadenectomy for liver tumors: further considerations on the appropriateness of treatment strategy[J]. Annals of surgery, 2004, 239(2): 202.
［56］Ertle J M, Heider D, Wichert M, et al. A combination of α-fetoprotein and des-γ-carboxy prothrombin is superior in detection of hepatocellular carcinoma[J]. Digestion, 2013, 87(2): 121-131.
［57］Fan C, Li M, Gan Y, et al. A simple AGED score for risk classification of primary liver cancer: development and validation with long-term prospective HBsAg-positive cohorts in Qidong, China[J]. Gut, 2019, 68(5): 948-949.
［58］Fan J, Yang G-S, Fu Z-R, et al. Liver transplantation outcomes in 1,078 hepatocellular carcinoma patients: a multi-center experience in Shanghai, China[J]. Journal of cancer research and clinical oncology, 2009, 135(10): 1403-1412.
［59］Fang L, Sun J, Pan Z, et al. Long non-coding RNA NEAT1 promotes hepatocellular carcinoma cell proliferation through the regulation of miR-129-5p-VCP-IκB[J]. Am J Physiol Gastrointest Liver Physiol, 2017, 313(2): G150-G156.
［60］Feng M, Ben-Josef E. Radiation therapy for hepatocellular carcinoma; proceedings of the Seminars in radiation oncology, F, 2011[C]. Elsevier.
［61］Ferrín G, Ranchal I, Llamoza C, et al. Identification of candidate biomarkers for hepatocellular carcinoma in plasma of HCV-infected cirrhotic patients by 2-D DIGE[J]. Liver International Official Journal of the International Association for the Study of the Liver, 2014, 34(3): 438-446.
［62］Fessler J, Matson V, Gajewski T F. Exploring the emerging role of the microbiome in cancer immunotherapy[J]. J Immunother Cancer, 2019, 7(1): 108.
［63］Fezza M, Moussa M, Aoun R, et al. DKK1 promotes hepatocellular carcinoma inflammation, migration and invasion: Implication of TGF-β1[J]. PLoS One, 2019, 14(9): e0223252.
［64］Finn R S, Qin S, Ikeda M, et al. Atezolizumab plus Bevacizumab in Unresectable Hepatocellular Carcinoma[J]. N Engl J Med, 2020, 382(20): 1894-1905.
［65］For Research E O, Liver E A F T S O T. EASL-EORTC clinical practice guidelines: management of hepatocellular carcinoma[J]. Journal of hepatology, 2012, 56(4): 908-943.
［66］Fu J, Wang H. Precision diagnosis and treatment of liver cancer in China[J]. Cancer Lett, 2018, 412: 283-288.
［67］Fu Y, Liu S, Zeng S, et al. From bench to bed: the tumor immune microenvironment and current immunotherapeutic strategies for hepatocellular carcinoma[J]. J Exp Clin Cancer Res, 2019, 38(1): 396.
［68］Galle P R, Foerster F, Kudo M, et al. Biology and significance of alpha-fetoprotein in hepatocellular carcinoma[J]. Liver Int, 2019, 39(12): 2214-2229.
［69］Gao Q, Qiu S J, Fan J, et al. Intratumoral balance of regulatory and cytotoxic T cells is associated with prognosis of hepatocellular carcinoma after resection[J]. Journal of clinical oncology : official journal of the American Society of Clinical Oncology, 2007, 25(18): 2586-2593.
［70］Gao Q, Zhao Y J, Wang X Y, et al. CXCR6 upregulation contributes to a proinflammatory tumor

microenvironment that drives metastasis and poor patient outcomes in hepatocellular carcinoma[J]. Cancer research, 2012, 72(14): 3546-3556.
[71] Gao Q, Zhu H, Dong L, et al. Integrated Proteogenomic Characterization of HBV-Related Hepatocellular Carcinoma[J]. Cell, 2019, 179(2): 561-577 e22.
[72] Gao R, Cheng J, Fan C, et al. Serum metabolomics to identify the liver disease-specific biomarkers for the progression of hepatitis to hepatocellular carcinoma[J]. Sci Rep, 2015, 5: 18175.
[73] Gomes M A, Priolli D G, Tralhão J G, et al. Hepatocellular carcinoma: epidemiology, biology, diagnosis, and therapies[J]. Rev Assoc Med Bras (1992), 2013, 59(5): 514-524.
[74] Goossens N, Sun X, Hoshida Y. Molecular classification of hepatocellular carcinoma: potential therapeutic implications[J]. Hepatic oncology, 2015, 2(4): 371-379.
[75] Gordon-Weeks A, Snaith A, Petrinic T, et al. Systematic review of outcome of downstaging hepatocellular cancer before liver transplantation in patients outside the Milan criteria[J]. British Journal of Surgery, 2011, 98(9): 1201-1208.
[76] Gorjifard S, Goldszmid R S. Microbiota-myeloid cell crosstalk beyond the gut[J]. J Leukoc Biol, 2016, 100(5): 865-879.
[77] Gotoh M, Sakamoto M, Kanetaka K, et al. Overexpression of osteopontin in hepatocellular carcinoma[J]. Pathology International, 2002.
[78] Grobmyer S R, Wang L, Gonen M, et al. Perihepatic lymph node assessment in patients undergoing partial hepatectomy for malignancy[J]. Annals of surgery, 2006, 244(2): 260.
[79] Guo W, Sun Y F, Shen M N, et al. Circulating tumor cells with stem-like phenotypes for diagnosis, prognosis, and therapeutic response evaluation in hepatocellular carcinoma[J]. Clin Cancer Res, 2018, 24(9): 2203-2213.
[80] Guo W, Tan H Y, Wang N, et al. Deciphering hepatocellular carcinoma through metabolomics: from biomarker discovery to therapy evaluation[J]. Cancer Manag Res, 2018, 10: 715-734.
[81] Guo W, Yang X R, Sun Y F, et al. Clinical significance of EpCAM mRNA-positive circulating tumor cells in hepatocellular carcinoma by an optimized negative enrichment and qRT-PCR-based platform[J]. Clin Cancer Res, 2014, 20(18): 4794-4805.
[82] Hamm C A, Wang C J, Savic L J, et al. Deep learning for liver tumor diagnosis part I: development of a convolutional neural network classifier for multi-phasic MRI[J]. Eur Radiol, 2019, 29(7): 3338-3347.
[83] Harris P S, Hansen R M, Gray M E, et al. Hepatocellular carcinoma surveillance: An evidence-based approach[J]. World J Gastroenterol, 2019, 25(13): 1550-1559.
[84] He S, Hu B, Li C, et al. PDXliver: a database of liver cancer patient derived xenograft mouse models[J]. BMC Cancer, 2018, 18(1): 550.
[85] Hectors S J, Wagner M, Besa C, et al. Multiparametric FDG-PET/MRI of Hepatocellular Carcinoma: Initial Experience[J]. Contrast Media & Molecular Imaging, 2018, 2018(5): 1-10.
[86] Hlady R A, Zhao X, Pan X, et al. Genome-wide discovery and validation of diagnostic DNA methylation-based biomarkers for hepatocellular cancer detection in circulating cell free DNA[J]. Theranostics, 2019, 9(24): 7239-7250.
[87] Hoshida Y, Villanueva A, Kobayashi M, et al. Gene expression in fixed tissues and outcome in hepatocellular carcinoma[J]. The New England journal of medicine, 2008, 359(19): 1995-2004.
[88] Hoshida Y, Villanueva A, Sangiovanni A, et al. Prognostic gene expression signature for patients with hepatitis C-related early-stage cirrhosis[J]. Gastroenterology, 2013, 144(5): 1024-1030.
[89] Hosny A, Parmar C, Quackenbush J, et al. Artificial intelligence in radiology[J]. Nature Reviews Cancer, 2018.

[90] Hou Q, Duan Z-J. Metabonomic window into hepatitis B virus-related hepatic diseases[J]. World J Hepatol, 2016, 8(1): 1-8.
[91] Hsia C Y, Huo T I, Chiang S Y, et al. Evaluation of interleukin-6, interleukin-10 and human hepatocyte growth factor as tumor markers for hepatocellular carcinoma[J]. Eur J Surg Oncol, 2007, 33(2): 208-212.
[92] Hu B, Li H, Guo W, et al. Establishment of a hepatocellular carcinoma patient-derived xenograft platform and its application in biomarker identification[J]. Int J Cancer, 2020, 146(6): 1606-1617.
[93] Hu K-Q. Advances in clinical application of cryoablation therapy for hepatocellular carcinoma and metastatic liver tumor[J]. Journal of clinical gastroenterology, 2014, 48(10): 830-836.
[94] Hu Z, Wang W, Li Z, et al. Recipient outcomes of salvage liver transplantation versus primary liver transplantation: A systematic review and meta-analysis[J]. Liver Transplantation, 2012, 18(11): 1316-1323.
[95] Huang A, Yang X R, Chung W Y, et al. Targeted therapy for hepatocellular carcinoma[J]. Signal Transduct Target Ther, 2020, 5(1): 146.
[96] Huang A, Zhang X, Zhou S L, et al. Detecting Circulating Tumor DNA in Hepatocellular Carcinoma Patients Using Droplet Digital PCR Is Feasible and Reflects Intratumoral Heterogeneity[J]. J Cancer, 2016, 7(13): 1907-1914.
[97] Huang A, Zhang X, Zhou S L, et al. Plasma Circulating Cell-free DNA Integrity as a Promising Biomarker for Diagnosis and Surveillance in Patients with Hepatocellular Carcinoma[J]. J Cancer, 2016, 7(13): 1798-1803.
[98] Huang A, Zhang X, Zhou S L, et al. Detecting Circulating Tumor DNA in Hepatocellular Carcinoma Patients Using Droplet Digital PCR Is Feasible and Reflects Intratumoral Heterogeneity[J]. J Cancer, 2016, 7(13): 1907-1914.
[99] Huang A, Zhao X, Yang X R, et al. Circumventing intratumoral heterogeneity to identify potential therapeutic targets in hepatocellular carcinoma[J]. J Hepatol, 2017, 67(2): 293-301.
[100] Huang Z, Hua D, Hu Y, et al. Quantitation of plasma circulating DNA using quantitative PCR for the detection of hepatocellular carcinoma[J]. Pathol Oncol Res, 2012, 18(2): 271-276.
[101] Hub, Cheng J W, Hu J W, et al. KPNA3 Confers Sorafenib Resistance to Advanced Hepatocellular Carcinoma via TWIST Regulated Epithelial-Mesenchymal Transition[J]. J Cancer, 2019, 10(17): 3914-3925.
[102] Hung-Wei, Pan, Yueh-Hsing, et al. Overexpression of osteopontin is associated with intrahepatic metastasis, early recurrence, and poorer prognosis of surgically resected hepatocellular carcinoma[J]. Cancer, 2003.
[103] Hwang J, Kim Y K, Jeong W K, et al. Nonhypervascular Hypointense Nodules at Gadoxetic Acid-enhanced MR Imaging in Chronic Liver Disease: Diffusion-weighted Imaging for Characterization[J]. Radiology, 2015, 276(1): 141350.
[104] Jansen M J A, Kuijf H J, Veldhuis W B, et al. Automatic classification of focal liver lesions based on MRI and risk factors[J]. PLoS One, 2019, 14(5): e0217053.
[105] Ji J, Shi J, Budhu A, et al. MicroRNA expression, survival, and response to interferon in liver cancer[J]. The New England journal of medicine, 2009, 361(15): 1437-1447.
[106] Ji J, Wang H, Li Y, et al. Diagnostic Evaluation of Des-Gamma-Carboxy Prothrombin versus α-Fetoprotein for Hepatitis B Virus-Related Hepatocellular Carcinoma in China: A Large-Scale, Multicentre Study[J]. PLoS One, 2016, 11(4): e0153227.
[107] Jiang Y, Sun A, Zhao Y, et al. Proteomics identifies new therapeutic targets of early-stage hepatocellular carcinoma[J]. Nature, 2019, 567(7747): 257-261.

[108] Jiao J, Watt G P, Stevenson H L, et al. Telomerase reverse transcriptase mutations in plasma DNA in patients with hepatocellular carcinoma or cirrhosis: Prevalence and risk factors[J]. Hepatol Commun, 2018, 2(6): 718-731.
[109] Jie P, Jing Z, Zhang Q, et al. A radiomics nomogram for preoperative prediction of microvascular invasion risk in hepatitis B virus-related hepatocellular carcinoma[J]. Diagnostic and interventional radiology (Ankara, Turkey), 2018, 24: 121-127.
[110] Jiménez Pérez M, Grande R G. Application of artificial intelligence in the diagnosis and treatment of hepatocellular carcinoma: A review[J]. World J Gastroenterol, 2020, 26(37): 5617-5628.
[111] Kallergi G, Aggouraki D, Zacharopoulou N, et al. Evaluation of α-tubulin, detyrosinated α-tubulin, and vimentin in CTCs: identification of the interaction between CTCs and blood cells through cytoskeletal elements[J]. Breast Cancer Res, 2018, 20(1): 67.
[112] Kamath P S, Kim W. The model for end-stage liver disease (MELD)[J]. Hepatology, 2007, 45(3): 797-805.
[113] Kaseb A O, Hassan M M, Lin E, et al. V-CLIP: Integrating plasma vascular endothelial growth factor into a new scoring system to stratify patients with advanced hepatocellular carcinoma for clinical trials[J]. Cancer, 2011, 117(11): 2478-2488.
[114] Kaul V, Enslin S, Gross S A. History of artificial intelligence in medicine[J]. Gastrointest Endosc, 2020, 92(4): 807-812.
[115] Kawada N, Imanaka K, Kawaguchi T, et al. Hepatocellular carcinoma arising from non-cirrhotic nonalcoholic steatohepatitis[J]. J Gastroenterol, 2009, 44(12): 1190-1194.
[116] Kelley R K, Magbanua M J M, Butler T M, et al. Circulating tumor cells in hepatocellular carcinoma: a pilot study of detection, enumeration, and next-generation sequencing in cases and controls[J]. BMC Cancer, 2015, 15: 206.
[117] Kiani A, Uyumazturk B, Rajpurkar P, et al. Impact of a deep learning assistant on the histopathologic classification of liver cancer[J]. NPJ Digit Med, 2020, 3: 23.
[118] Kim C H. Immune regulation by microbiome metabolites[J]. Immunology, 2018, 154(2): 220-229.
[119] Kim J H, Sohn B H, Lee H S, et al. Genomic predictors for recurrence patterns of hepatocellular carcinoma: model derivation and validation[J]. PLoS Med, 2014, 11(12): e1001770.
[120] Kim M Y, Oskarsson T, Acharyya S, et al. Tumor self-seeding by circulating cancer cells[J]. Cell, 2009, 139(7): 1315-1326.
[121] Kim S M, Leem S H, Chu I S, et al. Sixty-five gene-based risk score classifier predicts overall survival in hepatocellular carcinoma[J]. Hepatology, 2012, 55(5): 1443-1452.
[122] Kimhofer T, Fye H, Taylor-Robinson S, et al. Proteomic and metabonomic biomarkers for hepatocellular carcinoma: a comprehensive review[J]. Br J Cancer, 2015, 112(7): 1141-1156.
[123] Kingham T P, Karkar A M, D'angelica M I, et al. Ablation of perivascular hepatic malignant tumors with irreversible electroporation[J]. Journal of the American College of Surgeons, 2012, 215(3): 379-387.
[124] Kinner H D, Hong T S, Krishnan S. Charged-particle therapy for hepatocellular carcinoma; proceedings of the Seminars in radiation oncology, F, 2011[C]. Elsevier.
[125] Kudo M. Recent advances in systemic therapy for hepatocellular carcinoma in an aging society: 2020 update[J]. Liver Cancer, 2020, 9(6): 640-662.
[126] Labgaa I, Villacorta-Martin C, D'avola D, et al. A pilot study of ultra-deep targeted sequencing of plasma DNA identifies driver mutations in hepatocellular carcinoma[J]. Oncogene, 2018, 37(27): 3740-3752.
[127] Lai H-C, Yeh C-C, Jeng L-B, et al. Androgen receptor mitigates postoperative disease progression

of hepatocellular carcinoma by suppressing CD90+ populations and cell migration and by promoting anoikis in circulating tumor cells[J]. Oncotarget, 2016, 7(29): 46448- 46465.
[128] Lee D, Lee J W. Self-renewal and circulating capacities of metastatic hepatocarcinoma cells required for collaboration between TM4SF5 and CD44[J]. BMB Rep, 2015, 48(3): 127-128.
[129] Li J, Shi L, Zhang X, et al. pERK/pAkt phenotyping in circulating tumor cells as a biomarker for sorafenib efficacy in patients with advanced hepatocellular carcinoma[J]. Oncotarget, 2016, 7(3): 2646-2659.
[130] Li J, Wang X, Tang J, et al. HULC and linc00152 act as novel biomarkers in predicting diagnosis of hepatocellular carcinoma[J]. Cell Physiol Biochem, 2015, 37(2): 687-696.
[131] Li R, Wang Y, Zhang X, et al. Exosome-mediated secretion of LOXL4 promotes hepatocellular carcinoma cell invasion and metastasis[J]. Mol Cancer, 2019, 18(1): 18.
[132] Li W, Dong X, He C, et al. LncRNA SNHG1 contributes to sorafenib resistance by activating the Akt pathway and is positively regulated by miR-21 in hepatocellular carcinoma cells[J]. J Exp Clin Cancer Res, 2019, 38(1): 183.
[133] Li X, Xu W, Kang W, et al. Genomic analysis of liver cancer unveils novel driver genes and distinct prognostic features[J]. Theranostics, 2018, 8(6): 1740-1751.
[134] Li Y W, Qiu S J, Fan J, et al. Intratumoral neutrophils: a poor prognostic factor for hepatocellular carcinoma following resection[J]. Journal of hepatology, 2011, 54(3): 497-505.
[135] Lin S-M, Lin C-J, Lin C-C, et al. Radiofrequency ablation improves prognosis compared with ethanol injection for hepatocellular carcinoma 4 cm[J]. Gastroenterology, 2004, 127(6): 1714-1723.
[136] Lin X-J, Chong Y, Guo Z-W, et al. A serum microRNA classifier for early detection of hepatocellular carcinoma: a multicentre, retrospective, longitudinal biomarker identification study with a nested case-control study[J]. Lancet Oncol, 2015, 16(7): 804-815.
[137] Lin X-J, Fang J-H, Yang X-J, et al. Hepatocellular carcinoma cell-secreted exosomal microrna-210 promotes angiogenesis in vitro and in vivo[J]. Mol Ther Nucleic Acids, 2018, 11: 243-252.
[138] Liu D-X, Li P-P, Guo J-P, et al. Exosomes derived from HBV-associated liver cancer promote chemoresistance by upregulating chaperone-mediated autophagy[J]. Oncol Lett, 2019, 17(1): 323-331.
[139] Liu H, Peng L, Zhai Y, et al. Diagnostic value of glypican-3 in serum and liver for primary hepatocellular carcinoma[J]. 世界胃肠病学杂志：英文版 , 2010, (35): 6.
[140] Liu J, Geng W, Sun H, et al. Integrative metabolomic characterisation identifies altered portal vein serum metabolome contributing to human hepatocellular carcinoma[J]. Gut, 2021.
[141] Liu Q, Li F, Zhuang Y, et al. Alteration in gut microbiota associated with hepatitis B and non-hepatitis virus related hepatocellular carcinoma[J]. Gut Pathog, 2019, 11: 1.
[142] Liu T, Yao M, Liu S, et al. Serum Golgi protein 73 is not a suitable diagnostic marker for hepatocellular carcinoma[J]. Oncotarget, 2017.
[143] Liu X, Song J L, Wang S H, et al. Learning to Diagnose Cirrhosis with Liver Capsule Guided Ultrasound Image Classification[J]. Sensors (Basel), 2017, 17(1).
[144] Liu Y-K, Hu B-S, Li Z-L, et al. An improved strategy to detect the epithelial-mesenchymal transition process in circulating tumor cells in hepatocellular carcinoma patients[J]. Hepatol Int, 2016, 10(4): 640-646.
[145] Liu Z, Guo W, Zhang D, et al. Circulating tumor cell detection in hepatocellular carcinoma based on karyoplasmic ratios using imaging flow cytometry[J]. Sci Rep, 2016, 6: 39808.
[146] Liu Z, Wu M, Lin D, et al. Des-gamma-carboxyprothrombin is a favorable biomarker for the early

diagnosis of alfa-fetoprotein-negative hepatitis B virus-related hepatocellular carcinoma[J]. J Int Med Res, 2020, 48(2): 300060520902575.

[147] Llovet J M, Kelley R K, Villanueva A, et al. Hepatocellular carcinoma[J]. Nat Rev Dis Primers, 2021, 7(1): 6.

[148] Llovet J M, Pena C E, Lathia C D, et al. Plasma biomarkers as predictors of outcome in patients with advanced hepatocellular carcinoma[J]. Clinical cancer research : an official journal of the American Association for Cancer Research, 2012, 18(8): 2290-2300.

[149] Llovet J M, Ricci S, Mazzaferro V, et al. Sorafenib in advanced hepatocellular carcinoma[J]. New England journal of medicine, 2008, 359(4): 378-390.

[150] Llovet J M, Zucman-Rossi J, Pikarsky E, et al. Hepatocellular carcinoma[J]. Nature reviews Disease primers, 2016, 2(16)18.

[151] Lu J, Li B, Xiong X, et al. RNA sequencing reveals the long noncoding RNA and mRNA profiles and identifies long non-coding RNA TSPAN12 as a potential microvascular invasion-related biomarker in hepatocellular carcinoma[J]. Biomed Pharmacother, 2020, 126: 110111.

[152] Lu Y, Li N, Gao L, et al. Acetylcarnitine Is a Candidate Diagnostic and Prognostic Biomarker of Hepatocellular Carcinoma[J]. Cancer Res, 2016, 76(10): 2912-2920.

[153] Luo P, Wu S, Yu Y, et al. Current status and perspective biomarkers in afp negative HCC: Towards screening for and diagnosing hepatocellular carcinoma at an earlier stage[J]. Pathol Oncol Res, 2020, 26(2): 599-603.

[154] Luo P, Yin P, Hua R, et al. A Large-scale, multicenter serum metabolite biomarker identification study for the early detection of hepatocellular carcinoma[J]. Hepatology, 2018, 67(2): 662-675.

[155] Madoff D C, Odisio B C, Schadde E, et al. Improving the Safety of Major Resection for Hepatobiliary Malignancy: Portal Vein Embolization and Recent Innovations in Liver Regeneration Strategies[J]. Curr Oncol Rep, 2020, 22(6): 59.

[156] Mann J, Reeves H L, Feldstein A E. Liquid biopsy for liver diseases[J]. Gut, 2018, 67(12): 2204-2212.

[157] Mao Y, Chi T, Yang Z, et al. Golgi protein 73 (GOLPH2) is a valuable serum marker for hepatocellular carcinoma; proceedings of the 国家癌症中心学术年会, F, 2011[C].

[158] Mao Y, Yang H, Xu H, et al. Golgi protein 73 (GOLPH2) is a valuable serum marker for hepatocellular carcinoma[J]. Gut, 2010, 59(12): 1687-93.

[159] Marchio A, Amougou Atsama M, Béré A, et al. Droplet digital PCR detects high rate of TP53 R249S mutants in cell-free DNA of middle African patients with hepatocellular carcinoma[J]. Clin Exp Med, 2018, 18(3): 421-431.

[160] Mashouri L, Yousefi H, Aref A R, et al. Exosomes: composition, biogenesis, and mechanisms in cancer metastasis and drug resistance[J]. Mol Cancer, 2019, 18(1): 75.

[161] Mazzaferro V, Regalia E, Doci R, et al. Liver transplantation for the treatment of small hepatocellular carcinomas in patients with cirrhosis[J]. New England Journal of Medicine, 1996, 334(11): 693-700.

[162] Mcnamara M G, Le L W, Horgan A M, et al. A Phase II trial of second-line axitinib following prior antiangiogenic therapy in advanced hepatocellular carcinoma[J]. Cancer, 2015, 121(10): 1620-1627.

[163] Mcphail M J W, Shawcross D L, Lewis M R, et al. Multivariate metabotyping of plasma predicts survival in patients with decompensated cirrhosis[J]. J Hepatol, 2016, 64(5): 1058-1067.

[164] Mcshane L M, Altman D G, Sauerbrei W, et al. REporting recommendations for tumor MARKer prognostic studies (REMARK)[J]. Nat Clin Pract Urol, 2005, 2(8): 416-422.

[165] Meldolesi J. Exosomes and ectosomes in intercellular communication[J]. Curr Biol, 2018, 28(8): R435-R444.
[166] Mélody M, Delphine M, Madeleine C. Modulating Dickkopf-1: A Strategy to Monitor or Treat Cancer?[J]. Cancers, 2016, 8(7).
[167] Milane L, Singh A, Mattheolabakis G, et al. Exosome mediated communication within the tumor microenvironment[J]. J Control Release, 2015, 219: 278-294.
[168] Mjelle R, Dima S O, Bacalbasa N, et al. Comprehensive transcriptomic analyses of tissue, serum, and serum exosomes from hepatocellular carcinoma patients[J]. BMC Cancer, 2019, 19(1): 1007.
[169] Mokrane F-Z, Lu L, Vavasseur A, et al. Radiomics machine-learning signature for diagnosis of hepatocellular carcinoma in cirrhotic patients with indeterminate liver nodules[J]. Eur Radiol, 2020, 30(1): 558-570.
[170] Montalbano M, Georgiadis J, Masterson A L, et al. Biology and function of glypican-3 as a candidate for early cancerous transformation of hepatocytes in hepatocellular carcinoma (Review)[J]. Oncol Rep, 2017, 37(3): 1291-1300.
[171] Mosconi C, Cappelli A, Pettinato C, et al. Radioembolization with Yttrium-90 microspheres in hepatocellular carcinoma: Role and perspectives[J]. World journal of hepatology, 2015, 7(5): 738.
[172] Mulier S, Ni Y, Jamart J, et al. Local recurrence after hepatic radiofrequency coagulation: multivariate meta-analysis and review of contributing factors[J]. Annals of surgery, 2005, 242(2): 158.
[173] Nathan H, Schulick R D, Choti M A, et al. Predictors of survival after resection of early hepatocellular carcinoma[J]. Annals of surgery, 2009, 249(5): 799-805.
[174] Nault J C, De Reynies A, Villanueva A, et al. A hepatocellular carcinoma 5-gene score associated with survival of patients after liver resection[J]. Gastroenterology, 2013, 145(1): 176-187.
[175] Ng C K Y, Di Costanzo G G, Tosti N, et al. Genetic profiling using plasma-derived cell-free DNA in therapy-naïve hepatocellular carcinoma patients: a pilot study[J]. Ann Oncol, 2018, 29(5): 1286-1291.
[176] Ogle L F, Orr J G, Willoughby C E, et al. Imagestream detection and characterisation of circulating tumour cells - A liquid biopsy for hepatocellular carcinoma?[J]. J Hepatol, 2016, 65(2): 305-013.
[177] Oishi N, Kumar M R, Roessler S, et al. Transcriptomic profiling reveals hepatic stem-like gene signatures and interplay of miR-200c and epithelial-mesenchymal transition in intrahepatic cholangiocarcinoma[J]. Hepatology, 2012, 56(5): 1792-1803.
[178] Okajima W, Komatsu S, Ichikawa D, et al. Circulating microRNA profiles in plasma: identification of miR-224 as a novel diagnostic biomarker in hepatocellular carcinoma independent of hepatic function[J]. Oncotarget, 2016, 7(33): 53820-53836.
[179] Okajima W, Komatsu S, Ichikawa D, et al. Liquid biopsy in patients with hepatocellular carcinoma: Circulating tumor cells and cell-free nucleic acids[J]. World J Gastroenterol, 2017, 23(31): 5650-5668.
[180] Okamura K, Abe Y, Fukai K, et al. Mutation analyses of patients with dyschromatosis symmetrica hereditaria: Ten novel mutations of the ADAR1 gene[J]. Journal of Dermatological Science, 2015.
[181] Orlando A, Leandro G, Olivo M, et al. Radiofrequency thermal ablation vs. percutaneous ethanol injection for small hepatocellular carcinoma in cirrhosis: meta-analysis of randomized controlled trials[J]. The American journal of gastroenterology, 2009, 104(2): 514-524.
[182] Osman D, Ali O, Obada M, et al. Chromatographic determination of some biomarkers of liver cirrhosis and hepatocellular carcinoma in Egyptian patients[J]. Biomed Chromatogr, 2017, 31(6).
[183] Pantel K, Alix-Panabières C, Riethdorf S. Cancer micrometastases[J]. Nature Reviews Clinical

Oncology, 2009, 6(6): 339-351.
[184] Papatheodoridis G V, Sypsa V, Dalekos G N, et al. Hepatocellular carcinoma prediction beyond year 5 of oral therapy in a large cohort of Caucasian patients with chronic hepatitis B[J]. J Hepatol, 2020, 72(6): 1088-1096.
[185] Papatheodoridis G, Dalekos G, Sypsa V, et al. PAGE-B predicts the risk of developing hepatocellular carcinoma in Caucasians with chronic hepatitis B on 5-year antiviral therapy[J]. J Hepatol, 2016, 64(4): 800-6.
[186] Park J W, Chen M, Colombo M, et al. Global patterns of hepatocellular carcinoma management from diagnosis to death: the BRIDGE Study[J]. Liver Int, 2015, 35(9): 2155-2166.
[187] Parks K R, Kuo Y H, Davis J M, et al. Laparoscopic versus open liver resection: a meta-analysis of long-term outcome[J]. HPB, 2014, 16(2): 109-118.
[188] Patterson A D, Maurhofer O, Beyoglu D, et al. Aberrant lipid metabolism in hepatocellular carcinoma revealed by plasma metabolomics and lipid profiling[J]. Cancer Res, 2011, 71(21): 6590-6600.
[189] Paugam-Burtz C, Janny S, Delefosse D, et al. Prospective validation of the "fifty-fifty" criteria as an early and accurate predictor of death after liver resection in intensive care unit patients[J]. Annals of surgery, 2009, 249(1): 124-128.
[190] Peng Y, Liu X, Pu W, et al. tRNA-derived small non-coding RNAs in human disease[J]. 2013.
[191] Pinter M, Jain R K, Duda D G. The Current Landscape of Immune Checkpoint Blockade in Hepatocellular Carcinoma: A Review[J]. JAMA Oncol, 2021, 7(1): 113-123.
[192] Pomfret E A, Washburn K, Wald C, et al. Report of a national conference on liver allocation in patients with hepatocellular carcinoma in the United States[J]. Liver Transplantation, 2010, 16(3): 262-278.
[193] Poore G D, Kopylova E, Zhu Q, et al. Microbiome analyses of blood and tissues suggest cancer diagnostic approach[J]. Nature, 2020, 579(7800): 567-574.
[194] Pu C, Huang H, Wang Z, et al. Extracellular Vesicle-Associated mir-21 and mir-144 Are Markedly Elevated in Serum of Patients With Hepatocellular Carcinoma[J]. Front Physiol, 2018, 9: 930.
[195] Qi L N, Xiang B D, Wu F X, et al. Circulating Tumor Cells Undergoing EMT Provide a Metric for Diagnosis and Prognosis of Patients with Hepatocellular Carcinoma[J]. Cancer Res, 2018, 78(16): 4731-4744.
[196] Qiu L, Wang T, Ge Q, et al. Circular RNA Signature in Hepatocellular Carcinoma[J]. J Cancer, 2019, 10(15): 3361-3372.
[197] Qu C, Wang Y, Wang P, et al. Detection of early-stage hepatocellular carcinoma in asymptomatic HBsAg-seropositive individuals by liquid biopsy[J]. Proc Natl Acad Sci U S A, 2019, 116(13): 6308-6312.
[198] Ramacciato G, D'angelo F, Baldini R, et al. Hepatocellular carcinomas and primary liver tumors as predictive factors for postoperative mortality after liver resection: a meta-analysis of more than 35,000 hepatic resections[J]. The American Surgeon, 2012, 78(4): 456-467.
[199] Rao S X, Wang J, Wang J, et al. Chinese consensus on the clinical application of hepatobiliary MR imaging contrast agent - Gd-EOB-DTPA[J]. Journal of Digestive Diseases, 2019.
[200] Ren Z, Li A, Jiang J, et al. Gut microbiome analysis as a tool towards targeted non-invasive biomarkers for early hepatocellular carcinoma[J]. Gut, 2019, 68(6): 1014-1023.
[201] Renzulli M, Biselli M, Brocchi S, et al. New hallmark of hepatocellular carcinoma, early hepatocellular carcinoma and high-grade dysplastic nodules on Gd-EOB-DTPA MRI in patients with cirrhosis: a new diagnostic algorithm[J]. Gut, 2018: gutjnl-2017-315384.

[202] Ribero D, Chun Y S, Vauthey J-N. Standardized liver volumetry for portal vein embolization; proceedings of the Seminars in interventional radiology, F, 2008[C]. © Thieme Medical Publishers.
[203] Riley R D, Hayden J A, Steyerberg E W, et al. Prognosis Research Strategy (PROGRESS) 2: prognostic factor research[J]. PLoS Med, 2013, 10(2): e1001380.
[204] Samarin S N, Koch S, Ivanov A I, et al. Coronin 1C negatively regulates cell-matrix adhesion and motility of intestinal epithelial cells[J]. Biochem Biophys Res Commun, 2010, 391(1): 394-400.
[205] Santambrogio R, Kluger M D, Costa M, et al. Hepatic resection for hepatocellular carcinoma in patients with Child-Pugh's A cirrhosis: is clinical evidence of portal hypertension a contraindication?[J]. HPB, 2013, 15(1): 78-84.
[206] Schulze K, Gasch C, Staufer K, et al. Presence of EpCAM-positive circulating tumor cells as biomarker for systemic disease strongly correlates to survival in patients with hepatocellular carcinoma[J]. Int J Cancer, 2013, 133(9): 2165-2171.
[207] Shah R, Patel T, Freedman J E. Circulating Extracellular Vesicles in Human Disease[J]. N Engl J Med, 2018, 379(22): 2180-2181.
[208] Shaker O G, Abdelwahed M Y, Ahmed N A, et al. Evaluation of serum long noncoding RNA NEAT and MiR-129-5p in hepatocellular carcinoma[J]. IUBMB Life, 2019, 71(10): 1571-1578.
[209] Shang S, Plymoth A, Ge S, et al. Identification of osteopontin as a novel marker for early hepatocellular carcinoma[J]. Hepatology, 2012, 55(2): 483-490.
[210] Sharma S A, Kowgier M, Hansen B E, et al. Toronto HCC risk index: A validated scoring system to predict 10-year risk of HCC in patients with cirrhosis[J]. J Hepatol, 2017.
[211] Shen Q, Fan J, Yang X R, et al. Serum DKK1 as a protein biomarker for the diagnosis of hepatocellular carcinoma: a large-scale, multicentre study[J]. The Lancet Oncology, 2012, 13(8): 817-826.
[212] Shi B-M, Lu W, Ji K, et al. Study on the value of serum miR-106b for the early diagnosis of hepatocellular carcinoma[J]. World J Gastroenterol, 2017, 23(20): 3713-3720.
[213] Shi J Y, Gao Q, Wang Z C, et al. Margin-infiltrating CD20(+) B cells display an atypical memory phenotype and correlate with favorable prognosis in hepatocellular carcinoma[J]. Clinical cancer research : an official journal of the American Association for Cancer Research, 2013, 19(21): 5994-6005.
[214] Shiraki K, Takase K, Tameda Y, et al. A clinical study of lectin-reactive alpha-fetoprotein as an early indicator of hepatocellular carcinoma in the follow-up of cirrhotic patients[J]. Hepatology, 1995, 22(3): 802-807.
[215] Sia D, Hoshida Y, Villanueva A, et al. Integrative molecular analysis of intrahepatic cholangiocarcinoma reveals 2 classes that have different outcomes[J]. Gastroenterology, 2013, 144(4): 829-840.
[216] Simon R M, Paik S, Hayes D F. Use of archived specimens in evaluation of prognostic and predictive biomarkers[J]. J Natl Cancer Inst, 2009, 101(21): 1446-1452.
[217] Singal A G, El-Serag H B. Hepatocellular carcinoma from epidemiology to prevention: Translating knowledge into practice[J]. Clin Gastroenterol Hepatol, 2015, 13(12): 2140-2151.
[218] Steinbichler T B, Dudás J, Riechelmann H, et al. The role of exosomes in cancer metastasis[J]. Semin Cancer Biol, 2017, 44: 170-181.
[219] Sterling R K, Jeffers L, Gordon F, et al. Clinical utility of AFP-L3% measurement in North American patients with HCV-related cirrhosis[J]. Am J Gastroenterol, 2007, 102(10): 2196-2205.
[220] Su T H, Wu C H, Kao J H. Artificial intelligence in precision medicine in hepatology[J]. J Gastroenterol Hepatol, 2021, 36(3): 569-580.

［221］Sugawara Y, Tamura S, Makuuchi M. Living donor liver transplantation for hepatocellular carcinoma: Tokyo University series[J]. Digestive Diseases, 2007, 25(4): 310-312.

［222］Sun B, Hu C, Yang Z, et al. Midkine promotes hepatocellular carcinoma metastasis by elevating anoikis resistance of circulating tumor cells[J]. Oncotarget, 2017, 8(20): 32523-32535.

［223］Sun Q, Li J, Jin B, et al. Evaluation of miR-331-3p and miR-23b-3p as serum biomarkers for hepatitis c virus-related hepatocellular carcinoma at early stage[J]. Clin Res Hepatol Gastroenterol, 2020, 44(1): 21-28.

［224］Sun Y F, Guo W, Xu Y, et al. Circulating tumor cells from different vascular sites exhibit spatial heterogeneity in epithelial and mesenchymal composition and distinct clinical significance in hepatocellular carcinoma[J]. Clin Cancer Res, 2018, 24(3): 547-559.

［225］Sun Y F, Wang P X, Cheng J W, et al. Postoperative circulating tumor cells: An early predictor of extrahepatic metastases in patients with hepatocellular carcinoma undergoing curative surgical resection[J]. Cancer Cytopathol, 2020, 128(10): 733-745.

［226］Sun Y F, Xu Y, Yang X R, et al. Circulating stem cell-like epithelial cell adhesion molecule-positive tumor cells indicate poor prognosis of hepatocellular carcinoma after curative resection[J]. Hepatology, 2013, 57(4): 1458-1468.

［227］Sun Y, Wu L, Zhong Y, et al. Single-cell landscape of the ecosystem in early-relapse hepatocellular carcinoma[J]. Cell, 2021, 184(2): 404-21 e16.

［228］Sung H, Ferlay J, Siegel R L, et al. Global Cancer Statistics 2020: GLOBOCAN Estimates of Incidence and Mortality Worldwide for 36 Cancers in 185 Countries[J]. CA Cancer J Clin, 2021, 71(3): 209-249.

［229］Sung H, Ferlay J, Siegel R L, et al. Global cancer statistics 2020: GLOBOCAN Estimates of Incidence and Mortality Worldwide for 36 Cancers in 185 Countries[J]. CA Cancer J Clin, 2021, 71(3): 209-249.

［230］Tang M K, Wong A S. Exosomes: Emerging biomarkers and targets for ovarian cancer[J]. Cancer Lett, 2015, 367(1): 26-33.

［231］Tanguturi S K, Wo J Y, Zhu A X, et al. Radiation therapy for liver tumors: ready for inclusion in guidelines?[J]. The oncologist, 2014, 19(8): 868-879.

［232］Toyoda H, Kumada T, Osaki Y, et al. Staging hepatocellular carcinoma by a novel scoring system (BALAD score) based on serum markers[J]. Clin Gastroenterol Hepatol, 2006, 4(12): 1528- 1536.

［233］Tsai T-H, Song E, Zhu R, et al. LC-MS/MS-based serum proteomics for identification of candidate biomarkers for hepatocellular carcinoma[J]. Proteomics, 2015, 15(13): 2369-2381.

［234］Tseng T C, Liu C J, Hsu C Y, et al. High Level of Hepatitis B Core-Related Antigen Associated With Increased Risk of Hepatocellular Carcinoma in Patients With Chronic HBV Infection of Intermediate Viral Load[J]. Gastroenterology, 2019, 157(6): 1518-1529 e3.

［235］Tsilimigras M C B, Fodor A, Jobin C. Carcinogenesis and therapeutics: the microbiota perspective[J]. Nat Microbiol, 2017, 2: 17008.

［236］Tsoulfas G, Mekras A, Agorastou P, et al. Surgical treatment for large hepatocellular carcinoma: does size matter?[J]. ANZ journal of surgery, 2012, 82(7-8): 510-517.

［237］Tsuchiya N, Sawada Y, Endo I, et al. Biomarkers for the early diagnosis of hepatocellular carcinoma[J]. World J Gastroenterol, 2015, 21(37): 10573-10583.

［238］Vibert E, Schwartz M, Olthoff K M. Advances in resection and transplantation for hepatocellular carcinoma[J]. J Hepatol, 2020, 72(2): 262-276.

［239］Villa E, Critelli R, Lei B, et al. Neoangiogenesis-related genes are hallmarks of fast-growing hepatocellular carcinomas and worst survival. Results from a prospective study[J]. Gut, 2016,

65(5): 861-869.
[240] Villanueva A, Portela A, Sayols S, et al. DNA methylation-based prognosis and epidrivers in hepatocellular carcinoma[J]. Hepatology, 2015, 61(6): 1945-1956.
[241] Vivanti R, Szeskin A, Lev-Cohain N, et al. Automatic detection of new tumors and tumor burden evaluation in longitudinal liver CT scan studies[J]. Int J Comput Assist Radiol Surg, 2017, 12(11): 1945-1957.
[242] Vogl T J, Lammer J, Lencioni R, et al. Liver, gastrointestinal, and cardiac toxicity in intermediate hepatocellular carcinoma treated with PRECISION TACE with drug-eluting beads: results from the PRECISION V randomized trial[J]. American journal of roentgenology, 2011, 197(4): W562-W70.
[243] Wakabayashi G, Cherqui D, Geller D A, et al. Recommendations for laparoscopic liver resection: a report from the second international consensus conference held in Morioka[J]. Annals of surgery, 2015, 261(4): 619-629.
[244] Wan S, Hann H W, Ye Z, et al. Prospective and longitudinal evaluations of telomere length of circulating DNA as a risk predictor of hepatocellular carcinoma in HBV patients[J]. Carcinogenesis, 2017, 38(4): 439-446.
[245] Wang C, Ren T, Wang K, et al. Identification of long non-coding RNA p34822 as a potential plasma biomarker for the diagnosis of hepatocellular carcinoma[J]. Sci China Life Sci, 2017, 60(9): 1047-1050.
[246] Wang P X, Sun Y F, Jin W X, et al. Circulating tumor cell detection and single-cell analysis using an integrated workflow based on ChimeraX(R) -i120 Platform: A prospective study[J]. Mol Oncol, 2021, 15(9): 2345-2362.
[247] Wang P X, Sun Y F, Jin W X, et al. Circulating tumor cell detection and single-cell analysis using an integrated workflow based on ChimeraX(R)-i120 Platform: A prospective study[J]. Mol Oncol, 2020.
[248] Wang P X, Sun Y F, Zhou K Q, et al. Circulating tumor cells are an indicator for the administration of adjuvant transarterial chemoembolization in hepatocellular carcinoma: A single-center, retrospective, propensity-matched study[J]. Clin Transl Med, 2020, 10(3): e137.
[249] Wang Q, Wang G, Niu L, et al. Exosomal MiR-1290 Promotes Angiogenesis of Hepatocellular Carcinoma via Targeting SMEK1[J]. J Oncol, 2021, 2021: 6617700.
[250] Wang X, Zhang J, Zhou L, et al. Significance of serum microRNA-21 in diagnosis of hepatocellular carcinoma (HCC): clinical analyses of patients and an HCC rat model[J]. Int J Clin Exp Pathol, 2015, 8(2): 1466-1478.
[251] Wang Z C, Gao Q, Shi J Y, et al. Protein tyrosine phosphatase receptor S acts as a metastatic suppressor in hepatocellular carcinoma by control of epithermal growth factor receptor-induced epithelial-mesenchymal transition[J]. Hepatology, 2015, 62(4): 1201-1214.
[252] Wang Z, Peng Y, Hu J, et al. Associating liver partition and portal vein ligation for staged hepatectomy for unresectable hepatitis B virus-related hepatocellular carcinoma: A Single Center Study of 45 Patients[J]. Ann Surg, 2020, 271(3): 534-41.
[253] Wang Z, Ren Z, Chen Y, et al. Adjuvant Transarterial Chemoembolization for HBV-Related Hepatocellular Carcinoma After Resection: A Randomized Controlled Study[J]. Clin Cancer Res, 2018, 24(9): 2074-2081.
[254] Wei M, Xu Z, Pan X, et al. Serum GP73 - An additional biochemical marker for liver inflammation in chronic HBV infected patients with normal or slightly raised ALT[J]. Sci Rep, 2019, 9(1): 1170.
[255] Wei R, Huang G L, Zhang M Y, et al. Clinical significance and prognostic value of microRNA expression signatures in hepatocellular carcinoma[J]. Clinical cancer research : an official journal of the American Association for Cancer Research, 2013, 19(17): 4780-4791.

[256] Weinberg R A, Chaffer C L. A Perspective on Cancer Cell Metastasis[J]. Science, 2011, 331(6024): 1559-1564.

[257] Wen L, Li J, Guo H, et al. Genome-scale detection of hypermethylated CpG islands in circulating cell-free DNA of hepatocellular carcinoma patients[J]. Cell Res, 2015, 25(11): 1250-1264.

[258] Wen Y, Han J, Chen J, et al. Plasma miRNAs as early biomarkers for detecting hepatocellular carcinoma[J]. Int J Cancer, 2015, 137(7): 1679-1690.

[259] Wishart D S, Tzur D, Knox C, et al. HMDB: the Human Metabolome Database[J]. Nucleic Acids Res, 2007, 35(Database issue): D521-D526.

[260] Wong I H, Lo Y M, Zhang J, et al. Detection of aberrant p16 methylation in the plasma and serum of liver cancer patients[J]. Cancer Res, 1999, 59(1): 71-73.

[261] Wong R J, Ahmed A, Gish R G. Elevated alpha-fetoprotein: differential diagnosis - hepatocellular carcinoma and other disorders[J]. Clin Liver Dis, 2015, 19(2): 309-323.

[262] Wu J C, Sun B S, Ren N, et al. Genomic aberrations in hepatocellular carcinoma related to osteopontin expression detected by array-CGH[J]. Journal of Cancer Research & Clinical Oncology, 2010, 136(4): 595-601.

[263] Wu L, Feng J, Li J, et al. The gut microbiome-bile acid axis in hepatocarcinogenesis[J]. Biomed Pharmacother, 2021, 133: 111036.

[264] Wu L, Peng C-W, Hou J-X, et al. Coronin-1C is a novel biomarker for hepatocellular carcinoma invasive progression identified by proteomics analysis and clinical validation[J]. J Exp Clin Cancer Res, 2010, 29: 17.

[265] Wu M, Liu Z, Li X, et al. Dynamic Changes in Serum Markers and Their Utility in the Early Diagnosis of All Stages of Hepatitis B-Associated Hepatocellular Carcinoma[J]. OncoTargets and Therapy, 2020, 13: 827-840.

[266] Xie Z-B, Ma L, Wang X-B, et al. Transarterial embolization with or without chemotherapy for advanced hepatocellular carcinoma: a systematic review[J]. Tumor Biology, 2014, 35(9): 8451-8459.

[267] Xiong Y, Xie C R, Zhang S, et al. Detection of a novel panel of somatic mutations in plasma cell-free DNA and its diagnostic value in hepatocellular carcinoma[J]. Cancer Manag Res, 2019, Volume 11: 5745-5756.

[268] Xu D, Su C, Sun L, et al. Performance of Serum Glypican 3 in Diagnosis of Hepatocellular Carcinoma: A meta-analysis[J]. Annals of hepatology: official journal of the Mexican Association of Hepatology, 2018, 18(1): 58-67.

[269] Xu R-H, Wei W, Krawczyk M, et al. Circulating tumour DNA methylation markers for diagnosis and prognosis of hepatocellular carcinoma[J]. Nat Mater, 2017, 16(11): 1155-1161.

[270] Xu W, Cao L, Chen L, et al. Isolation of circulating tumor cells in patients with hepatocellular carcinoma using a novel cell separation strategy[J]. Clin Cancer Res, 2011, 17(11): 3783-3793.

[271] Xu X, Zhang H L, Liu Q P, et al. Radiomic analysis of contrast-enhanced CT predicts microvascular invasion and outcome in hepatocellular carcinoma[J]. 2013.

[272] Yamashita T, Forgues M, Wang W, et al. EpCAM and alpha-fetoprotein expression defines novel prognostic subtypes of hepatocellular carcinoma[J]. Cancer research, 2008, 68(5): 1451-1461.

[273] Yang C, Xia B-R, Jin W-L, et al. Circulating tumor cells in precision oncology: clinical applications in liquid biopsy and 3D organoid model[J]. Cancer Cell Int, 2019, 19: 341.

[274] Yang H I, Yuen M F, Chan H L, et al. Risk estimation for hepatocellular carcinoma in chronic hepatitis B (REACH-B): development and validation of a predictive score[J]. Lancet Oncol, 2011, 12(6): 568-574.

[275] Yang L, Rong W, Xiao T, et al. Secretory/releasing proteome-based identification of plasma biomarkers in HBV-associated hepatocellular carcinoma[J]. Sci China Life Sci, 2013, 56(7): 638-646.
[276] Yang Y-J, Chen H, Huang P, et al. Quantification of plasma hTERT DNA in hepatocellular carcinoma patients by quantitative fluorescent polymerase chain reaction[J]. Clin Invest Med, 2011, 34(4): E238.
[277] Yao Z, Jia C, Tai Y, et al. Serum exosomal long noncoding RNAs lnc-FAM72D-3 and lnc-EPC1-4 as diagnostic biomarkers for hepatocellular carcinoma[J]. Aging (Albany NY), 2020, 12(12): 11843-11863.
[278] Ye Q, Ling S, Zheng S, et al. Liquid biopsy in hepatocellular carcinoma: circulating tumor cells and circulating tumor DNA[J]. Mol Cancer, 2019, 18(1): 114.
[279] Yi Y, He H W, Wang J X, et al. The functional impairment of HCC-infiltrating gammadelta T cells, partially mediated by regulatory T cells in a TGFbeta- and IL-10-dependent manner[J]. Journal of hepatology, 2013, 58(5): 977-983.
[280] Yoon H I, Lee I J, Han K-H, et al. Improved oncologic outcomes with image-guided intensity-modulated radiation therapy using helical tomotherapy in locally advanced hepatocellular carcinoma[J]. Journal of cancer research and clinical oncology, 2014, 140(9): 1595-1605.
[281] Yu L R, Zeng R, Shao X X, et al. Identification of differentially expressed proteins between human hepatoma and normal liver cell lines by two-dimensional electrophoresis and liquid chromatography-ion trap mass spectrometry[J]. Electrophoresis, 2000, 21(14): 3058-3068.
[282] Yuan W, Sun Y, Liu L, et al. Circulating LncRNAs Serve as Diagnostic Markers for Hepatocellular Carcinoma[J]. Cell Physiol Biochem, 2017, 44(1): 125-132.
[283] Zakhary N I, Khodeer S M, Shafik H E, et al. Impact of PIVKA-II in diagnosis of hepatocellular carcinoma[J]. J Adv Res, 2013, 4(6): 539-46.
[284] Zeng H, Zheng R, Guo Y, et al. Cancer survival in China, 2003-2005: a population-based study[J]. Int J Cancer, 2015, 136(8): 1921-1930.
[285] Zeng M S, Ye H Y, Liang G, et al. Gd-EOB-DTPA-enhanced magnetic resonance imaging for focal liver lesions in Chinese patients: a multicenter, open-label, phase III study[J]. 国际肝胆胰疾病杂志：英文版, 2013, (6): 10.
[286] Zhai W, Lim T K-H, Zhang T, et al. The spatial organization of intra-tumour heterogeneity and evolutionary trajectories of metastases in hepatocellular carcinoma[J]. Nat Commun, 2017, 8: 4565.
[287] Zhang J, Chen G, Zhang P, et al. The threshold of alpha-fetoprotein (AFP) for the diagnosis of hepatocellular carcinoma: A systematic review and meta-analysis[J]. PLoS One, 2020, 15(2): e0228857.
[288] Zhang Q, Lou Y, Yang J, et al. Integrated multiomic analysis reveals comprehensive tumour heterogeneity and novel immunophenotypic classification in hepatocellular carcinomas[J]. Gut, 2019, 68(11): 2019-2031.
[289] Zhang Y, Shi H, Cheng D, et al. Added value of SPECT/spiral CT versus SPECT in diagnosing solitary spinal lesions in patients with extraskeletal malignancies[J]. Nucl Med Commun, 2013, 34(5): 451-458.
[290] Zheng B, Wang D, Qiu X, et al. Trajectory and Functional Analysis of PD-1(high) CD4(+)CD8(+) T Cells in Hepatocellular Carcinoma by Single-Cell Cytometry and Transcriptome Sequencing[J]. Adv Sci (Weinh), 2020, 7(13): 2000224.
[291] Zheng S-S, Xu X, Wu J, et al. Liver transplantation for hepatocellular carcinoma: Hangzhou experiences[J]. Transplantation, 2008, 85(12): 1726-1732.

[292] Zhou J, Sun H, Wang Z, et al. Guidelines for the Diagnosis and Treatment of Hepatocellular Carcinoma (2019 Edition)[J]. Liver Cancer, 2020, 9(6): 682-720.

[293] Zhou J, Yu L, Gao X, et al. Plasma microRNA panel to diagnose hepatitis B virus-related hepatocellular carcinoma[J]. Journal of clinical oncology : official journal of the American Society of Clinical Oncology, 2011, 29(36): 4781-4788.

[294] Zhou K Q, Sun Y F, CHENG J W, et al. Effect of surgical margin on recurrence based on preoperative circulating tumor cell status in hepatocellular carcinoma[J]. EBioMedicine, 2020, 62: 103107.

[295] Zhou S L, Hu Z Q, Zhou Z J, et al. miR-28-5p-IL-34-macrophage feedback loop modulates hepatocellular carcinoma metastasis[J]. Hepatology, 2016, 63(5): 1560-1575.

[296] Zhou S L, Zhou Z J, Hu Z Q, et al. Genomic sequencing identifies WNK2 as a driver in hepatocellular carcinoma and a risk factor for early recurrence[J]. J Hepatol, 2019, 71(6): 1152-1163.

[297] Zhu A X, Chen D, He W, et al. Integrative biomarker analyses indicate etiological variations in hepatocellular carcinoma[J]. J Hepatol, 2016, 65(2): 296-304.

[298] Zhu C, Su Y, Liu L, et al. Circular RNA hsa_circ_0004277 Stimulates Malignant Phenotype of Hepatocellular Carcinoma and Epithelial-Mesenchymal Transition of Peripheral Cells[J]. Front Cell Dev Biol, 2020, 8: 585565.

[299] Zhu K, Dai Z, Zhou J. Biomarkers for hepatocellular carcinoma: progression in early diagnosis, prognosis, and personalized therapy[J]. Biomarker research, 2013, 1(1): 10.

[300] Zhu L, Li J, Gong Y, et al. Exosomal tRNA-derived small RNA as a promising biomarker for cancer diagnosis[J]. Mol Cancer, 2019, 18(1): 74.

[301] Zong C, Lu S, Chapman, et al. Genome-Wide Detection of Single-Nucleotide and Copy-Number Variations of a Single Human Cell[J]. Science, 2012.

[302] 安松林 , 肖汀 , 冯林 , 等 . 甲胎蛋白阴性与甲胎蛋白阳性肝细胞癌基因表达谱差异研究 [J]. 中华普通外科杂志 , 2016, 31(5): 411-414.

[303] 陈默 , 赵坤 , 柳鹏程 , 等 . RNA 干扰技术沉默 GP73 对人肝癌 HepG2 细胞迁移和侵袭的影响 [J]. 上海交通大学学报：医学版 , 2016, 36(11): 6.

[304] 侯广哲 , 李明然 . 探讨 18F-FDG PET/MR 显像联合 MR 增强扫描在肝癌中的应用价值 [J]. 世界最新医学信息文摘 , 2021, (20): 2.

[305] 李赟铎 , 宫恩浩 , 李睿 , 等 . 深度学习技术与医学影像——现状及未来 [J]. 中华放射学杂志 , 2018, 52(5): 6.

[306] 梁靖晨 , 刘军杰 . 新型肝癌生物标志物的研究进展 [J]. 医学综述 , 2019, 25(11): 6.

[307] 林炳柱 , 刘小燕 , LIN, 等 . 甲胎蛋白联合异常凝血酶原检测在肝癌早期诊断及疗效评估中的价值分析 [J]. 河北医科大学学报 , 2017, 38(10): 4.

[308] 刘毓键 , 马明洋 . 血清标志物在肝细胞肝癌早期诊断中的研究进展及应用前景 [J]. 医学综述 , 2020, 26(7): 7.

[309] 娄金丽 黄 姜 王 于 . AFP 与 PIVKA-Ⅱ联合检测在原发性肝癌诊断中的应用研究 [J]. 标记免疫分析与临床 , 2016, 23(10): 6.

[310] 王晓颖 , 高强 , 朱晓东 , et al. 腹腔镜超声联合三维可视化技术引导门静脉穿刺吲哚菁绿荧光染色在精准解剖性肝段切除术中的应用 [J]. 中华消化外科杂志 , 2018, 17(05): 452-458.

[311] 魏洪泽 , 李玉杰 . 精准医疗与伴随诊断产业发展研究 [J]. 中国生物工程杂志 , 2019, 39(2): 9.

[312] 许英艺 . 骨桥蛋白在原发性肝癌诊断及治疗中的应用研究 [D]. 福州：福建医科大学 , 2012.

[313] 原发性肝癌诊疗指南 (2022 年版)[J]. 临床肝胆病杂志 , 1-16.

第二章　肺癌精准防诊治

摘　要

肺癌是当今社会严重威胁人民生命健康的重大疾病。我国国家癌症中心发布的全国最新癌症报告显示肺癌相关死亡人数高居我国第一位，我国肺癌每年发病约 78.7 万人，分别占男女性恶性肿瘤中的第一和第二位。随着肿瘤学、免疫学以及分子生物学等相关学科的发展进步，肺癌的诊断和治疗也取得了诸多突破性进展，精准诊疗的理念和实践广为普及，成为改善肺癌患者生存，减轻疾病负担的关键抓手。

本章系统梳理了近 5 年有关肺癌的流行病学、疾病负担、卫生经济学以及治疗现状，从肺癌的基础、临床、转化的角度阐述了精准医学理念、技术和产品在肺癌的预防、诊断、治疗上的应用进展。本章阐释肺癌基础研究的重要进展和突破，包括肺癌发生发展的细胞免疫分子机制与原理研究，肺癌的代谢重编程机制和生物标志物研究，以及肺癌的多组学研究进展。本章介绍了具有重要诊断价值的肺癌相关分子标志物，在肺癌的早期诊断、分期、分子分型和治疗等方面的研究和转化进展。在治疗方面，本章着重详细介绍了肺癌的精准免疫治疗进展，对比了免疫检查点抑制剂等精准肿瘤免疫治疗与传统肿瘤治疗间的异同，另外，本文阐述了不同驱动基因指导下肺癌的精准分子靶向治疗策略。最后，本章还探讨了肺癌的精准预防早期筛查，精准诊断，精准治疗在临床转化方面的前景，在临床技术、成本效益等方面存在的若干问题与挑战，提出未来应当关注的重点领域和科学技术问题，以期促进肺癌创新技术与临床应用相结合的产业化发展，改善肺癌患者的生存。

第一节　肺癌基本情况

肺癌是全球癌症死亡的主要原因，也是影响人类健康的主要疾病之一。本节内容从全球和中国角度介绍了肺癌最新流行现状及趋势，同时分析了中国肺癌病理亚型和分期构成分布。

一、2020年世界肺癌发病情况

据世界卫生组织 / 国际癌症研究机构的统计报告（GLOBOCAN 2020）结果，2020年全球肺癌新发病例数为2 206 771例，世界人口标化发病率为22.4/10万，居全球癌症发病谱第3位。其中男性新发病例数为1 435 943例，标化发病率为31.5/10万；女性新发病例数为770 828例，标化发病率为14.6/10万。

GLOBOCAN全球肺癌死亡数据结果显示，2020年全球1 796 144例肺癌死亡病例，标化死亡率为18.0/10万，列居全球死亡谱第1位。其中男性死亡人数为1188679例，标化死亡率为25.9/10万；女性死亡人数为607 465例，标化死亡率为11.2/10万。

全球肺癌生存率分析比较结果显示，2010～2014年全球肺癌5年生存率普遍在10%～20%。全球肺癌生存率最高的国家为日本（33%）、以色列（27%）和韩国（25%）。生存率在20%～30%的国家有：毛里求斯、加拿大、美国、中国、韩国、以色列、瑞典、瑞士等。生存率在10%～19%的国家有：新加坡、塞浦路斯、科威特、卡塔尔、土耳其、丹麦、爱沙尼亚、芬兰、立陶宛、挪威、克罗地亚、意大利、马耳他、葡萄牙、斯洛文尼亚、西班牙、捷克等。生存率低于10%的国家有：泰国、巴西、保加利亚和印度。

趋势分析结果显示，全球多数国家肺癌发病率呈现上升趋势。只有相对较少的人群，如美国和瑞士，显示出高峰、稳定或下降的迹象。有研究显示在欧洲和北美洲若干国家，女性的发病率正在接近或与男性的发病率相等。在1995～1999年和2000～2014年，肺癌的生存趋势基本持平，但在加拿大、美国、新加坡等21个国家肺癌生存率上升了5%～10%。中国、日本和韩国的存活率提高了10%以上。

二、中国肺癌发病情况特征

国家癌症中心全国肿瘤登记中心依据487个肿瘤登记处数据上报的2016年肺癌发病数据结果，2016年中国肺癌的主要病理亚型是肺腺癌（55.2%），其次为肺鳞癌（28.8%）。2016—2017年全国多中心23家医院临床数据库的结果显示中国肺癌患者病理类型58.8%为腺癌，21.7%为鳞癌，且女性腺癌比例远高于男性（82.9% *vs.* 45.9%）。中国肺癌患者分期构成为：Ⅰ期占比17.3%，Ⅱ期占比15.2%，Ⅲ期占比23.8%，Ⅳ期占比43.7%，男性Ⅱ～Ⅳ期比例高于女性（88.4% *vs.* 72.0%）。

2000—2012国家癌症中心诊治的肺癌病理亚型构成显示，男性肺鳞癌收治比例从2000年的39.1%下降至2012年的32.2%，2007年起肺腺癌比例高过肺鳞癌比例；女性吸烟者肺腺癌收治比例从2000年的35.7%上升至2012年的50.7%，女性非吸烟者肺腺癌收治比例从63.1%增加至80.6%。从1992年起，美国男性肺腺癌发病率超过鳞癌，成为主要病理亚型。美国女性肺腺癌一直是最主要病理亚型，发病率呈先上升后下降趋势。1975 ~ 2008 年日本肺癌病理亚型发病构成显示，从 1985 年起日本肺腺癌亚型的构成超过肺鳞癌，成为主要病理亚型。但是，2012 年全球各国肺腺癌和鳞癌发病情况比较，比利时、俄罗斯、白俄罗斯、印度等国男性肺鳞癌发病率仍高于肺腺癌，各国女性肺鳞癌发病率均低于肺腺癌。

第二节　肺癌基础研究领域的前沿理论进展

一、肺癌的免疫监视与免疫逃逸

1. 免疫监视

免疫监视是指免疫系统中存在预防并控制肿瘤生长的免疫功能。免疫系统不仅可以使个体免受肿瘤的伤害，还能够塑造肿瘤的免疫原性。现阶段主要将免疫系统对肿瘤的免疫反应分为两类，分别是固有免疫反应和适应性免疫反应。肿瘤固有免疫反应速度快，但不具备抗原特异性。巨噬细胞和 NK 细胞是已知的两种主要的固有免疫细胞。此外，树突状细胞（DCs）也能够通过传递肿瘤蛋白抗原给 T 细胞，从而激活免疫反应以抑制肿瘤细胞；适应性免疫则是一种反应速度较慢但具有特异型抗原的免疫方式。一般而言，适应性免疫又被分为 T 细胞介导的细胞免疫和 B 细胞介导的体液免疫。前者通过细胞间接触或分泌细胞因子，直接杀伤、抑制肿瘤细胞。后者则是通过产生抗体，捕捉目标肿瘤抗原，阻断靶分子功能或引导其他免疫细胞杀死抗原靶细胞。

事实上，早在 1970 年，英国科学家 FM Burnet 就提出了“免疫监视理论”，强调个体免疫系统能够识别并消灭表达新抗原的“异己”成分或突变细胞，以保持机体内环境的稳定。当个体免疫监视功能下降，就面临着较高的肿瘤发作风险。现阶段已有较多研究证实了这一理论，但就某些肿瘤出现与免疫系统的相互关系中还存在许多问题亟待分析解决。

2. 免疫编辑与免疫逃逸

基于免疫监控理论，2002 年美国肿瘤生物学家希雷伯（R.D Schreiber）提出了“肿瘤免疫编辑”理论。将免疫编辑分为清除阶段、均衡阶段和逃逸阶段三部分。在免疫清除阶段，固有免疫和适应性免疫共同合作，能够在肿瘤细胞出现临床症状前识别并将之清除。此时如果清除成功，则不会发生均衡与逃逸阶段；在免疫清除阶段未被完全根除的肿瘤细胞进入了免疫均衡期，其免疫原性由适应性免疫系统编辑（如 T 细胞、IL-12、IFN-γ）。而这一平衡状态可能存在终身，也有可能在免疫压力下使肿瘤细胞获得突变的逃逸基因；当出现上述的突变因子后，肿瘤细胞进入逃逸阶段。此时肿瘤细胞能够逃脱 T 细胞的免疫杀伤，也能够改变自身细胞凋亡信号通路。与此同时，肿瘤细胞还会释放具有免疫抑制功能的分子，诱导调节 T 细胞对其他免疫细胞产生抑制作用。最终，宿主体内肿瘤生长为实体肿瘤，出现临床症状。

更进一步来说，肿瘤细胞的免疫逃逸涉及自身修饰和微环境相互作用两种渠道。在自身修饰方面：①肿瘤细胞会使肿瘤抗原性下降，即抗原诱导产生抗体或致敏淋巴细胞特异性结合的能力下降。②肿瘤细胞在逃逸阶段会出现免疫原性减弱，即抗原刺激机体产生免疫应答，诱导抗体产生能力或致敏淋巴细胞的能力下降。③肿瘤细胞的表观遗传将会改变，即改变了基因表达与染色质结构以逆转免疫抑制；在肿瘤微环境中，肿瘤细胞能够通过释放分子、促进趋化因子表达、产生使色氨酸水平下降的酶等方式，创造对免疫细胞不利的环境，并在微环境中聚集抑制性免疫细胞（如调节性 T 细胞、髓样抑制细胞等），减少免疫细胞对自身的杀伤力。

总而言之，免疫系统的基础理论阐释了机体与免疫系统的相互作用关系，为肿瘤免疫治疗提供了重要依据。

二、肺癌代谢重编程研究

癌症精准医学旨在通过根据肿瘤分子特征使用定制策略来预防、诊断和治疗癌症，从而改善癌症患者的预后。由于代谢重编程赋予癌细胞适应压力和微环境的灵活性，所以代谢重编程对于肿瘤发生、癌症进展、治疗后的肿瘤反应和治疗抗性至关重要。因此，靶向癌症代谢可以为癌症精准管理提供有效途径。越来越多的癌症代谢研究着眼于重编程代谢如何起作用并驱动细胞快速增殖，或者哪些重编程活动与治疗抗性相关。

肿瘤代谢是一个复杂的过程，受到内在和外在因素的动态影响，导致癌症的高代谢异质性。癌基因对癌细胞的内在影响包括信号扰动、基因突变、基因表达等。而外在因素取决于患者的肿瘤微环境和系统代谢。癌细胞有一些关键特征，例如，增强的有氧糖酵解、三羧酸（TCA）循环代谢酶的突变以及对脂质和谷氨酰胺代谢的依赖。此外，癌细胞会转换代谢途径以避免抗癌药物导致细胞死亡。因此，靶向代谢可塑性和柔韧性有望降低抗癌药物耐药性。总的来说，癌症代谢的异质性和灵活性给癌症治疗带来了巨大挑战。靶向癌症代谢重编程对于癌症的精准治疗和管理至关重要。

目前针对肿瘤代谢发现的肿瘤诊治靶点如图 2-1 所示。

1. 氨基酸代谢与肺癌

过度活跃的糖酵解是许多癌症的共同重要特征。正常细胞在氧气充足的情况下，通过线粒体氧化磷酸化将葡萄糖氧化成 CO_2 高效产生三磷酸腺苷（ATP），在缺氧条件下利用葡萄糖通过发酵产生乳酸，是一种快速代谢途径，但效率低。尽管如此，即使有氧气，癌细胞也更喜欢糖酵解形式来满足其快速产生能量的生物能量和生物合成需求，这也被称为 Warburg 效应。新证据表明乳酸是参与肿瘤进展的调节剂。糖酵解产生的丰富乳酸不仅为肿瘤提供燃料，还创造了免疫抑制微环境以促进肿瘤进展。

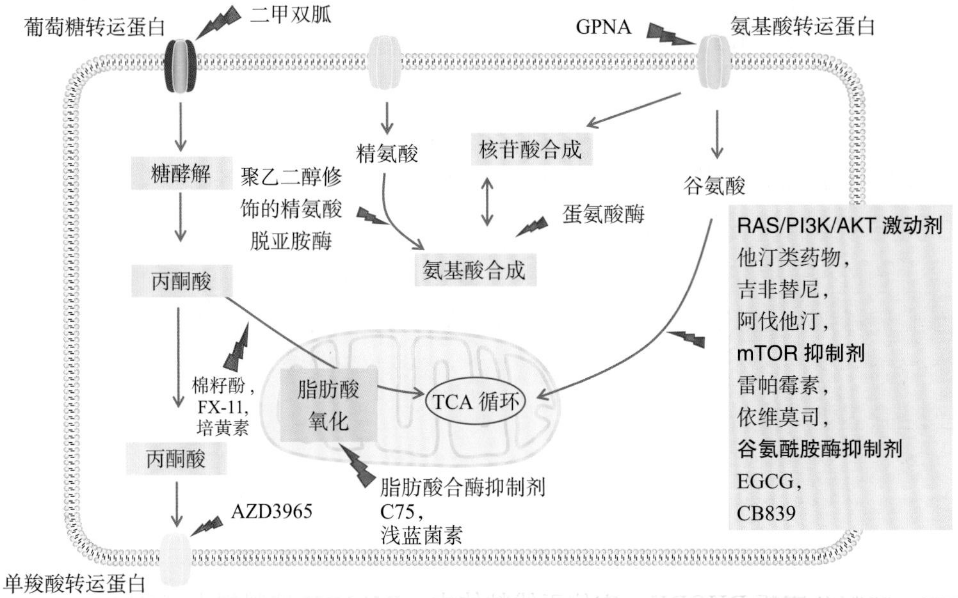

图 2-1　针对关键酶或过度活化代谢途径调节剂的代谢性抗癌药物

丙酮酸激酶是另一种关键的糖酵解酶，具有两种交替剪接的肌肉形式，PKM1 和 PKM2，以及肝脏和红细胞同种型（PKLR）。PKM2 的低活性似乎减缓了从磷酸烯醇式丙酮酸到丙酮酸的糖酵解通量，因此上游中间体可以分流到生物合成途径以产生脂质和核苷酸。一种 PKM2 抑制剂被认为通过减少从葡萄糖到乳酸的通量来改变生物合成，对来自非小细胞肺癌（NSCLC）的 H1299 异种移植物具有体内抗肿瘤作用。

乳酸脱氢酶以 LDHA 和 LDHB 的同源四聚体和异源四聚体形式存在，对 Warburg 效应至关重要。LDHA 已被探索为一种治疗靶点，因为敲除 LDHA 基因导致肺癌小鼠模型中的肿瘤抑制。

在癌症中，谷氨酰胺不仅可以完成 TCA 循环，为快速增殖的癌细胞提供能量和中间代谢物，还可以作为信号分子刺激雷帕霉素复合物 1（mTORC1）途径的机制靶点，促进细胞生长。例如，具有突变 KRAS 的癌细胞可以促进谷氨酰胺分解并激活 NRF2 抗氧化信号以增加肿瘤进展。

精氨酸是蛋白质合成所需的非必需氨基酸，参与一氧化氮的产生和核苷酸、多胺、肌酸、脯氨酸、谷氨酸或尿素的合成。精氨酸限制对肿瘤细胞有利，允许用于生产嘧啶的胞浆天冬氨酸参与 RNA 和 DNA 合成。例如，精氨酸缺乏疗法在 MYC 驱动的小细胞肺癌中效果很好。

一项临床试验进一步评估了 ^{18}F-FGln 的临床安全性、药代动力学和肿瘤成像特征。FGln-PET 描绘了 25 名患者中 17 名不同癌症类型的肿瘤（乳腺癌、胰腺癌、肾癌、神经内分泌癌、肺癌、结肠癌、淋巴瘤、胆管或神经胶质瘤），主要是临床侵袭性肿瘤，其基因突变与谷氨酰胺代谢异常有关。

2. 脂肪酸代谢与肺癌

乙酰辅酶 A 中的碳是由枸橼酸盐产生的，枸橼酸盐从线粒体输出到细胞质中，通过 ACLY 转化为乙酰辅酶 A，是脂肪酸链延长的关键来源，脂肪酸链延长也发生在细胞质中。ACC1 和 ACC2 产生丙二酰辅酶 A 作为 FASN 延长 2 碳链的支架，最终形成 18 链硬脂酸盐，该硬脂酸盐被 SCD1（一种氧依赖性和含铁酶）单不饱和，以产生油酸盐。ACLY 是小鼠癌症模型中肿瘤发生所必需的。据报道，具有高 IC_{50} 值的 ACLY 的工具复合抑制剂在肺癌和前列腺癌的异种移植模型中具有抗肿瘤功效。ACC1 的纳摩尔抑制剂 ND-646 在体内抑制 A549 异种移植物和 KRAS 驱动的肺癌的脂肪酸合成和肿瘤生长。

3. 核苷酸代谢与肺癌

除了临床使用的核苷抗代谢物外，最近还努力开发其他药物来靶向嘌呤或嘧啶代谢酶。嘧啶合成酶 DHODH，它位于线粒体中。DHODH 抑制剂来氟米特，临床上用于治疗类风湿性关节炎，尽管具有免疫抑制活性，但在 Kras G12D/Lkb 无效的肺腺癌免疫活性小鼠模型中具有抗肿瘤活性。

三、肺癌新型生物标志物

非小细胞肺癌是最常见的肺癌类型，约占所有病例的 85%。由于 NSCLC 的高转移率、复发率和耐药率，其预后仍然很差。迫切需要新的生物标志物来识别一部分生存结果较差的患者。

1. 肺癌代谢分子标志物

能量代谢的重编程是癌症的标志之一。在重编程过程中，癌细胞代谢和其他细胞活动被整合并相互调节。最近的研究表明，代谢酶，如酮己糖激酶（KHK）-A 和乙酰辅酶 A 合成酶 2（ACSS2），在癌细胞中在空间和时间上都受到调节，因此这些酶不仅在代谢活动上发生变化，而且获得非规范函数。

KHK 通过催化磷酸基团从三磷酸腺苷（ATP）转移到果糖以产生 AMP 和果糖 1-磷酸（F1P）来启动果糖分解代谢。然后 F1P 被代谢为磷酸二羟基丙酮和 3- 磷酸甘油醛，绕过糖酵解中重要的糖酵解调节步骤，进入糖酵解的后期阶段。KHK-A 和 KHK-C 是 KHK 的剪接异构体，具有一个外显子差异。KHK-C 主要在肝脏、肠道和肾脏中表达，而 KHK-A 则普遍以低水平表达。虽然果糖可以被 KHK-C 和 KHK-A 代谢，但由于其 Km，参与果糖代谢的主要酶被认为是 KHK-C 而不是 KHK-A。

组蛋白赖氨酸乙酰化对于调节染色质结构和促进转录至关重要。在哺乳动物细胞中，乙酰辅酶 A 是赖氨酸乙酰化的必要乙酰供体，可由三种酶产生：ATP- 枸橼酸裂解酶（ACL）、丙酮酸脱氢酶复合物（PDC）和乙酰辅酶 A 合成酶（ACSS）。在营养丰富的环境中，乙酰辅酶 A 主要由 ACL 产生，生长信号促进 PDC 依赖性乙酰辅酶 A 的产生。在肿瘤中，代谢应激经常发生。之前的研究表明 AMP 活化蛋白激酶（AMPK）可以在 S659（ACSS2 pS659）介导 ACSS2 磷酸化以诱导其在葡萄糖缺乏环境中的核易位，并且 ACSS2 与溶酶体和自噬基因的启动子区域的结合可以促进乙酰辅酶 A 产生以支持组蛋白乙酰化和基因表达以促进肿瘤发展。总的来说，这些结果表明 ACSS2 pS659 通过其核功能在肿瘤代谢重编程中发挥重要作用。最近报道了 KHK-A 和 ACSS2 pS659 表达水平与非小细胞肺癌患者的临床特征相关，在 NSCLC 标本的 KHK-A 和 ACSS2 pS659 表达水平增加，高 KHK-A 和 ACSS2 pS659 表达水平预测较差的 5 年 OS 率（高与低：23.5 *vs* 52.5%，$P < 0.001$；高与低：24.2 *vs* 62.1%，$P < 0.001$）。

MEOX1 是一种关键的同源盒转录因子，可影响体节形成。在 TCGA 和 Weiss Lung 数据集中，肺癌组织中的 MEOX1 基因拷贝数高于正常组织。此外，在 TCGA 数据集中，与无远处转移（M0 期）的鳞状细胞肺癌相比，在有远处转移（M1 期）的鳞状细胞肺癌中也发现了 MEOX1 的上调。这些数据表明 MEOX1 在肺癌组织中高表达，尤其是在 NSCLC 中，这可能在肺癌进展中起重要作用。

通过免疫组织化学评估了 MEOX1 在人 NSCLC 组织阵列中的表达。结果表明 MEOX1 在 111/165 原发肿瘤（67.3%）中呈阳性，但邻近正常组织无染色或染色较弱。此外，MEOX1 主要定位于细胞核。统计分析显示细胞质或核 MEOX1 染色与淋巴结转移和分期显著相关。此外，MEOX1 表达在腺癌中比鳞状细胞癌中更常见。

Kaplan-Meier 分析表明，高水平 MEOX1 的肺癌患者的总生存时间明显短于 MEOX1 阴性表达的肺癌患者。进一步分析表明，MEOX1 细胞核染色的存活率低于鳞状细胞肺癌患者中总体表达的患者，Cox 多元回归模型结果显示，MEOX1 核染色水平（HR=3.304；95% CI：2.115～5.161；P=0.000）和分期（HR=1.750；95% CI：1.030～2.972；P=0.038）是统计学独立的预测因素。沉默 MEOX1 能减弱了肺癌细胞 H460 的增殖，抑制率约为 51.2%。总之，这些结果表明 MEOX1 可能在肺癌进展中发挥重要作用，并支持 MEOX1 作为非小细胞肺癌的潜在标志物。

此外，IDH1、PKM2、PGK1 作为新兴肿瘤生物标志物正在被关注。代谢重编程是癌症生物学的一个新兴标志。在肿瘤细胞中，PGK1 除了执行其公认的糖酵解功能外，还具有蛋白激酶活性。响应于受体酪氨酸激酶激活，K-Ras G12V 和 B-Raf

V600E 的表达、缺氧、线粒体中的丙酮酸代谢受到抑制。这主要由 PGK1 的线粒体易位调节，PGK1 在 S203 被细胞外信号调节激酶 1/2（ERK1/2）磷酸化，并被肽基 - 脯氨酰顺反异构酶 NIMA 相互作用 1（PIN1）顺反异构化，导致与线粒体外膜（TOM）复合物的转位酶结合的 PGK1 前序列暴露。在线粒体中，PGK1 作为蛋白激酶在 T338 处磷酸化丙酮酸脱氢酶激酶 1（PDHK1，也称为 PDK1），激活 PDHK1 以磷酸化并抑制丙酮酸脱氢酶（PDH）复合物。抑制 PDH 活性会降低线粒体丙酮酸的利用和活性氧的产生，并增加乳酸的产生，从而促进肿瘤发生。PKM2 低活性能减缓了从磷酸烯醇式丙酮酸到丙酮酸的糖酵解通量，一种 PKM2 抑制剂对来自非小细胞肺癌异种移植物具有体内抗肿瘤作用。IDH1 在肺癌组织中高表达。

2. 肺癌 DNA 甲基化

基因甲基化在肺癌的早期诊断和早期筛查中起着非常重要的作用。Leng 等在 2017 年的研究中，使用了 8 个基因构建了基于唾液的早期肺癌分类器，结果显示，使用该 8 个基因的甲基化基因包预测准确度为 82%～86%，甲基化结合患者的临床信息，分类器的准确度可以提高到 87%～90%。Hulbert 等同时使用了患者血液和唾液作为原材料，使用 3 个基因构建了区分良恶性结节分类器，使用唾液分类器灵敏度达到 98%，同时特异性达到了 71%，使用血浆的分类器的灵敏度和特异度分别为 93% 和 62%。2018 年沈等的研究开发了基于免疫沉淀法测定 cfDNA 基因组甲基化的方法并用于检测早期肺癌，使用 32 例早期肺癌患者作为测试集，整体的 AUC 达到了 0.975。2021 年，Kang 等研究使用了 6 基因（FHIT、p16、MGMT、RASSF1A、APC、DAPK）的甲基化水平，结合临床信息、蛋白数据（CEA、CYFRA21-1）构建了基于 SVM 的肺癌诊断分类器，该分类器 AUC 达到了 0.963，灵敏度、特异度及准确率分别为 90%、97% 和 94%，表明甲基化是一个可以信赖的早期肺癌诊断指标。

甲基化在肿瘤患者预后复发监测中也起着重要的作用。免疫治疗预后和反应生物标志物的研究，特别是基于免疫检查点抑制剂治疗的方法，尽管仍处于早期阶段，但是仍有研究表明甲基化与免疫反应之间的关系。肿瘤 PD-L1 启动子的甲基化状态与非小细胞肺癌患者的 RGFR 酪氨酸集美抑制剂耐药性相关，同时 CYTH1、CYTIP1 与 TNGSF8 的低甲基化也被认为是抗 PD-1 免疫治疗的生物标志物。启动子区域的高甲基化会使基因表达受到抑制，NY-ESO-1 基因的高甲基化被报道与未接受化疗治疗的患者预后不良有关，被认为是 3 期非小细胞肺癌的重要的预后标志物。

3. 循环肿瘤细胞与肺癌

一项研究提出了一种区分良恶性肺结节的解决方案，并将该方法与病理诊断作为金标准进行比较。Flow Sight 和 FISH 用于确认 TBCD 检测到的 CTC。本研究结果表明，基于 TBCD 的 CTC 可以作为独立的生物标志物来区分良恶性结节，并且明显优于血清肿瘤标志物。当检测阈值为 1 时，CTC 诊断的检测灵敏度和特异度分别为 85% 和 84%。对于≤ 1 cm 和 1 ~ 2 cm 肺结节的良恶性鉴别，CTC 的灵敏度和特异度均高于 77%。此外，研究结果表明，CT 联合 CTC 可显著提高＜ 2 cm 肺结节的良恶性区分能力，灵敏度和特异度分别达到 89.9% 和 83.9%。TBCD 可有效区分肺结节的良恶性，可作为肺结节 CT 诊断的有效辅助诊断方案。

4. 肺癌自身抗体

我团队对健康对照者和肺癌患者的血清癌胚抗原（CEA）、癌抗原 125（CA125）和 7 种自身抗体的血清水平进行测量和统计分析。建立了包含四种生物标志物（CEA、CA125、Annexin A1-Ab 和 Alpha enolase-Ab）的最佳组合，该标志物组合经过验证，验证组的 AUC 为 0.856，灵敏度为 87.5%。此外，在所有队列中，该新组合在肺癌筛查方面的表现明显优于 CEA 和 CA125（$P < 0.005$）。研究表明：CEA 和 CA125 的诊断性能通过与两种自身抗体（膜联蛋白 A1-Ab 和 α 烯醇化酶 -Ab）的组合得到显著增强。

我团队将原有的 16 种自身抗体标志物结合肺癌患者中表达频度比较高的、能够更好地反映肺癌患者自身抗体谱免疫组学特征的 14 种自身抗体标志物，组成肺癌自身抗体免疫组学谱。这 30 种肺癌自身抗体标志物检测肺癌样本的阳性率为 1% ~ 12%，同时检测正常样本的阳性率为 0 ~ 5%。进一步从这 30 种肺癌自身抗体标志物中挑选出 18 种肺癌自身抗体标志物组成肺癌诊断标志物谱，可有效地用于肺癌的辅助诊断。以被检测者血清中至少 1 种肺癌自身抗体阳性作为肺癌的诊断标准，结果表明该肺癌自身抗体标志物谱诊断肺癌的灵敏度为 79.5%、特异度 88%，并且诊断肺癌的灵敏度在各临床分期之间无显著差异，可有效用于肺癌早诊。

四、肺癌的多组学研究

1. 基因组学相关研究

随着对其分子学特征的深入研究，基因测序技术的发展使人们能够从基因水平上对肺癌发生发展的分子机制有更清晰的认识，使发现具有重要诊断价值的肺癌相关分子标志物成为可能，并且推动了 NSCLC 的早期诊断、分期、分子分型和治疗，使其迈入个体化治疗时代。

基因组学的进展也带动了 SCLC 的研究进展，包括全基因组、外显子组、转录组等都对其基因特征进行了描述。总的来说，SCLC 染色体常见结构变异，但多为非整倍体变异。突变签名（mutation signature）又提示其与烟草暴露密切相关。

基因组整体稳定性很差，每百万个碱基中会出现 8.62 个非同义突变。SCLC 主要起源于支气管上皮神经内分泌（NE）细胞，组织学上分为小细胞癌和复合细胞癌。

通过对来自患者样本和基因定义模型的分子分析，越来越多的证据表明，在组织学、细胞形态、神经内分泌分化程度以及神经元谱系方面，SCLC 都存在相当大的异质性。综合这些因素就得到了一种新的分子分型，根据关键转录因子神经母细胞特异性转移因子抗原（ASCL1）、神经细胞特异性分化相关转录因子（NEUROD1）、POU 结构域 2 类转录因子 3（POU2F3）和 Yes 相关蛋白 1（YAP1）的表达水平，将 SCLC 分为四种亚型，即 SCLC-A（ASCL1 阳性），SCLC-N（NEUROD1 阳性），SCLC-P（POU2F3 阳性），和 SCLC-Y（YAP1 阳性）。SCLC-A 和 SCLC-N 是神经内分泌亚型，而 SCLC-P 和 SCLC-Y 则是非神经内分泌亚型。高表达 ASCL1 定义为“经典型”SCLC，高表达 NEUROD1 为“变异型”SCLC。ASCL1 参与肺上皮细胞向 NE 细胞的分化、多种 Notch 通路基因的表达，下游靶基因包括 MYCL1、RET、SOX2、NFIB 和 BCL2 等；NEUROD1 则主要参与肺上皮细胞向 NE 细胞的分化及细胞迁移过程，下游靶基因主要为 MYC。POU2F3 是 SCLC 中簇状细胞的特异性标记分子，会调控簇状细胞的表达。YAP1 是 Hippo 通路主要下游效应分子，促进细胞生长。

2. 表观遗传学进展

DNA 甲基化是最早发现的基因表观修饰方式，在维持染色体结构、X 染色体失活、基因印记和肿瘤发展中起着重要的作用。启动子区高甲基化会导致染色体呈异染色质状态，抑制相关基因的转录和翻译。首个 SCLC 基因组甲基化测序研究在超过 77% 的肿瘤组织中发现了 73 个甲基化区域，且异常甲基化多富集在 NEUROD1 启动子结合区，提示与细胞的恶性转化相关。

不同表观遗传表达谱的 SCLC 细胞株，对化疗的灵敏度也不同。在 SCLC 肿瘤和细胞株中，Fas、Trail-R1 和 Caspase-8 基因启动子区 CpG 岛均发生了甲基化，DNA 甲基化酶抑制剂联合干扰素 γ（IFN-γ）能部分恢复这 3 种蛋白的表达，增加 SCLC 细胞株对 Fas-L 和 Trail 诱导的细胞凋亡的灵敏度；联合应用 DNA 甲基化酶抑制剂与组蛋白去乙酰化酶抑制剂时，也可以恢复 Caspase-8 的表达及增加 Trail 诱导的细胞凋亡。

3. 蛋白质组学进展

SCLC 蛋白质组学研究中表达显著升高的蛋白包括：生长因子受体 KIT、抗凋亡蛋白 bcl-2、促凋亡蛋白 BIM 和 Bax、EZH2 及聚腺苷二磷酸核糖聚合酶（PARP）等。肿瘤基因的不稳定性使其更容易产生并积累 DNA 损伤，但同时也会导致肿瘤 DNA 损伤修复功能部分丢失，使其更依赖于尚存的 DNA 修复路径，充分修复放化疗所致的 DNA 损伤，导致放化疗抵抗。PARP 抑制剂可以在同源重组修复缺陷肿瘤细胞中充分抑制 PARP 介导的 DNA 单链修复路径，产生协同细胞杀伤的作用。多种 PARP 抑制剂已被用于临床治疗 BRCA 突变卵巢癌患者，以降低复发转移风险及改善预后。

PARP 抑制剂联合一线化疗能显著延长广泛期 SCLC 患者的疾病无进展时间。SCLC 中 SLFN11 蛋白阳性与 PARP 抑制剂联合替莫唑胺组患者总生存率提高的趋势显著相关。SLFN11 通过与 DNA 损伤位点结合，抑制细胞同源重组修复过程并激活细胞复制应激反应。SLFN11 表达缺失的 SCLC 细胞对 PARP 抑制剂抵抗。

第三节　肺癌精准防治的创新技术和临床应用进展

一、肺癌的精准预防

2020 年，全球超过 1/3 的新诊断肺癌和相关死亡发生在中国。提高肺癌生存率最有效的方法是二级预防，即早期发现、早期诊断和早期治疗。2021 年 3 月，国家癌症中心发布了中国肺癌筛查与早诊早治指南，根据现阶段循证医学证据和我国国情及临床实际，指出了适合我国肺癌高风险人群的筛查意见。该指南指出，肺癌筛查流程包括知情同意、问卷调查、风险评估、LDCT 筛查，并对结果进行管理（图 2-2、图 2-3）。

低剂量断层 CT（low-dose computed tomogrophy，LDCT）筛查有助于早期发现肺癌，是肺癌精准预防最重要的手段，超过 80% 的肺癌在临床 I 期得到诊断。多项国外肺癌筛查干预随机对照研究指出，重复 LDCT 筛查可使肺癌死亡率降低 20% ~ 26%。此结果显示重复 LDCT 筛查对于降低肺癌死亡率的有效性。然而，目前尚缺国内筛查方案的相关数据。大多数现有方案包括一次以上的 LDCT 扫描，但囿于我国人口众多、疾病负担重，重复检查可能不能实现。国家癌症中心于 2022 年发表了一项基于人群的、多中心的、前瞻性队列研究，纳入了 8 省 12 市的无癌患者的登记数据，根据已有模型将患者分为高风险和低风险组，其中高风险组又分为筛查组及非筛查组，评估一次性 LDCT 筛查在中国大规模人群队列中的有效性。共随访了 2013 年 2 月至 2018 年 10 月 1 032 639 名符合条件的居民。结果表明，我国肺癌高风险人群集中在男性、吸烟者、接触有害物质者、体力活动低、肺癌家族史、既往慢性呼吸系统疾病和患有消化、肝胆系统疾病及高血压、高脂血症或糖尿病病史者中（$P < 0.0001$）。在整个随访过程中，筛查组的肺癌累积发病率最高，其次是未筛查组，然后是低风险组（图 2-4A）。非筛查组的肺癌累积死亡率最高，其次是筛查组，然后是低风险组（图 2-4B）。非筛查组的全因累积死亡率最高，其次是低风险组，然后是筛查组（图 2-4C）。

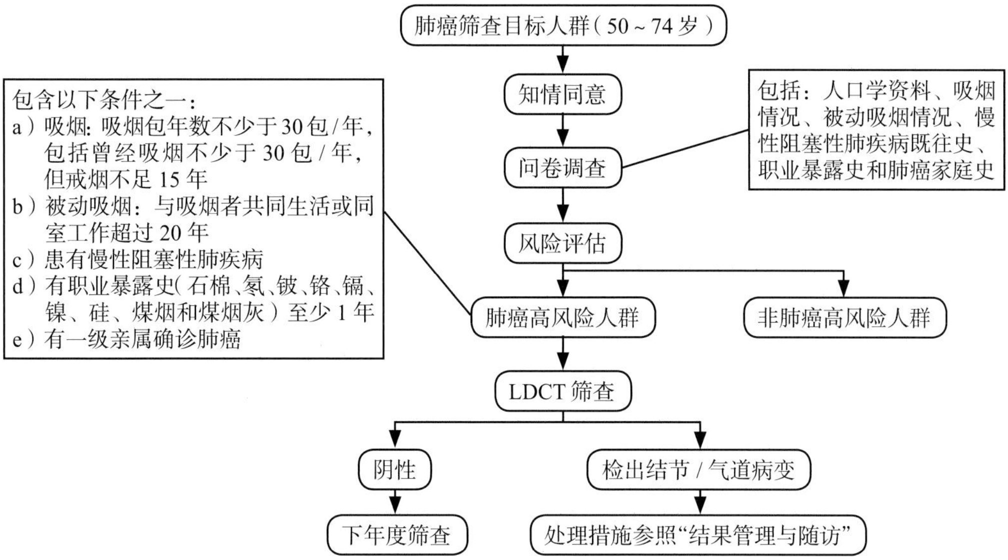

注：吸烟包 / 年数 = 每天吸烟的包数（每包 20 支）× 吸烟年数。
一级亲属指父母、子女及兄弟姐妹（同父母）

图 2-2　肺癌筛查流程

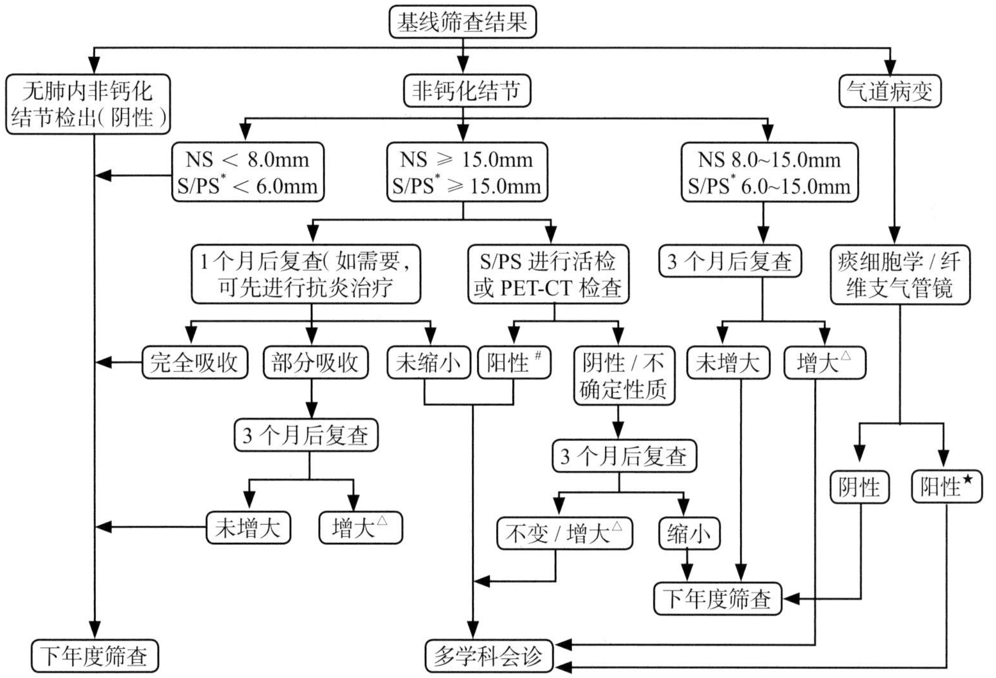

注：S（solid nodule）：实性结节；PS（part−solid nodule）：部分实性结节；NS（non−solid nodule）：非实性结节（纯磨玻璃密度结节）
*：实性结节或者部分实性结节的实性成分；#：阳性指代谢增高（放射性摄取高于肺本底）；△：结节增大指径线增大≥ 2.0mm；★：痰细胞学阳性指痰液中发现可疑恶性肿瘤细胞，纤维支气管镜检查阳性指支气管镜下见新生物、黏膜异常或取样结果怀疑或者揭示肿瘤

图 2-3　肺癌基线筛查结果及随访

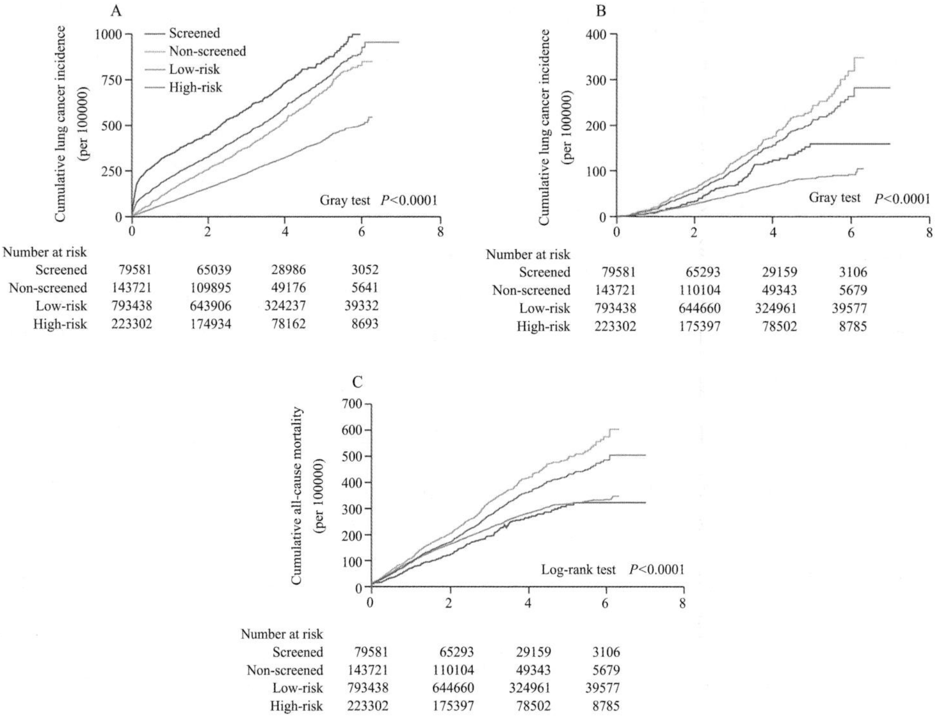

注：*P* 值用于筛查、未筛查和低风险组之间的比较

图 2-4　累积肺癌发病率（A）、肺癌死亡率（B）和全因死亡率（C）和随访时间的关系

亚组分析显示，与非筛查组相比，筛查组的肺癌发病率高 47.0%，死亡率低 31%，全因死亡率低 32%，筛查降低死亡率和全因死亡率的效应在男性和老年人群（55 ~ 74 岁）中具有统计学意义。高收入地区和重度吸烟者的肺癌死亡率显著下降。结论是，对被评估为肺癌高危的人群进行一次性 LDCT 筛查，可以提高肺癌的发生率、显著降低肺癌死亡率和全因死亡率，应启动针对重度吸烟者、男性和 55 岁以上人群的一次性 LDCT 筛查政策，以最大限度地利用稀缺的医疗服务。

目前临床常规应用的肿瘤标志物如 CEA、AFP、CA125、SCC、NSE、CYFRA 21-1 等的灵敏度、特异度都不够理想，组织器官特异性也不强，这对肿瘤标志物的临床应用造成较大的限制。如前所述，开发新型肿瘤生物标志物已成为肺癌早期预防的重要研究方向，我团队按照与 CT 共同识别肺癌易感高危人群这个应用方向，研发了相应的肺癌自身抗体标志物谱及检测试剂盒。我们针对 LDCT 筛查发现的不能确定待年度筛查随访肺部结节阳性被检者，研发了用于 CT+LCAA（肺癌自身抗体）联合诊断高度可疑的（早期）肺癌人群（肺癌超高风险人群）的第三代肺癌自身抗体标志物检测试剂盒。

我们着重筛选了可以有效区分肺部良性结节和恶性结节的新标志物谱，目前已经初步确定了一个新的包含12个肺癌自身抗体标志物的谱，并建立了一种基于两阶段算法分类的新型判别计算方法。该试剂盒在80%的特异度下可达到51.8%的灵敏度（结节组337例、肺癌组564例，共901例，表2-1），可有效地区分良恶性结节，其良恶性结节鉴别诊断性能也是远优于以往的类似上市产品（对照的国内上市产品：90%的特异度，17%的灵敏度）。目前该试剂盒也还在进一步进行标志物优化及算法优化，还有望进一步提高其诊断性能，加强对CT结节阳性的肺癌高度可疑患病人群的识别效率。依托上述这两种第三代肺癌自身抗体标志物检测试剂盒，我们可以结合LDCT筛查和第三代肺癌自身抗体标志物检测，构建符合我国国情的肺癌人群筛查方案（图2-5）。接下来还将以更大规模的人群标本进行更深入的验证。

此外，PET-CT常用于癌症的诊断，在诊断肺癌的病位、分期、治疗评价中均有较高的灵敏度和特异度。2019年肺癌筛查与管理中国专家共识指出PET-CT价格昂贵，且不具有普遍性，需严格掌握适应证后再采取检查，不建议作为常规肺癌初筛手段。支气管镜及痰液细胞学检查也不应作为常规筛查手段，但对于可疑肺癌阳性者及影像学未见异常又高度怀疑肺癌者，可根据患者要求酌情选择作为辅助筛查方法。

二、肺癌的精准诊断

1. 非小细胞肺癌

（1）EGFR：EGFR是NSCLC中最常见的驱动基因，30%～50%的亚裔NSCLC患者存在EGFR基因突变，EGFR突变在老年、女性、不吸烟人群和腺癌中发生率较高，较为常见的EGFR突变类型是19外显子缺失和21外显子L858R点突变，占EGFR突变类型80%～90%。其余约10%的EGFR突变则构成“不常见”的异质突变组，如外显子18号中的点突变E709X（E709A，E709G，E709K，E709V）、G719X（G719S，G719A，G719C and G719D），20号中的S768I和21号中的L861Q，其他更罕见点突变A750P、T790M、L62R、S752F、Del18，甚至是外显子18-25号激酶结构域重复和EGFR融合事件。

（2）ALK：NSCLC患者中ALK基因重排的发生率为3%～7%，其中最常见的重排形式是EML4-ALK，约占所有重排事件的80%。不同种族ALK重排发生率差异无统计意义，临床上常见于从未或少量吸烟、50岁左右的肺腺癌患者。主要的伴随诊断为基因原位杂交。由于临床上FISH成本高昂，正在开发其他方法补充或替代FISH。免疫组化（IHC）是一种有潜力的方法，其检测通常与FISH一致，目前指南已允许使用ALK-IHC作为FISH的替代品。新技术如DNA-NGS及RNA-NGS被认为能可靠地检测出活跃重排位点，对于药物灵敏度选择有较高的预测价值，其临床实用价值尚待进一步探索。

表 2-1 第三代多肿瘤自身抗体标志物谱高准确性液相蛋白芯片检测技术检测非小细胞肺癌及具有良性结节的 CT 结节阳性“正常”人群血清的结果

试剂盒测定结果	非小细胞肺癌	良性结节	合计
阳性 / 例	292	270	562
阴性 / 例	272	67	339
总例数	564	337	901

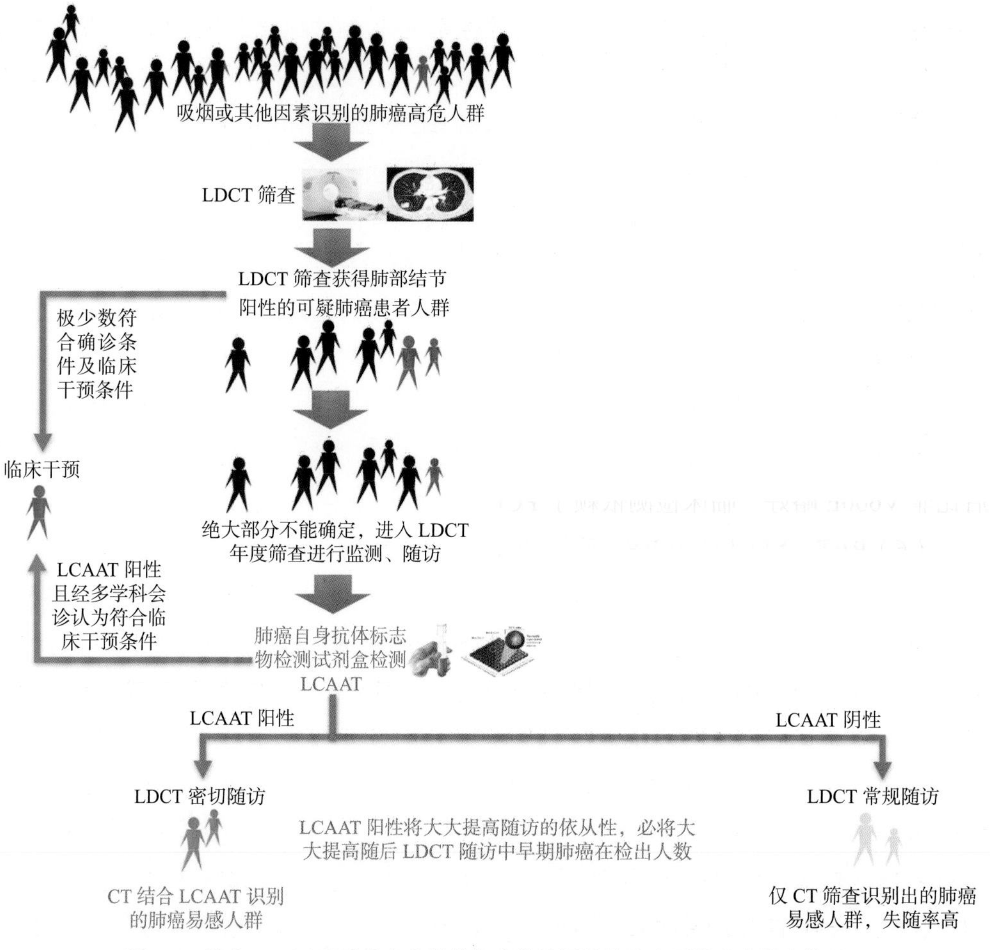

图 2-5 结合 LDCT 和肺癌自身抗体标志物检测的肺癌人群筛查方案和体系

（3）ROS1：ROS1 基因是定位于 6q21 染色体的胰岛素受体家族酪氨酸激酶，于 1982 年在乌肉瘤病毒（UR2）中发现。在 NSCLC 中 ROS1 基因主要与 SLC34A2、CD74 发生融合，激活 ROS1 激酶活性，上调 MAPK/ERK、PI3K/AKT 和 JAK 信号转导以促进细胞增殖、存活和迁移。ROS1 重排在 NSCLC 发生率为 1% ~ 2%，常见于年轻、不吸烟的肺腺癌患者。类似于 ALK，ROS1 重排主要的伴随诊断为 FISH。ROS1 IHC 是可能的，但存在假阳性可能，因此指南要求通过其他可参照的检验手段进行复核。

RNA-NGS 是有前景的新型诊断工具。

（4）c-MET：c-MET 改变通过激活 RAS/RAF/MAPK、PI3K/AKT/mTOR、WNT/β-catenin 和 STAT 通路调节肿瘤细胞中的细胞生长、分化、运动和上皮间质转化，占 NSCLC 的 2%～3%。c-MET 激活方式包括 MET 突变（以 14 外显子跳跃，即 MET ex14，突变为主，占 1%～3%）、MET 扩增（包括整体染色体重复和局部基因重复，占 1%～5%）、MET 蛋白过表达（占不到 1%）。MET ex14 是 NSCLC 中一种独立的分子亚型，在肺腺癌中的发生率为 3%～4%。c-MET 通路扩增是造成 EGFR-TKI 原发和获得性耐药的主要机制之一。MET 扩增可激活 ErbB3 的 EGFR 非依赖性磷酸化和 PI3K/AKT 等的下游途径，导致外显子 14 功能障碍。临床检测依赖于 FISH（基因扩增型）或 DNA-NGS（外显子 14 跳跃突变型）。

（5）BRAF：NSCLC 中 BRAF 基因突变发生率为 3%～5%，BRAF V600E 在肺腺癌中最常见，占 NSCLC 患者的 1%～2%。BRAF 基因是 RAF 激酶家族的一员，编码 MAPK 信号通路内的丝氨酸 - 苏氨酸激酶。BRAF 突变导致调节细胞生长的 RAS-RAF-MEK-ERK 轴下游途径激活，是包括恶性黑色素瘤在内多种癌症的驱动因子，在 NSCLC 患者中占 1%～3%，在女性中更为常见。BRAF 基因突变位点分为 V600E 和非 V600E（G469A、D594G），两种突变类型均可在腺癌中检测到，V600E 的预后比非 V600E 略好。临床检测依赖于 PCR 或 DNA-NGS。

（6）RET：NSCLC 中 RET 重排的发生率约有 1%～2%，常见于年轻、不吸烟的肺腺癌患者。RET 基因突变包括 RET 基因重排、点突变、基因缺失及基因融合，NSCLC 以 RET 重排 / 融合更常见，RET 融合的发生率为 1%～2%，多见于肺腺癌。融合基因活化 RET 酪氨酸激酶，激活下游的信号通路导致细胞增殖、迁移和分化。肺腺癌患者中存在多个 RET 融合基因，如 KIF5B、CCDC6、NCOA4、TRIM33、CLIP1 和 ERC1 等，其中 KIF5B-RET 融合最常见。重排的诊断也可依赖 FISH，DNA/RNA-NGS 或 RT-PCR 来进行。

（7）NTRK：NTRK 基因家族包括 NTRK1、NTRK2 和 NTRK3。NTRK 基因重排通过表达含有 TRK 激酶结构域的活性融合蛋白来驱动肿瘤生长和存活。在 NSCLC 患者中 NTRK 融合的发生频率仅为 1%～3%。初步数据表明，基于 NTRK 融合的 NSCLC 患者从相应靶向治疗中获益。NTRK1/2/3 易位的分析是复杂的，因为它涉及 3 个不同的基因，并且由于这些事件在 NSCLC 中异常罕见而受到损害。基因特异性 NTRK1/2/3 NSCLC 检测通常依赖于 IHC 筛选，然后通过其他方法验证重排。RNA NGS 可能有效。

（8）HER2：HER2 是 ERBB/HER 家族中的另一种酪氨酸激酶受体。HER2 基因是一种膜结合的 ErbB 亚胺酪氨酸激酶，编码相对分子质量为 185×10^3 的跨膜受体蛋白，具有酪氨酸激酶活性。该受体通过同二聚化或异二聚化将其他 ErbB 家族成员激活。在 NSCLC 中，HER2 基因突变表现为基因扩增和突变，HER2 基因改变以第 20 号外显子的插入突变最为常见，2% ~ 4% 的 NSCLC 患者存在 HER2 基因突变，且在年轻女性、非吸烟患者和腺癌组织学中更多见，这类患者对铂类化疗更敏感。临床检测依赖于 FISH 和 DNA-NGS。

（9）KRAS：KRAS 突变是 NSCLC 常见突变类型，在肺腺癌、白种人和吸烟人群中发生率更高，为 25% ~ 30%，最常见的突变位点是 G12C（39%），其次为 G12V（21%）、G12D（17%）。主要的伴随诊断依赖 PCR 或 DNA-NGS。

（10）NRG1：NRG1 重排导致由 neuregulin-1 基因（NRG1）编码的 EGF 样结构域异常表达，作为 HER3 的配体，此突变导致 HER 受体的组成型同源和异源二聚化，导致下游信号传导增加，从而促进细胞生长、转移和血管生成。2014 年报道了第一个 NRG1 融合事件，通过对多种肿瘤的研究，推测其在 NSCLC 中发生率为 0.2% ~ 0.8%。NRG1 重排 NSCLC 更常见于黏液腺癌、老年、女性和不吸烟者，中位年龄为 70 岁。临床检测多样，可通过 FISH 和 DNA/RNA NGS 或 RT-PCR 进行。NRG1 是 HER-3 的天然配体，导致 HER-2 和 HER-3 二聚化和活化。因此，支持用 pan-HER 抑制剂靶向治疗 NRG1 重排的 NSCLC。有关于抗 HER3 抗体和 Afatinib 反应佳的病例报告。

2. 小细胞肺癌

（1）TP53 和 RB1：TP53 和 RB1 的双等位基因功能失活几乎可以在所有 SCLC 中找到。在小鼠肺上皮细胞中敲除 Rb1 和 Trp53 基因后，就可以成功构建“经典型”SCLC 的基因工程小鼠模型。P53 蛋白广泛参与转录调节、细胞周期阻滞、DNA 修复和细胞凋亡等多种细胞功能。在多种肿瘤中都可见到 TP53 突变。RB1 主要参与调控细胞周期及细胞分化等，其高频突变仅见于 SCLC。

（2）Notch 信号通路：Notch 失活突变在肿瘤中也很常见，在 SCLC 患者发生率约为 25%。Notch 信号参与诱导细胞周期阻滞、抑制 NE 细胞表型转化，是 SCLC 中的肿瘤抑制因子和 NE 分化的主调节因子。ASCL1 调控表达的 DLL3 蛋白属于 Notch 通路抑制性配体，在 SCLC 等高级别 NE 肿瘤中高度上调，并异常表达于细胞表面。在复发或难治 SCLC 患者中应用 DLL3 靶向抗体药物偶联物能显著提高肿瘤客观缓解率。

（3）MYC 家族：促癌基因 MYC（MYC、MYCL、MYCN）扩增约发生在 15% SCLC 患者中，作为转录激活因子驱动多种细胞周期和发育调控相关基因的表达，提示患者预后不良。3 种 MYC 基因相互排斥存在，均能以不同表达模式驱动 SCLC 的发生、发展。MYCT58A 过表达驱动的基因工程小鼠模型与“变异型”SCLC 表型一致（NEUROD1 高 /ASCL 低），小鼠淋巴结和肝脏转移非常迅速。

（4）PI3K 信号通路：约 40% 的 SCLC 患者发生了 PI3K-AKT-mTOR 通路的变异（6% PIK3CA，7% PTEN，13% AKT2/3，9% RICTOR）。PI3K-AKT-mTOR 通路在 SCLC 细胞增殖、存活、迁移和化疗抵抗过程中起重要作用。MYC 家族基因扩增较少富集在 PI3K-AKT-mTOR 通路改变的 SCLC 患者中。

（5）bcl-2：75% ~ 90% 的原发 SCLC 存在 bcl-2 蛋白的上调。bcl-2 表达受 TP53 调控，TP53 失活是 bcl-2 表达上调的主要原因。

（6）CREBBP：SCLC 中组蛋白乙酰转移酶 CREBBP、EP300 以及组蛋白甲基转移酶 MLL、MLL2 和 EZH2 的突变频率均在 4% ~ 10%，以上突变可能是表观遗传调控全基因组改变的主要来源。

三、肺癌的精准治疗

（一）肺癌的精准免疫治疗

尽管肿瘤细胞来自于人体自身，但由于肿瘤细胞所表达的抗原的种类、数量与正常细胞不同，可以将其分为肿瘤特异性抗原（TSA）与肿瘤相关抗原（TAA），前者为仅有肿瘤细胞表达而正常组织细胞不表达的抗原，后者为肿瘤细胞与正常细胞都表达，但在数量上有较显著差异的抗原，可以利用这一特性，达到对肿瘤细胞进行针对性地筛查、诊断、治疗的目的。

肿瘤免疫治疗根据机体肿瘤的免疫效应机制可分类为主动性免疫、被动性免疫与免疫调控。

1. 主动性免疫方式

主动性免疫治疗是指利用有免疫原性的肿瘤抗原，通过输注进入人体，激活免疫系统，使免疫系统针对肿瘤产生免疫应答，进而消除肿瘤的过程。主动性免疫的治疗策略主要为肿瘤疫苗。即以肿瘤细胞、肿瘤表达的蛋白质或多肽、肿瘤相关核酸等多种肿瘤抗原形式制备成疫苗，辅之以增强机体对抗原免疫应答的佐剂，接种至患者体内，起到激活患者自身的免疫系统清除肿瘤的结果。例如，2006 年美国 FDA 批准上市的第一个肿瘤疫苗 Gardasil（Merck 生产），该疫苗主要用于预防由人乳头瘤病毒（HPV）16 和 18 型引起的宫颈癌、外阴癌和阴道癌以及由 HPV 6 和 11 型引起的生殖器疣。

肿瘤疫苗根据制备来源可以分为四类，第一类为通过患者自体细胞制成，是个体化治疗的方式，会针对肿瘤细胞特性进行免疫反应。第二类为异体肿瘤细胞，即从其他特定类型肿瘤患者的肿瘤相关抗原提取制成。第三类为利用患者自体免疫细胞树突状细胞制成。第四类为溶瘤病毒疗法，通过将改造的溶瘤病毒注入患者肿瘤细胞中，进而在肿瘤细胞内复制，感染并杀死肿瘤细胞。

根据抗原的不同可分为细胞疫苗、蛋白 / 多肽疫苗、核酸疫苗。

2. 被动性免疫方式

是指通过体外给予肿瘤患者具有免疫效应的制剂，达到治疗肿瘤的目的，具体可分为抗体治疗与过继性细胞治疗。

（1）抗体治疗：主要分为单克隆抗体、双功能抗体，目前主要以单克隆抗体免疫治疗为主。单抗主要由免疫细胞同杂交瘤细胞产生，继承了瘤细胞的不断分裂的能力，又有不断分泌抗体的能力，单抗具有高度特异性、纯度高等特点，被广泛应用于治疗肿瘤。

（2）过继性细胞治疗（adoptive cell transfer therapy，ACT）：从患者体内分离出免疫活性细胞，通过生物医学手段在体外进行激活后并回输至患者体内，达到直接杀伤肿瘤细胞或提高机体对肿瘤细胞的免疫应答功能的效果。过继性细胞治疗分为肿瘤浸润 T 淋巴细胞（TIL）、淋巴因子激活的杀伤细胞（LAK）、NK 细胞、细胞因子诱导的杀伤细胞（CIK）、细胞毒性 T 淋巴细胞（CTL）以及处于前沿的基因修饰 T 细胞技术，包括嵌合抗原受体 T 细胞疗法（CAR-T）与 T 细胞受体嵌合型 T 细胞技术（TCR-T）。

其中较传统的过继性细胞治疗有：

1）LAK 细胞：LAK 细胞是外周血淋巴细胞在体外经 IL-2 激活扩增得到的具有肿瘤免疫杀伤效应的细胞，实际上是被 IL-2 激活的 NK 和 T 细胞。最早在美国国家癌症研究所（NCI）Steven Rosenberg 团队发现经 IL-2 刺激的外周血淋巴细胞生成一种非特异性的肿瘤杀伤细胞，1984 年被 FDA 首次批准用于治疗肾细胞癌、黑素瘤、肺癌、结肠癌等肿瘤患者，在疗效方面较为显著，但由于大量 IL-2 激活容易导致毛细血管渗漏综合征（CLS）等毒副作用，为危重症，且 LAK 疗法是非特异性的，缺乏明确靶点，临床效果及应用受到限制。

2）CIK 细胞：细胞因子诱导的杀伤细胞：是由人体外周血淋巴细胞（PBL）与 IL-1、干扰素等多种细胞因子经体外培养后获得的效应 $CD3^+$，$CD56^+$ 自然杀伤 T 细胞的异质群体，又称 NK 细胞样 T 淋巴细胞，无 MHC 的限制，且对肿瘤细胞的识别能力与杀伤作用很强，可以通过多种途径如释放颗粒酶、穿孔素，分泌炎性细胞因子并通过 Fas 介导等杀伤、凋亡肿瘤细胞。但国外临床试验证明 CIK 治疗缺乏显著的疗效，我国也暂无相关产品批准上市。

其中较先进的治疗方法有 TIL、CAR-T、TCR-T。

1）TIL 疗法：肿瘤浸润 T 淋巴细胞主要为侵入肿瘤组织的淋巴细胞组成，是具有抗原特异性的淋巴细胞，包括 $CD8^+$ T 细胞，$CD4^+$ 细胞，$CD3^+$ 细胞等，TIL 多存在于实体瘤中，其基因标志物与相关蛋白正在成为预测肿瘤治疗效果及预后的重要生物标志物。TIL 是作用于肿瘤较强的免疫细胞，但常由于肿瘤微环境的免疫抑制机制，难以有效杀伤肿瘤细胞。而基于 TIL 的免疫治疗方式过程为，通过将 TIL 从肿瘤细胞中分离提取之后，在高浓度、高剂量的 IL-2 的培养作用下进一步活化、扩增后形成细胞群，运用细胞群同患者肿瘤细胞反应，留下并获取具有杀伤肿瘤细胞的阳性细胞群，运用负载了肿瘤特异性抗原的树突状细胞进一步扩增培养肿瘤特异性的 TIL，输入人体内，使患者获取大量针对肿瘤细胞的靶向的特异性 T 细胞，进而消灭肿瘤细胞。由于 TIL 的来源是患者个体内部肿瘤细胞中的突变的 T 细胞，在个体化治疗方面相比于通用型的细胞治疗更加精准、识别性率更高、靶向性更强。

目前 TIL 治疗领域主要为实体瘤如宫颈癌、肺癌、黑色素瘤、食管癌等。

TIL 疗法最早由美国国家癌症研究院 Steven Rosenberg 及其团队开创，于 20 世纪 80 年代末期发现 TILs 能够抑制患者体内的恶性黑色素瘤，2011 年其发表在《自然评论》（*Nature Reviews Clinical Oncology*）上的文章 *Cell transfer immunotherapy for metastatic solid cancer-what clinicians need to know* 表明 TILs 在 49% ~ 72% 的转移性黑色素瘤患者中实现客观的恶性肿瘤消退。在一项将细胞转移与最大淋巴细胞清除方案相结合的试点试验中，40% 的患者出现了完全持久的反应，完全反应持续时间可达 3 ~ 7 年。

商业化方面，截至 2021 年 11 月，暂无 TILs 相关产品在全球范围内上市。研发进展看，位于美国特拉华州的 Lovance Biotherapeutics 是专注于 TILs 新型免疫疗法公司，其 TILs 部分目前进行的管线为产品 A. Lifileucel/LN144，针对不可切除或转移性、复发性或转移性黑色素瘤，临床试验 C-144-01 处于关键临床阶段，并被 FDA 评定为可再生先进医学疗法（regenerative medicine advanced therapy，RMAT）；B. Lifileucel，适应证为复发性、转移性或持续性宫颈癌，临床试验 C-145-04 正在Ⅱ期临床阶段，被 FDA 评定为突破性疗法（BDT）；C. LN145，针对非小细胞肺癌、头颈部鳞状细胞癌（HNSCC）的临床试验都处于临床Ⅱ期。

疗效数据：2019 年 5 月 Lovance 正在进行的 innovaTIL-01 研究队列 2 的结果显示：66 例ⅢC/Ⅳ期不可切除黑色素瘤患者的客观缓解率（ORR）为 38%（2 例完全缓解和 23 例部分缓解），疾病控制率（DCR）为 80%；2019 年 6 月，ASCO 公布了 Lovance BiotherapeuticsⅡ期 innovaTIL-04（C-145-04）试验的数据，在晚期宫颈癌患者中的 ORR 为 44%，DCR 为 85%。2021 年 6 月，Lovance 公布Ⅱ期研究 IOV-COM-202 实验应用 TIL 治疗肺癌研究的数据，数据显示 LN-145 单药治疗的 ORR 为 21.4%［*n*=28，包括 1 例次完全缓解（CR）和 5 例次部分缓解］。DCR 为 64.3%，完全缓解的 1 例患者（PD-L1 表达阴性）有效持续时间已经超过 20.7 个月。

2）CAR-T 疗法：CAR-T 是一种基因修饰 T 细胞的技术，通过将带有特异性抗原识别结构域及 T 细胞激活信号的物质（如共刺激分子 4-1BB 等）通过病毒载体的方式转入 T 细胞，使 T 细胞直接与肿瘤细胞表面的特异性抗原相结合而被激活，通过释放穿孔素、颗粒酶素 B 等直接杀伤肿瘤细胞，同时还通过释放细胞因子募集人体内源性免疫细胞杀伤肿瘤细胞，从而达到治疗肿瘤的目的。由于 CAR-T 技术使 T 细胞无需 MHC 提呈机制，肿瘤细胞不能通过下调 MHC 的表达逃避 T 细胞的识别及杀伤。

组成元件：从结构上看 CAR 分为三个部分，五个区域，即胞外区（抗原识别区、铰链区）、胞内区（胞内信号区、协同刺激区）、跨膜区。其中抗原识别区能识别肿瘤抗原，并特异性地结合；铰链区则支持抗原结合域的活动；跨膜区则用于固定 CAR，胞内信号区作为第一信号刺激 T 细胞活化，协同刺激区作为第二信号刺激 T 细胞活化（图 2-6）。

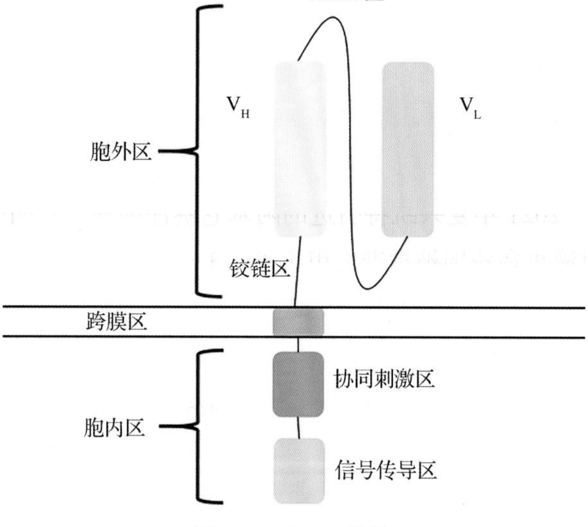

图 2-6　CAR-T 结构

CAR-T 的抗肿瘤活性的分子机制：A. 嵌合 T 细胞受体编码序列由病毒载体递送。进入 T 细胞后，病毒未被包被，转基因优选使用特定的载体设计整合在基因组转录起始位点。B. CAR 转基因通过宿主进行内源性转录、翻译，然后插入 T 细胞表面。C. CAR 与 TAA 的关联。据报道，CAR-T 介导的免疫反应被 ZAP70、TRAF1、PI3K 和 GRB2 以及其他未表征的因子放大，导致信号中间体的上调和随后的促死亡基因转录。D. CAR-T 介导的免疫应被 ZAP70、TRAF1、PI3K 和 GRB2 以及其他未表征的因子扩增，导致信号中间体的上调和随后的促死亡基因转录。E. CAR 激活后，T 细胞分泌细胞因子、穿孔素和颗粒酶以及激活的死亡受体，从而触发下游目标。这些亚细胞直接或随后导致肿瘤细胞的特异性死亡，包括穿孔素和颗粒酶释放、细胞因子产生、直接裂解、细胞凋亡、坏死、重编程表型和T细胞、肿瘤细胞、巨噬细胞中的免疫记忆形成NK细胞、Treg细胞和树突状细胞。

技术迭代：目前CAR-T的结构共经历了5代，细胞内共刺激域结构的差异通过调节细胞因子的产生、扩增、细胞毒性及其对患者给药后的持久性来影响CAR-T细胞的安全性和活性。

第一代CAR-T细胞的内结构域仅包含CD3ζ链，它产生T细胞活化的主要信号；然而，由于第一代CART细胞无法产生足够的IL-2，这是一种促进T细胞活化所需的关键细胞因子，因此必须从外部添加细胞因子。第二代CAR-T中为了促进IL-2的产生，将来自共刺激受体的各种序列添加到细胞内尾部，如CD28、4-1BB（CD137）和OX40（CD134）。第三代CAR增加了另一个共刺激区域，结合了三个信号域，例如，CD3ζ-CD28-4-1BB或CD3ζ-CD28-OX40。第四代CAR，称为通用细胞因子杀伤T细胞（TRUCK），是通过将IL-12添加到第二代内结构域的基部以促进CAR-T细胞与其目标结合后分泌IL-12来创立的。

商业化方面：FDA于2017年批准的第一款CAR-T为诺华的Kymriah，主要针对成人R/R弥漫性大B细胞淋巴瘤（DLBCL）与儿童和青年（≤25岁）R/R急性淋巴细胞白血病（ALL），随后截至2021年3月美国共有5款CAR-T产品被FDA批准上市（表2-2）。2021年复兴凯特引进的阿基仑赛注射液与药明巨诺自主研发生产的瑞基奥仑赛注射液也在我国被批准上市（表2-3）。

表2-2　美国上市CAR-T情况

企业	通用名	商品名	靶点	批准日期	适应证
BMS/ Bluebird	idecabtagene vicleucel	Abecma	BCMA	2021/3/26	多发性骨髓瘤（MM）
BMS/Juno Therapeutics	Lisocabtagene Maraleucel	Breyanzi	CD19	2021/2/5	弥漫大B细胞淋巴瘤（DLBCL）
Kite Pharma/ Gilead	Brexucabtagene Autoleucel	tecartus	CD19	2020/7/25	套细胞淋巴瘤（MCL）
Kite Pharma/ Gilead	Axicabtagene Ciloleucel	yescarta	CD19	2017/10/18	大B细胞淋巴瘤/滤泡性淋巴瘤（FL）
Novartis	Tisagenlecleucel	kymriah	CD19	2017/8/30	急性淋巴细胞白血病（ALL）/大B细胞淋巴瘤（DLBCL）

表2-3　中国上市CAR-T情况

企业	通用名	商品名	靶点	批准日期	适应证
复星	阿基仑赛注射液	奕凯达	CD-19	2021/6/23	复发或难治性大B细胞淋巴瘤
药明巨诺	瑞基奥仑赛注射液	倍诺达	CD-19	2021/9/1	复发或难治性大B细胞淋巴瘤

挑战与展望：CAR-T 在治疗血液疾病方面取得了非常显著的成果，但会产生例如细胞因子释放综合征、神经系统毒性等毒副作用。同时 CAR-T 细胞只能识别肿瘤细胞膜抗原，而细胞膜抗原占细胞全部抗原的比例约为 10%，因此实体瘤理想靶点的缺失是导致 CAR-T 细胞疗法在实体瘤治疗领域进展缓慢的重要原因，另外肿瘤微环境的抑制作用也是一大原因。针对此，目前也在对 CAR 修饰的各种免疫细胞如 CAR-NK，CAR-NKT，巨噬细胞，CAR-γδT 细胞进行进一步研究。

3）TCR-T 疗法：TCR 工程化 T 细胞（T-cell receptor-engineered T cells，TCR-T）是通过获取针对肿瘤特异性的 TCR 进行分离与大量扩增，并通过基因技术改造将 TCR 基因导入普通 T 细胞，回输至人体后达到特异性杀伤清除肿瘤的效果。

治疗过程：首先将 T 细胞从患者的血液或肿瘤组织中分离出来，然后通过分离出的单个 T 细胞克隆分离出 TCRα 和 β 链，并将其插入慢病毒或逆转录病毒载体中。从患者外周血中分离的 T 细胞可以用慢病毒或逆转录病毒载体进行修饰，以编码所需的 TCRαβ 序列，再将这些修饰的 T 细胞在体外扩增以获得足够数量的治疗和重新输注回患者体内。

临床进展：Immunocore 公司在 2021 年 11 月，公布了 TCR 疗法 Tebentafusp（结构上 Tebentafusp 由可溶性 TCR 与抗 CD3 免疫效应器结构域融合而成，靶向 gp100）治疗转移性葡萄膜黑色素瘤（mUM）的Ⅲ期临床试验结果，对照 dacarbazine、ipilimumab 或 pembrolizumab 治疗组，tebentafusp 在总生存率上取得了显著提高，Tebentafusp 组患者的一年生存率为 73%，其他治疗组为 58%，有显著的统计学意义。目前在美国获批许可的临床试验 TCRT-ESO-A2 为香雪精准治疗公司（XLifeSc）与 Athenex 合作的 TCR-T 项目，同时香雪精准治疗公司（XLifeSc）的 TAEST16001 是已经在国内获得临床研究批件的第一个 TCR-T。

展望与挑战：TCR-T 疗法通过基因载体转染 T 细胞并扩增，不仅在数量上增加了 T 细胞的数量，也极大增强了特异性识别、结合肿瘤细胞的能力，使 TCR-T 能有效精准地杀伤肿瘤。但也存在 T 细胞在肿瘤组织浸润不足、肿瘤微环境对 T 细胞的免疫抑制等技术挑战。

3. 免疫调控及其分子机制分类

即通过免疫调节剂对机体的免疫功能进行调节，主要是针对免疫检查点进行作用。按照调节效应可以分为免疫正调控增强剂与免疫负调控抑制剂，分别有增强或抑制机体的免疫应答的功能。免疫检查点（immune checkpoint）是免疫反应过程中能够调节 T 细胞受体（TCR）对抗原识别的一种信号，其本质为蛋白质分子，存在于 T 细胞、抗原呈递细胞（APC）和肿瘤细胞上。上述细胞通过交互作用会激活免疫信号通路，发挥共刺激或抑制性的免疫效应，而免疫效应的广度和深度依赖共刺激和抑制信号之间的平衡调节。

（1）免疫抑制分子：如上文免疫逃逸理论所述，个体免疫系统能够识别肿瘤细胞，但一旦机体的免疫应答无法启动，那么个体将有很大可能发病。事实上，肿瘤细胞能够在微环境中构建免疫抑制机制，阻碍机体免疫细胞发挥作用。例如，PD-1 是 T 细胞表达的一种抗体，能会被肿瘤细胞表达的 PD-L1 激活并使 T 细胞失活。此时，采用 PD-1 或 PD-L1 抗体，就能够阻止肿瘤细胞对 T 细胞的免疫抑制作用。此外，人体机体内还存在着自然调节性 T 细胞，能够分泌抑制性的细胞因子和转化因子，通过影响不同细胞亚群的免疫活性，进而产生抑制性免疫反应。目前常见的调节 T 细胞有 $CD4^+$ Treg、$CD8^+$ Treg、NK Treg、双阴性调节 T 细胞。通过靶向免疫检查点，抗体抑制剂能够解除免疫抑制，阻止调节 T 细胞等的功能，促进 T 细胞活化。现阶段主要的抑制性免疫检查点受体包括 PD-1、CTLA-4、LAG-3、TIGIT、Tim-3、VISTA、BTLA，相应配体则包括 B7-H1（PD-L1/CD274）、B7-DC（PD-L2/CD273）、CD80/CD86、Gal-9、B7-H4 等。

1）PD-1 与 PD-L1/PD-L2：PD-1 是一种跨膜糖蛋白，在活化的 T 细胞、B 细胞、APC 细胞与 NK 细胞上表达，PD-1 通过与其配体 PD-L1 或 PD-L2（多表达在肿瘤细胞与 APC 细胞上）结合形成复合物后，会下调 T 细胞的免疫反应，主要是通过抑制细胞毒性 T 淋巴细胞效应功能，促进免疫逃避和肿瘤进展。20 世纪 90 年代，PD-1 被日本京都大学的 Honjo 博士的研究组发现，其是 T 细胞免疫反应的负调节剂，其研究组的 Nagahiro Minato 和 Tasuku Honjo 还发现了阻断 PD-1 信号通路在癌症治疗中的潜在用途。目前抗 PD-1 和抗 PD-L1 单克隆抗体药物是肿瘤免疫疗法研究的热点，由于其适应证较广泛，疗效显著优于化疗，在人类癌症免疫治疗中发挥着巨大的作用，其机制是通过药物阻断 PD-1 与 PD-L1 的结合，上调 T 细胞的增殖以及对肿瘤的识别与杀伤功能。国际上最早获批上市的 PD-1 单抗为美国 BMS 公司的纳武利尤单抗注射液，于 2014 年在日本上市，用于治疗恶性黑色素瘤。之后获批应用于非小细胞肺癌、肾细胞癌、霍奇金淋巴瘤、尿路上皮癌等十余种癌症，纳武利尤单抗注射液 2019 年的销售额为 80.15 亿美元。截至 2021 年末，国内获 NMPA 批准上市的 6 款国产 PD-1 抑制剂分别为君实生物的特瑞普利单抗、信达生物的信迪利单抗、恒瑞医药的卡瑞利珠单抗、百济神州的替雷利珠单抗、康方生物的派安普利单抗以及誉衡生物的赛帕利单抗。由于抗 PD-1/PD-L1 单药治疗的响应率有限，大量临床试验正在测试抗 PD-1/PD-L1 治疗与其他疗法联用的有效性和安全性，以期进一步提升疗效。近期，基于抗 PD-1/PD-L1 治疗的联用治疗取得了一定进展，美国食品药品监督管理局基于一系列随机对照试验的结果，批准了抗 PD-1 联用细胞毒性 T 淋巴细胞相关抗原 4（cytotoxic T-lymphocyte antigen-4，CTLA-4）治疗用于晚期黑色素瘤、肾细胞肾癌和高微卫星不稳定性的结直肠癌，还批准了抗 PD-1 药物联用抗血管生成剂治疗肾细胞癌，以及抗 PD-1/PD-L1 药物联用化疗治疗非小细胞肺癌和三阴性乳腺癌。然而，联合治疗相比于抗 PD-1/PD-L1 单药治疗具有更高的毒性风险。Zhou 等在《柳叶刀・肿瘤学》杂志发表了一项纳入 161 项临床试验的大型荟萃研究，系统性描绘了基于抗 PD-1/PD-L1 的免疫联合治疗的毒性谱。研究将抗 PD-1/PD-L1 联用治疗分为 4 类，分别为联用化疗、联用靶向治疗、联用免疫和联用放疗。研究发现在 4 类联用治疗中，全级别毒性发生率较高，高级别毒性发生率也不低，肺炎是联用治疗中最主要的致死性毒性。因此，安全性问题或成为免疫治疗进一步发展的挑战。开发不良反应预测标志物、早期识别和全程监测不良反应是下一步应该解决的问题。

2）B7-H3：B7-H3（CD276）是来自 B7 分子家族的免疫检查点，其主要存在于非免疫静息成纤维细胞、内皮细胞（EC）、成骨细胞上。在 mRNA 水平上，它普遍存在于肝脏、心脏、前列腺、脾脏和胸腺等非淋巴和淋巴器官中。B7-H3 在正常的组织中常规表达，但在多数恶性肿瘤如白血病、乳腺癌、前列腺癌、结直肠癌中过表达。B7-H3 对 T 细胞介导的免疫具有双重作用，较早的小鼠试验研究中显示出 B7-H3 会加重自身免疫性脑脊髓炎（EAE）、关节炎和慢性同种异体移植排斥反应，因而表现为对 T 细胞的共刺激作用，但之后研究大多表明其减少 T 细胞释放干扰素，T 细胞共抑制剂。在非恶性组织中，B7-H3 在适应性免疫中起主要抑制作用，抑制 T 细胞活化和增殖。在恶性组织中，B7-H3 抑制肿瘤抗原特异性免疫反应，导致促肿瘤作用。全球暂无抗 B7-H3 单克隆抗体的药物上市，根据美国国家医学图书馆与美国食品药物管理局创建的临床试验资料库网站（ClinicalTrials.gov）显示目前针对 B7-H3 抗体产品临床研发前列的为美国的 MacroGenics 公司，其人源化抗 B7-H3 单克隆抗体产品 Enoblituzumab（MGA271）处于Ⅱ期临床阶段，用于治疗一线治疗复发性或转移性头颈部鳞状细胞癌。

3）CD47：CD47 被称为整合素相关蛋白（integrin-associated protein，IAP），是免疫球蛋白超家族的成员之一。其在较多种类型的肿瘤如恶性肿瘤如鳞状食管细胞癌等高表达。其功能具体表现为 CD47 与巨噬细胞上的信号调节蛋白 α（SIRPα）的结合形成 CD47-SIRPα 通路，触发抑制性“不要吃我”信号来抑制巨噬细胞对肿瘤细胞的吞噬作用，因此通过阻断 CD-47 与 SIRPα 信号通路，解除对肿瘤吞噬作用的限制是临床上成药治疗肿瘤的思路。但越来越多的证据表明，CD47-SIRPα 信号通路的阻断还需 Fc 受体及 SLAMF7 等吞噬细胞受体的参与。由于 CD47 该靶点在肿瘤中高表达，其适应证较广泛，包括多种血液瘤与实体肿瘤。有 30 余项针对 CD47 靶点的单抗或联合治疗的临床试验，国内的信达生物药品 IBI188 处于Ⅰ期临床阶段，但目前全球暂无 CD47 相关产品上市。

4）CTLA-4：CTLA-4 是免疫球蛋白亚家族的 1 型跨膜糖蛋白，主要表达于活化的 $CD4^+$ 与 $CD8^+$ T 细胞，是 T 细胞自我耐受的关键调节剂。CTLA-4 通过与其配体 B7 家族的 CD80 和 CD86（通常存在于 APC 细胞的表面）结合，诱导抑制 PI3K/Akt、细胞周期蛋白 D3-cdk4/6 和 NF-κB，从而通过产生抑制信号减弱对肿瘤的免疫反应来负调节 T 细胞增殖和激活，减少细胞因子的分泌。2011 年 3 月美国 FDA 批准 BMS 公司伊匹木单抗（ipilimumab）用于治疗晚期（转移）黑色素瘤患者，伊匹木单抗是 CTLA-4 的单克隆抗体，通过阻断 CTLA-4 与 B7 结合，从而提高对 T 细胞对肿瘤的免疫效应。2021 年 10 月，BMS 的伊匹木单抗于中国上市。伊匹木单抗能高效地治疗黑色素瘤，填补了以往少药的局面，但其也可引起较严重的免疫介导反应，如肝炎、结肠炎等。目前业界正在探索伊匹木单抗联合其他单抗的双免疫治疗，BMS 的Ⅲ期临床研究 CheckMate-743 证明了伊匹木单抗联合纳武利尤单抗治疗恶性胸膜间皮瘤（MPM）疗效显著，而免疫毒性更低，更加安全。

5）TIGIT：T 细胞免疫球蛋白 ITIM 结构域（T cell immunoglobulin and ITIM domain）是 Ig 超家族的一类受体，TIGIT 由活化的 $CD8^+$ T 和 $CD4^+$ T 细胞、NK 细胞、Treg 和滤泡 T 辅助细胞表达。在癌症中，TIGIT 与 PD-1 在小鼠和人类的肿瘤抗原特异性 $CD8^+$ T 细胞和 $CD8^+$ 肿瘤浸润淋巴细胞（TIL）上共表达。在肿瘤微环境中 TIGIT 有多种抑制 T 细胞的机制，TIGIT 通过结合 APC 细胞上的 CD155 触发 IL-10 的产生，减少 IL-12 的产生，从而间接抑制 T 细胞；TIGIT 以比 CD226 更高的亲和力结合 CD155 而破坏 CD226（一种共刺激受体，广泛由免疫细胞表达）同源二聚化后与 CD155 结合的能力，限制了 CD226 介导的 T 细胞活化的能力。而且 TIGIT 还作用于 Treg 以增强免疫抑制功能和稳定性。2021 年 1 月，罗氏的 Tiragolumab 被美国 FDA 授予突破性治疗认定，Tiragolumab 是一种靶向 TIGIT 的新型癌症免疫疗法，通过结合 TIGIT 阻断 TIGIT 与脊髓灰质炎病毒受体（PVR/CD155）的蛋白质的相互作用，可抑制机体的免疫反应。目前罗氏的 Tiragolumab 正在进行广泛的临床试验研究，包括联合 Atezolizumab 单抗与化疗探索在三阴性乳腺癌中的安全性、有效性；联合 Atezolizumab、紫杉醇和顺铂与顺铂和紫杉醇作为一线治疗不可切除的局部晚期、不可切除的复发或转移性食管癌患者的比较研究；评估在复发或难治性多发性骨髓瘤或复发或难治性 B 细胞非霍奇金淋巴瘤患者中的安全性、耐受性、药代动力学、药效学和初步活性的研究等。

6）LAG-3：淋巴细胞激活基因 3 是一种跨膜蛋白，在抗原刺激下在 $CD4^+$ 和 $CD8^+$ T 细胞上诱导表达。在抑制机制上，LAG-3 在结合 MHCⅡ方面有比 CD4 更高的亲和力，通过阻止 MHCⅡ与 CD4、T 细胞的结合来抑制 TCR 信号转导；同时 LAG-3 和 CD3 的交联可通过抑制钙离子通量来损害 T 细胞增殖和细胞因子分泌。在肿瘤微环境中存在的 Treg 通过下调炎症细胞因子和上调抑制活性来削弱癌症特异性免疫反应，LAG-3 已被证明在支持 Treg 活性方面至关重要。通过阻断 LAG-3 能够支持 T 细胞抗肿瘤的免疫反应，但肿瘤细胞仍可通过众多其他信号通路逃避免疫反应，通过阻断 LAG-3 联合其他免疫疗法，能够有效提高肿瘤的治疗效果，目前美国 BMS 公司自主研发的抗 LAG-3 单抗药物 Relatlimab 与抗 PD-1 单抗 Nivolumab 药物在治疗转移性或不可切除性黑色素瘤患者的Ⅱ/Ⅲ期临床试验中达到了无进展生存期主要终点，提高了患者的生存率。

7）TIM-3：TIM-3 是一种共抑制受体，在产生 IFN-γ 的 T 细胞、$FoxP3^+$ Treg 细胞和先天免疫细胞（巨噬细胞和树突状细胞）上表达。TIM-3 通常在肿瘤和慢性感染中耗尽的 T 细胞上高水平表达。TIM-3 在 T 细胞耗竭中发挥重要作用，即在肿瘤持续进展下，T 细胞逐渐丧失其免疫功能的过程，是一种 T 细胞损伤状态，在这种状态下 T 细胞无法增殖以及通过细胞毒性与分泌细胞因子 IL-2 杀伤肿瘤。在作用机制方面：TIM-3 通过与其配体 Galectin-9、HMGB15-8、Ceacam1 结合共同下调 T 细胞对肿瘤的免疫效应。TIM-3 与配体 Galectin-9 的结合会诱导抑制 Th1 细胞内钙离子的流动、聚集及凋亡以及促进粒细胞髓源性抑制性细胞（MDSC），进而阻碍肿瘤免疫。HMGB1 是一种 DNA 结合蛋白，在肿瘤微环境中浸润肿瘤的 DCs 高表达 TIM-3 蛋白，与肿瘤细胞释放的核酸竞争结合 HMGB1，阻断核酸进入核内体，从而抑制核酸刺激先天免疫反应；Ceacam1 通过其 N 端结构域与 TIM-3 结合，以反式相互作用的方式形成异源二聚体抑制 T 细胞功能。目前海内外暂无相关阻断 TIM-3 药物上市。国际上瑞士 Novartis 企业的 Sabatolimab 正处于Ⅱ期临床，利用单药或与阿扎胞苷联用治疗自体造血干细胞移植后获得完全缓解但 MRD^+ 的 AML/ 继发性 AML。

（2）免疫正调控：早在 100 多年前卡介苗问世时，学者们就研究发现其具有活化巨噬细胞、激活免疫系统的能力，进而能够提高肿瘤抗原的提呈效率。免疫共刺激分子通过与其配体或受体的结合，能够调控免疫细胞及细胞因子的作用提高免疫效应。而细胞因子是通过免疫细胞以及相关组织细胞分泌产生的一类小分子蛋白质，通过自分泌、旁分泌、内分泌的方式发挥着免疫细胞间信息媒介的作用，在免疫应答的过程中，各类细胞因子联系紧密，相互作用，能够对免疫应答进行调控，促进免疫细胞的扩增和分化。细胞因子具体可分为白介素、集落刺激因子（CSF）、干扰素、肿瘤坏死因子（TNF）、生长因子（GF）、趋化因子。

（3）免疫共刺激分子

1）4-1BB：4-1BB 是一种糖蛋白，属于肿瘤坏死因子受体超家族，是诱导型共刺激受体，多在活化的 T 细胞和 NK 细胞上表达。T 细胞上的 4-1BB 通过结合配体 4-1BBL 可触发信号级联反应，导致抗凋亡基因 bcl-2 上调、细胞因子分泌功能的增强，诱导产生 IL-13 限制炎症反应的发生。在 Fc 受体触发后，4-1BB 信号可以上调 NK 细胞，增加其抗体依赖性细胞介导的细胞毒性（ADCC），但 4-1BB 对处于静息状态的 NK 细胞的刺激可能会损害 NK 细胞的毒功能。

抗 4-1BB 单抗疗法对于免疫原性较差的肿瘤如肺癌、黑色素瘤被证明无明显疗效。目前临床上探索抗 4-1BB 与其他抗肿瘤药物的联用以增强抗肿瘤的效应，如 4-1BB 激动剂单克隆抗体联合曲妥珠单抗治疗晚期 HER2 阳性乳腺癌患者，4-1BB 激动剂联合 PD-1 抑制剂治疗实体瘤患者；利用 4-1BB 作为共刺激分子联接在靶向 CD19 的 CAR-T 细胞上，治疗复发或难治性 B 细胞急性淋巴细胞白血病成人患者。

2）OX-40：OX-40 属于 NGFR/TNFR 超家族成员，是一种 T 细胞共刺激性肿瘤坏死因子受体。在活化的 $CD4^+$T 细胞以及调节性 T 细胞上表达，其配体 OX-40L 存在于 APC（抗原呈递细胞）、活化的 T 细胞和其他细胞上，包括一些内皮细胞和肥大细胞上。OX-40 与 OX-40L 的结合能促进和维持 $CD4^+$ T、$CD8^+$ T 记忆细胞的产生，并有利于 Th1、TH2 细胞因子的产生，降低 Treg 的抑制活性等。近年来 OX40 已成为使用单克隆抗体进行免疫治疗的靶点，该疗法潜在的作用方式是模拟配体并引发激动受体信号以促进 T 细胞活化。目前海内外暂无上市产品，根据 ClinicalTrail.gov 数据，共有近 40 项抗 OX40 单抗的药物正处于临床试验阶段，适应证包括肾细胞癌、急性髓性白血病（AML）、肺癌、乳腺癌、前列腺癌等。

3）ICOS：诱导型 T 细胞共刺激因子（inducible T cell CO-stimulator，ICOS）是激活的 T 细胞上表达的共刺激免疫检查点，由不同的 T 淋巴细胞亚群表达，包括 $CD8^+$ 细胞毒性 T 细胞、$CD4^+$ 辅助 T 细胞（Th），其配体 ICOSL 在抗原呈递细胞和体细胞上表达，包括肿瘤微环境中的肿瘤细胞。当 ICOS 结合其配体 ICOSL，具有上调 T 细胞增殖和抑制 Treg 的能力，以及促进细胞因子 IL-4、IL-10 和 IFN 的分泌。目前针对 ICOS 的抗体分别为 ICOS 激动剂与拮抗剂。其中 ICOS 激动剂通常与抗 CTLA-4 或抗 PD-1 抗体联合使用，协同抑制 Treg 的抑制活性并增强效应 T 细胞的抗肿瘤活性。ICOS 拮抗性抗体主要通过刺激 NK 细胞介导的抗体依赖性细胞介导的细胞毒性来抑制 Treg。海内外暂无抗 ICOS 药物上市，目前美国 GSK 公司正在针对 ICOS 进行药物临床试验，其抗 ICOS 抗体药物（激动剂）GSK3359609 联合帕博利珠单抗（PD-1）用于治疗头颈部鳞状细胞癌，正处在Ⅱ/Ⅲ期临床。

4）CD40：CD40 是 TNF 受体超家族（TNFR）成员之一，多存在于 B 细胞及 APC 细胞上，其配体 CD40L 在主要存在于活化的 T 细胞上。CD40 在体液免疫中发挥着核心作用，CD40 同其配体 CD40L 结合后，发挥能够支持 B 细胞分化为分泌抗体的浆细胞；在 IL-4 信号下，CD40 能促进 IgM，IgG 和 IgE 抗体的分泌；与 IL-10 和 TGFβ 作用时能刺激 IgA 的分泌。CD40 也在几乎所有的 B 细胞肿瘤及实体肿瘤中表达，CD40 信号的激活具有诱导免疫相关细胞凋亡和抑制生长的作用。目前，在研究及临床试验上抗 CD40 单抗通过多种机制发挥抗肿瘤的作用，如通过免疫效应物质的募集和抗体依赖性细胞介导的细胞毒性杀伤肿瘤、诱导直接凋亡或生长停滞的细胞信号传导；通过作用于 APCs 分泌 IL-12 间接激活 NK 细胞，增强其细胞毒功能，提高对肿瘤的免疫效果。目前抗 CD40 单抗药物的临床试验适应证多聚焦于非小细胞肺癌、慢性淋巴细胞白血病以及黑色素瘤等。

5）PVRIG：脊髓灰质炎病毒受体相关免疫球蛋白结构域（PVRIG），在 T 细胞（主要是 $CD8^+$ T 细胞）和 NK 细胞上表达，PVRIG 其配体脊髓灰质炎病毒相关受体 2（PVRL2）结合，并可能通过其细胞内结构域中的免疫受体酪氨酸相关的抑制性基序（ITIM）对细胞毒性淋巴细胞活性产生抑制作用。目前针对 PVRIG 的临床试验较少，且基本处在临床Ⅰ期或Ⅱ期，探索 PVRIG 抑制剂单药或联合用药治疗晚期实体瘤的安全性、耐受性及药代动力学等。

4. 免疫治疗疗效相关的因素

肿瘤突变负荷（TMB）与整体肿瘤抗原性相关，并被证明可以预测多种癌症类型的免疫治疗反应。TMB 也是一个连续变量，需要对整个外显子组或多个代表性基因组位点进行下一代测序。在一些研究中，高 TMB 与非小细胞肺癌免疫治疗的疗效相关，与 PD-L1 状态无关。高 TMB 是吸烟相关 NSCLC 的特征。在临床研究中，也发现一些基因突变会影响免疫治疗的结局。

（1）免疫治疗疗效负相关的因素：EGFR 基因是 NSCLC 患者中最重要的驱动基因之一。多项临床试验表明，EGFR 突变患者无法从免疫治疗中获益。CheckMate 057 试验主要分析了二线使用 PD-1 抑制剂纳武单抗及多西他赛单药治疗晚期 NSCLC 患者效果的差异，结果显示，EGFR 突变患者无法从免疫检查点抑制剂中获得总生存优势，而 EGFR 野生型患者则在 OS 和 PFS 上均明显受益。KEYNOTE-010 试验也证实了上述观点。STK11、MET14 exon 等基因突变患者免疫治疗效果也并不理想。NSCLC 患者中 MET 外显子 14 突变的发生率为 2%～4%，这部分患者 TMB 值较低，对免疫检查点抑制剂反应不佳。而 STK11 突变患者 PD-L1 表达通常较低且肿瘤微环境中效应 T 淋巴细胞浸润少，也无法从免疫治疗中获益。

（2）免疫治疗疗效正相关的因素：目前已经发现包括 KRAS、TP53 这些常见变异，在研究 KRAS 合并其他突变对免疫治疗疗效的影响时，回顾性地分析了 174 例使用免疫检查点抑制剂的存在 KRAS 突变的肺腺癌患者，结果显示 KRAS/TP53 共突变患者临床疗效最好，其次是仅 KRAS 突变组，KRAS/STK11 共突变患者获益最少，这提示 STK11 基因突变可能是 KRAS 突变患者对免疫检查点抑制剂耐药的主要原因。

POLD1、BRCA1、BRCA2、LIG3 等少见基因突变也会影响免疫治疗的疗效，它们是编码 DNA 复制过程中具有修复功能蛋白的相关基因。这些基因突变会引起 TMB 高表达以及肿瘤浸润淋巴细胞的增加，从而更易从免疫检查点抑制剂中获益。

PD-1+CD8$^+$T 细胞被认为是肿瘤新抗原特异性的肿瘤浸润 T 细胞，因此可能与免疫治疗疗效有关。团队发现，肺癌患者基线时的外周血 PD-1+CD8$^+$T 细胞受体多样性与免疫治疗疗效有关，高 T 细胞受体多样性组的患者相比低 T 细胞受体多样性的患者具有显著更优的总生存期和无进展生存期，说明基线外周血 PD-1+CD8$^+$T 细胞受体多样性是免疫治疗疗效的正向预测因素（图 2-7）。同时，我们还检测了肺癌患者在治疗后的配对外周血中 PD-1+CD8$^+$T 细胞受体的多样性和克隆度，与其治疗前的结果进行对比，发现在治疗后 PD-1+CD8$^+$T 受体克隆度增加的患者，相比克隆度减少的患者，具有显著更优的总生存期和无进展生存期，进一步说明治疗后 PD-1+CD8$^+$T 细胞受体克隆度增加是肺癌免疫治疗的预测标志物（图 2-8）。

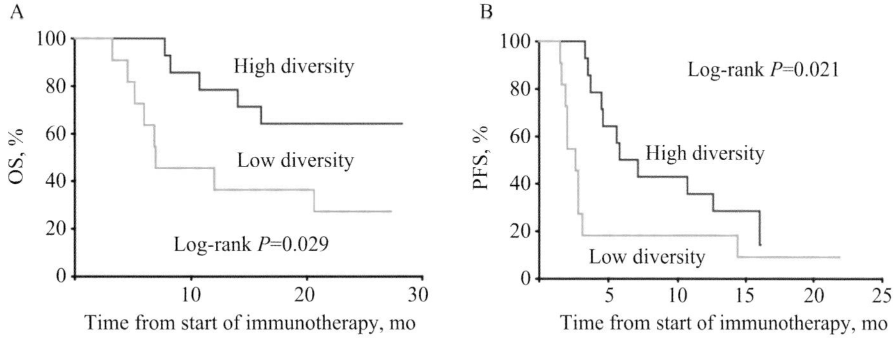

图 2-7　PD-1+CD8$^+$T 细胞受体多样性对免疫治疗疗效的相关性

A. 总生存期；B. 无进展生存期

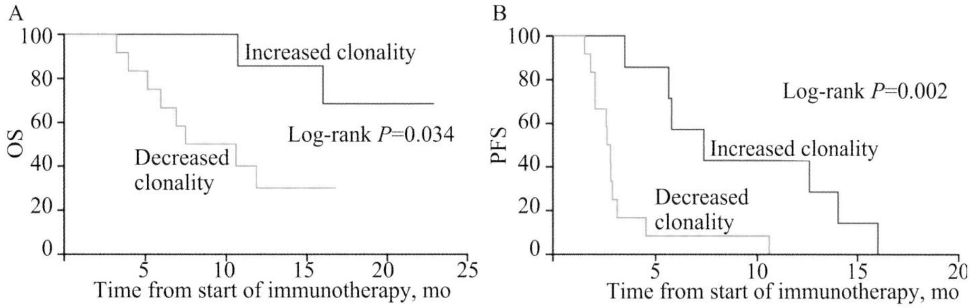

图 2-8　PD-1+CD8$^+$T 细胞受体克隆度在治疗前后的变化与免疫治疗疗效的相关性

A. 总生存期；B. 无进展生存期

肿瘤中浸润 PD-1+CD8$^+$T 细胞与外周血 PD-1+CD8$^+$T 细胞具有相似的 T 细胞受体特征，因此检测外周血中 PD-1+CD8$^+$T 细胞可能可以替代检测肿瘤样本中 PD-1+CD8$^+$T 细胞。我们团队对免疫治疗前肺癌患者的肿瘤活检组织和外周血 PD-

1+CD8$^+$T 细胞配对样本进行 T 细胞受体组库测序、全外显子测序和 ctDNA 测序，并基于肿瘤浸润 T 细胞与外周血 PD-1+CD8$^+$T 细胞的共有 T 细胞比例，开发出一种新型标志物——T 细胞受体免疫治疗响应指数（TCR-based immunotherapy response index，TIR）（图 2-9）。我们发现 TIR 指数高的肺癌患者相比于 TIR 指数低的肺癌患者具有显著更优的总生存期和无进展生存期，说明 TIR 指数是肺癌免疫治疗的预测标志物（图 2-10）。为进一步揭示肿瘤浸润 T 细胞与外周血 PD-1+CD8$^+$T 细胞的共有 T 细胞对免疫治疗的作用，我们在体外构建了患者突变来源的新抗原多肽 MANA，并对患者自身的外周血淋巴细胞进行体外刺激，发现 T 细胞在新抗原的刺激下呈聚集状态，且流式分析发现 CD8$^+$T 细胞中 4-1BB 表达量显著增加。我们利用新抗原构建 MANA 特异性四聚体，获取了 MANA 特异性 T 细胞并进行 TCR 测序，发现可特异性结合四聚体的 T 细胞，分布于组织与外周血 CD8$^+$PD1+ 阳性 T 细胞这一群体中，证明肿瘤浸润 T 细胞与外周血 PD-1+CD8$^+$T 细胞的共有 T 细胞具有肿瘤杀伤功能。

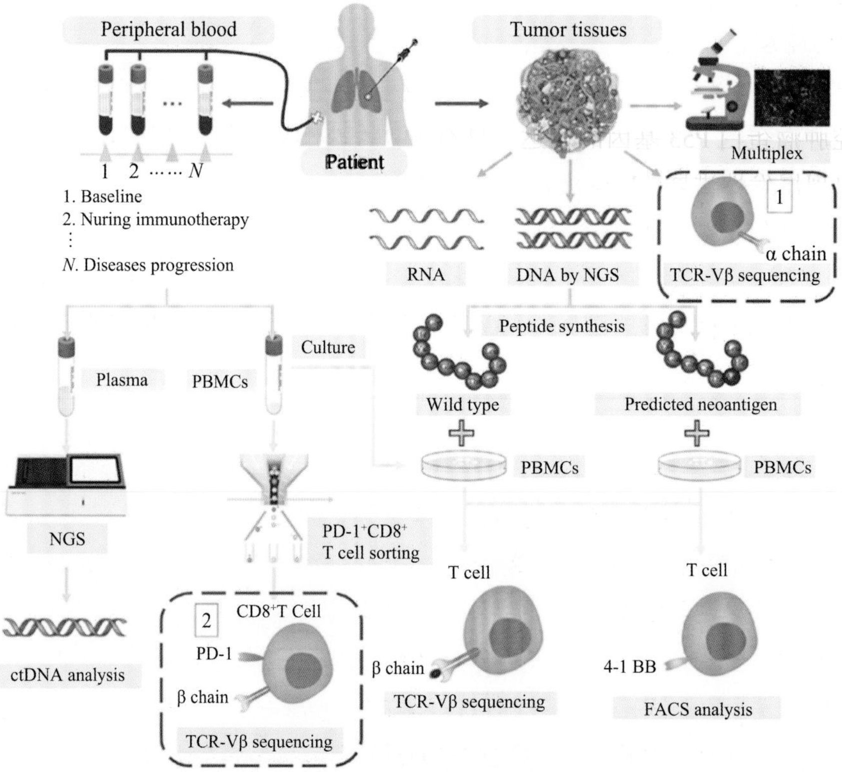

图 2-9　PD-1+CD8$^+$T 细胞机制研究流程图

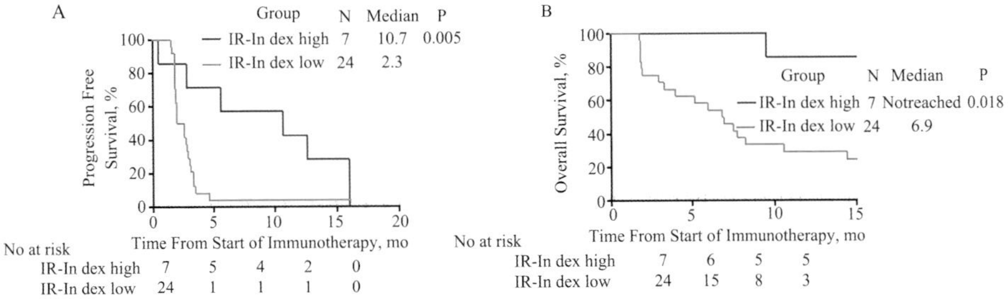

图 2-10　TIR 指数与免疫治疗疗效的关系

A. 无进展生存期；B. 总生存期

（3）免疫治疗耐药相关的因素：B2M 是 HLA Ⅰ类分子的重要组成部分，参与 MHC Ⅰ类分子的折叠及运输，在肿瘤抗原的加工和呈递过程中起重要作用。有研究发现 B2M 突变可导致 MHC Ⅰ类分子在 APCs 表面的表达受损，继而导致抗原呈递受损，从而导致免疫治疗耐药的发生。另有研究发现 CRISPR 介导的敲除肺癌小鼠模型中的 B2M 基因可导致其对免疫检查点抑制剂产生耐药性，这也证明了 B2M 突变在免疫治疗耐药中的作用。

（4）免疫治疗后肿瘤爆发性进展相关的因素：MDM2 基因是一种癌基因，参与调控肿瘤蛋白 P53 基因的表达。具有 MDM2/MDM4 扩增的患者，接受免疫治疗后易出现爆发性进展（hyper-progressive disease，HPD）。对接受免疫检查点抑制剂治疗的 38 例 NSCLC 患者进行了基因测序分析，结果显示有 6 例（16%）患者携带 MDM2/MDM4 扩增，其中 4 例（67%）MDM2/MDM4 扩增患者发生 HPD，另 2 例患者的临床症状也迅速恶化。MDM2 基因扩增导致 HPD 的原因认为可能与高表达的 MDM2 抑制了野生型 p53 基因表达有关。

5. 免疫治疗的不良反应

近年来，以抗 PD-1/PD-L1 治疗为代表的免疫治疗在肺癌治疗中取得重大进展的同时，也报道出一些不容忽视的不良反应，称为免疫相关不良反应（immune-related adverse events，IRAE）。不同于传统放化疗或靶向治疗的副反应，IRAE 的发生与药物直接作用无关，而是由于 ICI 过度活化自身免疫系统造成的自身炎症性反应。与风湿免疫性疾病相似，IRAE 临床表现多样，可累及全身任意器官组织，最常见的受累部位包括皮肤、胃肠道、肺、内分泌系统等。重症 IRAE 会导致治疗中止，甚至危及生命。

随着免疫联合治疗获批成为多种晚期肿瘤的一线治疗方案，免疫治疗已跨入“联合治疗”时代，但免疫联合治疗相比于单药治疗在提高疗效的同时也显著加重了不良反应，进而限制了免疫联合治疗的推广和广泛应用。我们团队近期发表于《柳叶刀 · 肿瘤学》的一项研究中，基于 161 项抗 PD-1/PD-L1 治疗的免疫联合治疗临床试验的不良反应结果，系统性描绘了基于抗 PD-1/PD-L1 的免疫联合治疗的毒性谱。我们将抗 PD-1/PD-L1 联用治疗分为 4 类，分别为联用化疗、联用靶向治疗、联用免疫和联用放疗，并发现在 4 类联用治疗中，全级别毒性发生率较高，高级别毒性发生率也不低。其中，抗 PD-1/PD-L1 联合化疗的全级别和高级别不良反应的发生率分别为 97.7%（96.4% ~ 98.5%）和 68.3%（60.7% ~ 75.0%），抗 PD-1/PD-L1 联合靶向治疗的全级别和高级别不良反应的发生率分别为 94.5%（90.7% ~ 96.8%）和 47.3%（37.3% ~ 57.5%），抗 PD-1/PD-L1 联合免疫治疗的全级别和高级别不良反应的发生率分别为 86.8%（80.9% ~ 91.1%）和 35.9%（29.5% ~ 42.9%），抗 PD-1/PD-L1 联合放疗的全级别和高级别不良反应的发生率分别为 89.4%（69.0% ~ 96.9%）和 12.4%（4.4% ~ 30.6%）（图 2-11）。因此，安全性问题或成为免疫治疗进一步发展的挑战。开发不良反应预测标志物、早期识别和全程监测不良反应是下一步应该解决的问题。

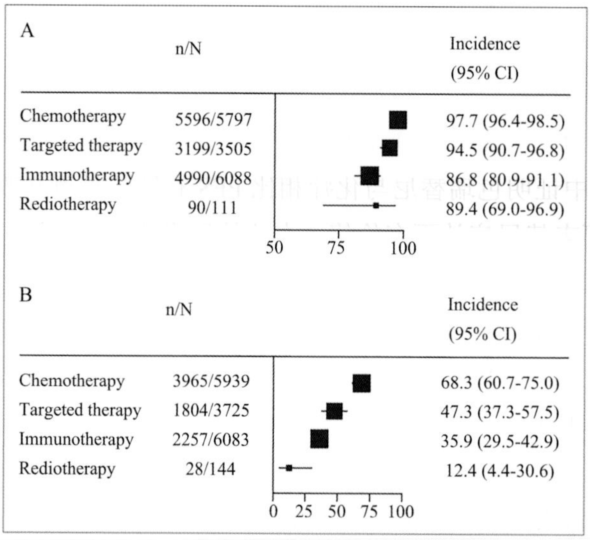

图 2-11　四类联合治疗的总体不良反应发生率

A. 全级别发生率；B. 高级别发生率

（二）肺癌的精准靶向治疗

1. EGFR

针对 EGFR 突变的小分子 TKI 能与 ATP 竞争性结合 EGFR 胞内区酪氨酸磷酸化位点，阻断 EGFR 信号通路激活，从而抑制肿瘤生长。针对 EGFR 突变的 EGFR-TKI 目前有三代，如一代吉非替尼和厄洛替尼，第二代阿法替尼及第三代奥希替尼。其中第三代是针对一、二代 EGFR-TKI 最常见的耐药突变 EGFR T790M（约占 50%），对脑转移患者疗效佳，并显著延长患者的 PFS。携带 19 外显子缺失突变的患者较 L858R 突变患者对 TKI 反应更佳，预后更好。TKI 也已在携带 G719X、S768I 或 L861Q 致敏突变的 NSCLC 患者中显示出较好前景，ORR 为 50% ~ 60%。

EGFR 20 外显子插入突变占 EGFR 所有突变 0.5% ~ 4%，是 TKI 原发耐药的主要驱动因素，有 100 多种变体，但目前仅 EGFR 20 外显子插入类型 A763_Y764ins FQEA 敏感，其余 EGFR 20 外显子插入类型使用 EGFR-TKI 疗效差，中位 PFS 仅约 2 个月。Ⅰ/Ⅱ期实验评估了两种 EGFR 外显子 20 插入突变特异性 TKI 莫博替尼和 EGFR-MET 双特异性抗体阿米凡他单抗，前者的 ORR 约为 25%，后者的 ORR 为 40%，正在开展关于阿米凡他单抗Ⅲ期 PAPILLON 实验，截至 2023 年 2 月 7 日，患者已全部入组，预计 2023 年 10 月份就会达到主要终点。

2. ALK

对于 ALK 重排也开发了三代 ALK-TKIs 药物，如一代的克唑替尼，二代药物色瑞替尼、阿来替尼、布加替尼，及三代药物劳拉替尼。PROFILE 系列研究显示一代 ALK-TKI 克唑替尼对比含铂双药化疗，显示出更好的 ORR（74% *vs.* 45%，$P < 0.001$）和 PFS（10.9 个月 *vs.* 7.0 个月，$P < 0.001$）。二代药物对看门人突变 L1196M 和 G1269A 耐药突变有效，ASCEND 系列试验提示在 TKI 初治和克唑替尼预治疗的晚期 ALK 重排患者中证明色瑞替尼与化疗相比 PFS 有统计学意义改善，而 ALUR 及 ALEX 试验证明阿来替尼疗效更有价值。克唑替尼耐药患者使用阿来替尼后 PFS 约为 9.6 个月，并表现出良好的中枢系统活性（CNS ORR 54.2%，化疗组 ORR 0），而初治患者中位 PFS 可长达 34.1 个月，优于克唑替尼 10.1 个月。三代药物劳拉替尼开发目标针对高度耐药的 G1202R/del 突变，在突变组中 ORR 约 57%，中位 PFS 8.2 个月，可作为 ALK 阳性患者在一线或后续治疗中获得耐药突变后的有效治疗选择。

3. ROS1

由于 ROS1 与 ALK、TRK 等的酪氨酸激酶区域具有高度同源性，因此在携带 ROS1 重排的 NSCLC 患者中评估了两种主要类型的多靶点激酶抑制剂：抑制 ROS1/ALK 的抑制剂和抑制 ROS1/TRK 的抑制剂。有前景的 ROS1/ALK 抑制剂包括克唑替尼、色瑞替尼和劳拉替尼，以及 ROS1/TRK 抑制剂恩曲替尼、洛普替尼和他曲替尼。目前只有恩曲替尼和克唑替尼被 FDA 批准上市。Ⅰ期 PROFILE 试验在 53 名患者中报告克唑替尼的 ORR 为 72%，中位 DOR 24.7 个月。Ⅱ期研究证实克唑替尼 ORR 为 65.4% ~ 71.7%，但克唑替尼穿透血 - 脑脊液屏障的能力较差。类似在 ALK 中的表现，色瑞替尼和劳拉替尼在经过克唑替尼治疗的患者和脑转移患者中显示出活性。而对于恩曲替尼，STARTRK、ALKA 等Ⅰ、Ⅱ期研究显示，ORR 为 67.1%，中位 DOR 为 15.7 个月，并具有良好的中枢神经系统活性，颅内 ORR 与总体患者相似。洛普替尼和他曲替尼对 ROS1 G2032R 和 L2026M 耐药突变敏感，目前正在Ⅱ-Ⅲ期试验评估其作用。

4. c-MET

针对 MET 通路的小分子 TKI 包括克唑替尼等多靶点激酶抑制剂及特泊替尼、卡马替尼、沃利替尼等高选择单靶点抑制剂。对于 MET 扩增，PROFILE Ⅰ期研究显示，在 20 名 MET 扩增患者（MET/CEP7 比率≥ 4.0）中，克唑替尼具有良好的临床活性，ORR 为 40.0%，Ⅱ期研究报告 ORRs 0 ~ 26.9%，卡马替尼得到更佳的结果，Ⅰ期 PROFILE ORR 46.7%，Ⅱ期 GEOMETRY 研究初治患者 ORR 40%。对于 14 外显子跳跃突变，克唑替尼Ⅱ期 GEOMETRY 报告 ORR 为 68%，Ⅱ期试验还报告了特泊替尼的 ORR 为 45.2% 及沃利替尼的 ORR 49.2%。目前，正开展一项验证性Ⅲ期试验比较卡马替尼和多西他赛在 14 外显子跳跃突变患者中的作用，截至 2022 年 12 月 30 日，已入组 22 名患者，研究还在紧张进行中。。卡马替尼和特泊替尼在 2021 年已被 FDA 加速批准使用。

5. BRAF

已在 BRAF 突变 NSCLC 患者中评估了三种类型的抑制剂：BRAF 抑制剂、MEK1/2 抑制剂和 ERK 抑制剂。MEK1/2 抑制剂单药使用几乎是没有作用的。NCCN 指南推荐针对 BRAF V600E 突变 NSCLC 患者，推荐一线优选 BRAF 抑制剂达拉非尼联合 MEK1/2 抑制剂曲美替尼治疗，两项Ⅱ期试验报告 BRAF V600E 突变转移性 NSCLC 患者的 ORR 约为 63%。此外多项Ⅱ期试验中，BRAF 抑制剂威罗非尼在 BRAF V600E 突变 NSCLC 患者中显示出活性，ORR 达 43%，ERK 1/2 抑制剂优利替尼已在 BRAF V600 突变型 NSCLC 患者中显示出一些初步活性，然而 BRAF/CRAF 抑制剂 LXH254 和 ERK 抑制剂 LTT462 的组合在这些患者中没有显示活性（ORR 0%）。尚无非 V600E 突变相关的成功靶向药物的报道。

6. RET

已有众多针对 RET-TKI 获得评估，包括多激酶抑制剂凡德他尼、卡博替尼和特异性抑制剂塞尔帕替尼（LOXO-292）和普雷西替尼（BLU-667）。于小型Ⅱ期试验（＜ 25 名患者）中报告了卡博替尼和凡德替尼在 RET 重排 NSCLC 患者中的适度活性（ORR 为 18% ~ 53%）。特异的 RET 抑制剂更有效，Ⅱ期 ARROW 试验报告，在 26 名未接受过化疗的患者中普雷西替尼的 ORR 为 73%，在 80 名接受过铂类药物治疗的患者中为 61%，同样，在Ⅱ期 LIBRETTO-001 试验中，塞尔帕替尼在 39 名未接受过化疗的患者中的 ORR 为 85%，在 105 名铂类预处理患者中的 ORR 为 64%。

7. NTRK

许多 NTRK 抑制剂都是多靶点的，可以抑制 ROS1 突变。已经在 NTRK 重排实体瘤中评估了四种 TRKA/B/C 抑制剂，包括第一代抑制剂拉罗替尼和恩曲替尼，以及下一代 TRKA/B/C 抑制剂赛曲替尼和洛普替尼。3 个Ⅰ/Ⅱ期多中心、开放标签、单组的临床试验共纳入具有 NTRK 基因融合晚期实体瘤患者 55 例，其中包含 4 例肺癌患者，给予口服拉罗替尼治疗，全体患者 22% 达到 CR，53% 评估为 PR，73% 的患者缓解时间在 6 个月以上，39% 的患者持续缓解时间超过 1 年。4 例肺癌患者中，3 例达 PR（75%），1 例评估 SD（24%）。对Ⅰ/Ⅱ期 LOXO-TRK-14001、NAVIGATE 和 SCOUT 篮子试验的综合分析报告，在 159 名实体瘤患者中，拉罗替尼的 ORR 为 79%，中位 DOR 为 35.2 个月。Ⅰ/Ⅱ期 STARTRK-2、STARTRK-1 和 ALKA-372-001 研究的类似分析报告表明，在 74 名实体瘤患者中应用恩曲替尼，ORR 为 63.5%，中位 DOR 为 12.9 个月。赛曲替尼和洛普替尼在 NTRK 重排实体瘤患者中也显示出临床活性，目前正在被开发中。现阶段，TRK 抑制剂拉罗替尼和恩曲替尼在 NTRK 重排 NSCLC 患者中显示出巨大的前景，具有高缓解率和长缓解持续时间，均已获得 FDA 批准。

8. HER2

三种主要类型的抑制剂，泛 HER TKI，抗 HER2 moAb 和抗 HER2 抗体 - 药物偶联物已在携带 HER2 改变的 NSCLC 患者中进行了评估。作为单一药物使用的不可逆泛 HER TKI 包括奈拉替尼、达克替尼、阿法替尼、他索替尼波齐替尼和吡咯替尼等报告了适度活性，在接受过预治疗的患者中取得了 30% 的 ORR。而与化疗联用的抗 HER2 moAb 曲妥珠单抗或另一种抗 HER2 moAb 帕妥珠单抗疗效较低。两种抗体药物偶联物，曲妥珠单抗 - 德鲁替康在 Her2 突变和扩增患者中分别取得了 61.9% 和 24.5% 的 ORR，已被 FDA 授予突破性治疗许可。A166 是一种新型抗体药物偶联物，已在包括 NSCLC 在内的 HER2 阳性患者的Ⅰ期篮子试验中显示出初步活性。此外，正在 HER2 阳性疾病患者中进行Ⅱ期篮子试验，以评估可逆双重 HER TKI、图卡替尼加曲妥珠单抗治疗 NSCLC（NCT04579380）和阿法替尼联合紫杉醇治疗 HER2/HER3- 阳性晚期癌症（NCT03810872）的疗效。除了评估双重 HER TKI 外，正在开展Ⅲ期 PYRAMID-1 试验以比较吡罗替尼与多西他赛作为二线治疗疗效的差异。

9. KRAS

因为 Kras 蛋白特殊球形分子结构，一度认为 KRAS“不可成药”，导致没有直接靶向 KRAS 突变的临床可及药物。已经在 NSCLC 患者中评估了多种靶向 KRAS 突变的方法，包括间接方法，例如靶向 MEK 和 ERK 的下游抑制剂。最近开发的 G12C 特异性 KRAS 抑制剂是直接针对 KRAS 的首次成功尝试。2021 年 ASCO，《新英格兰医学杂志》发表了 CodeBreak100 这项 2 期、单臂临床试验结果。该研究表明，索托拉西布为接受过化疗和 / 或免疫检查点抑制剂标准治疗的 KRAS p.G12C 突变晚期非小细胞肺癌患者带来持久临床获益，其客观缓解率为 37.1%，中位总生存期达 12.5 个月。阿达格拉西布是另一种 G12C 特异性 KRAS 抑制剂，在Ⅰ期 KRYSTAL-1 报告了 51 名可评估患者的 ORR 为 45.1%，正在开发Ⅲ期试验以验证两者的疗效。

10. NRG1

NRG1 是 HER-3 的天然配体，导致 HER-2 和 HER-3 二聚化和活化。因此，支持用 pan-HER 抑制剂靶向治疗 NRG1 重排的 NSCLC。有关于抗 HER3 抗体和 Afatinib 反应佳的病例报告。最近报告的一种新型的、不可逆的 EGFR 和 HER-2 多靶点抑制剂他索替尼，在 NRG 融合阳性细胞系中具有有效的抗肿瘤活性，反应比阿法替尼更持久，尚需进一步实验寻找支持证据。

11. TP53 和 RB1

SCLC 体外研究发现，RB1 缺失细胞需要依赖 Aurora 激酶才能生存，因此 Aurora 抑制剂在 RB1 缺失细胞中可以产生合成致死效应。

12. Notch 信号通路

在复发或难治 SCLC 患者中应用 DLL3 靶向抗体药物偶联物能显著提高肿瘤客观缓解率。高表达 DLL3 患者的疾病控制率可达 89%，提示 DLL3 可以作为 SCLC 临床治疗的新靶点，也可以作为预测 DLL3 靶向抗体药物偶联物疗效的有效分子标志物。

13. MYC 家族

Aurora 抑制剂联合化疗能明显提高肿瘤控制率并延长小鼠存活期，提示 MYC 扩增 SCLC 患者或可获益于 Aurora 抑制剂联合一线化疗。

14. PI3K 信号通路

相较于顺铂，PI3K-AKT-mTOR 抑制剂能明显抑制 PI3K-AKT-mTOR 通路突变的 SCLC 细胞系的增殖能力。靶向 PI3K 信号可能为 SCLC 患者带来新的治疗选择。

15. bcl-2

bcl-2 抑制剂能明显诱导高表达 bcl-2 的 SCLC 小鼠移植瘤的消退。同时抑制 bcl-2 和 PI3K-mTOR 通路能产生协同抗肿瘤效应，相关临床试验正在复发 SCLC 患者中开展。

16. CREBBP

SCLC 中组蛋白乙酰转移酶 CREBBP、EP300 以及组蛋白甲基转移酶 MLL、MLL2 和 EZH2 的突变频率均在 4% ~ 10%，以上突变可能是表观遗传调控全基因组改变的主要来源。CREBBP 和 EP300 在 SCLC 中起肿瘤抑制作用。CREBBP 缺失可降低 SCLC 组蛋白乙酰化水平，抑制细胞黏附基因 CDH1 等的转录与表达，促进上皮间质转化，加速小鼠移植瘤生长，组蛋白去乙酰化酶抑制剂可提高 SCLC 组蛋白乙酰化水平，恢复 CDH1 表达，抑制小鼠肿瘤生长。

第四节 肺癌创新技术与临床应用相结合的产业化发展

一、胸部肿瘤精准诊断相关成果转化研究

1. 标志性成果 1

完成了自主研发并转化的 IDH1 定量检测试剂盒的多中心临床试验：肿瘤医院胸外科实验室与临床、病理科、放射科成员合作，将前期自主筛选发现的 IDH1 开发出定量检测试剂盒（图 2-12）。

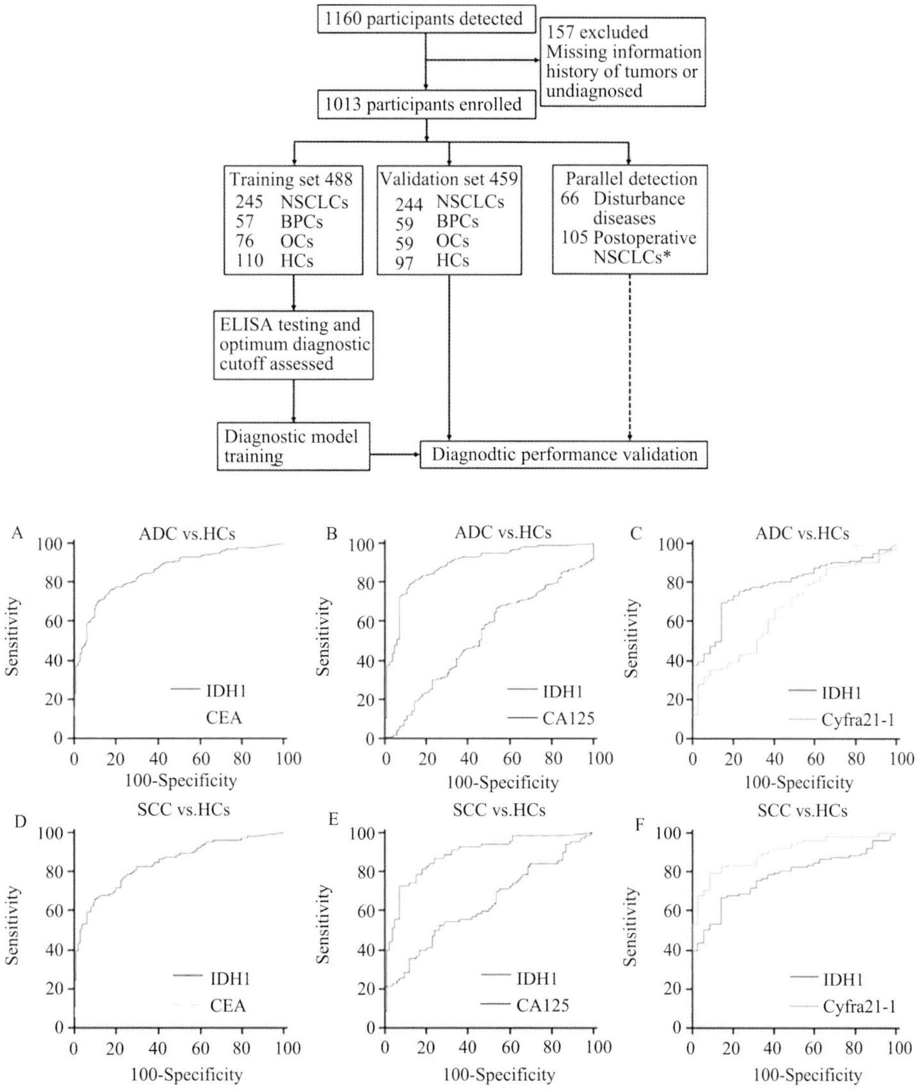

图 2-12 自主研发并转化的 IDH1 定量检测试剂盒

启动并完成了多中心注册临床试验，共纳入 1013 名受试者，结果表明 IDH1 对于非小细胞肺癌辅助诊断具有临床应用价值，其中对肺腺癌诊断效能优于现行临床常规使用的标志物（CEA、CA125 和 Cyfra21-1）。特别是对早期肺癌的鉴别诊断有独特价值，阳性率显著优于现有标志物。IDH1 在早期肺癌中升高，并在疾病进展中呈现高水平维持状态，0-ⅠA 期 NSCLC 患者和健康对照之间的 AUC 在训练集为 0.907（95% 置信区间，0.875 ~ 0.938）；早期 NSCLC 组的检测灵敏度为 58.7%（cutoff，5ng/ml）。

2. 标志性成果 2

建立基于纳米技术的呼出气体有机成分（VOC）检测技术平台（图 2-13）：基于低温等离子体辅助催化发光乙烯传感技术，设计并试制成功用于呼出气体有机成分检测的纳米电子鼻原型机。技术测试显示该仪器对不同气态烷烃可以实现很好地识别与区分，为呼吸气检测模型奠定了基础。

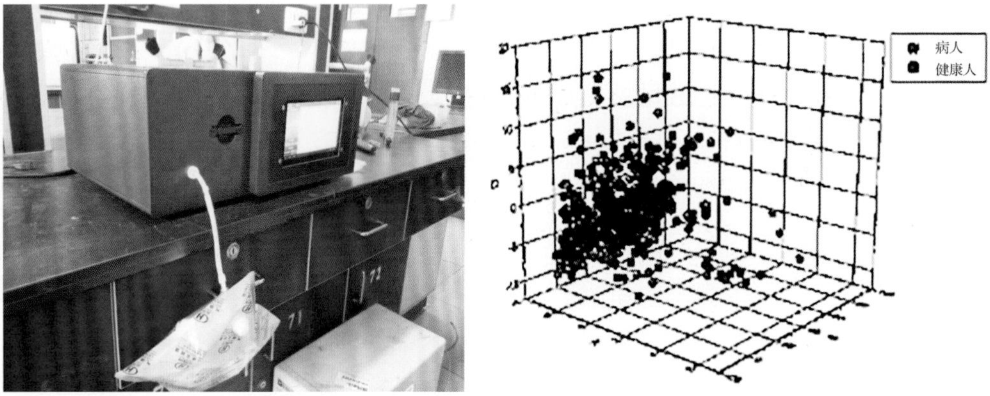

图 2-13　基于纳米技术的呼出气体有机成分（VOC）检测技术平台

已启动对肺癌患者呼出气样本的检测，取癌症患者呼气 51 例，正常人呼出气 82 例，两类分组案例中 93.5% 数据进行了正确分类，对交叉验证分组案例中 95.5% 进行了正确分类，前三个判别因子之和为 76.5%，满足实现肺癌患者和健康人呼吸气的区分。

3. 标志性成果 3

建立优化微流控 - 病毒示踪 - 多标志物联合检测循环肿瘤细胞的分离、鉴定技术平台（图 2-14）：使循环肿瘤细胞检测的样本起始量可以降至 4ml 全血，大大提高了临床应用的可行性和依从性。技术验证显示对外周血循环肿瘤细胞的检测灵敏度高、线性好。初步临床验证显示肺腺癌、肺鳞癌、小细胞肺癌患者的血液样本中均可以稳定检出 2 ~ 5 个 CTC/ml 全血，而健康对照人群均不足 1 个 /ml 全血。

初步临床验证显示对于肺小结节的良恶性鉴别诊断应用有重要前景，可能有助于解决肺癌高危人群筛查和机会性筛查发现的大量肺小结节鉴别诊断这一重大临床需求（图 2-15）。

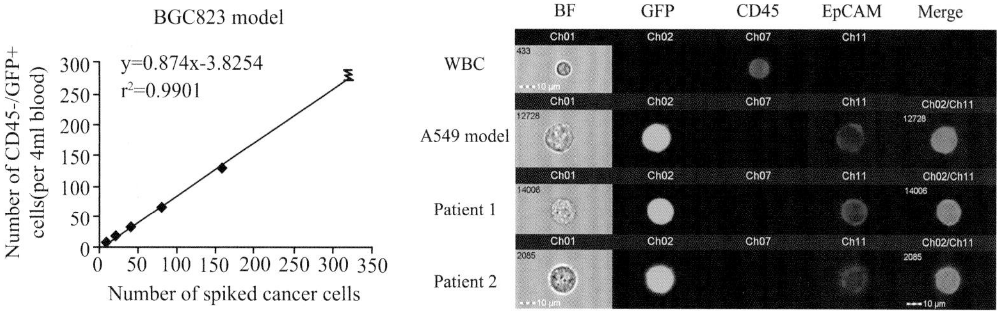

图 2-14 微流控 - 病毒示踪 - 多标志物联合检测循环肿瘤细胞的分离、鉴定技术平台

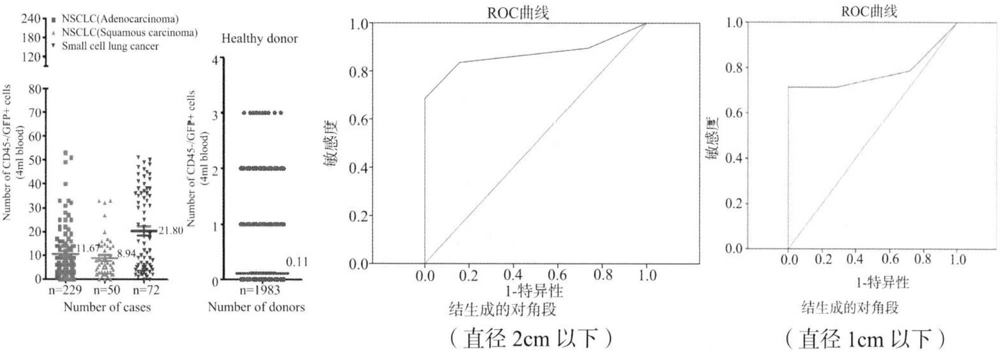

图 2-15 肺小结节的良恶性鉴别诊断

二、胸部肿瘤疗效预测标志物筛选验证与耐药机制研究

1. 标志性成果 4

优化血液 ctDNA 肿瘤突变检测技术，筛选和构建了多个预测肺癌靶向、免疫治疗疗效的生物标志物谱：利用单细胞测序的 CNVs 分析，建立了基于单个 CTC/ctDNA 的小细胞肺癌化疗疗效预测模型，可有效预测一线 EP 化疗方案的临床疗效，鉴别敏感和难治型 SCLC。

开展系列基于 ctDNA/TCR 测序的免疫治疗疗效预测标志物研究（图 2-16），利用外周血的 TCR 测序，发现 TCR 特征可以无创预测 PD-1/PD-L1 单抗免疫治疗的疗效，并能鉴别假性进展。构建肿瘤突变负荷（TMB）最优性价比基因组合“NCC-CGP150”，证实 ctDNA 的 bTMB 可预测免疫治疗疗效，重新定义 bTMB，优于传统 bTMB 定义方法，可更高效地预测免疫治疗 PFS 和 OS。

2. 标志性成果 5

国家重点实验室成员与临床合作研究癌细胞凋亡机制，发现 HECTD3 能抑制 Caspase-9 的激活，从而促进细胞增殖和存活，为食管癌治疗提供新思路；并与 PFS

和 OS 显著相关，可以作为化疗疗效和预后的标志物（图 2-17）。

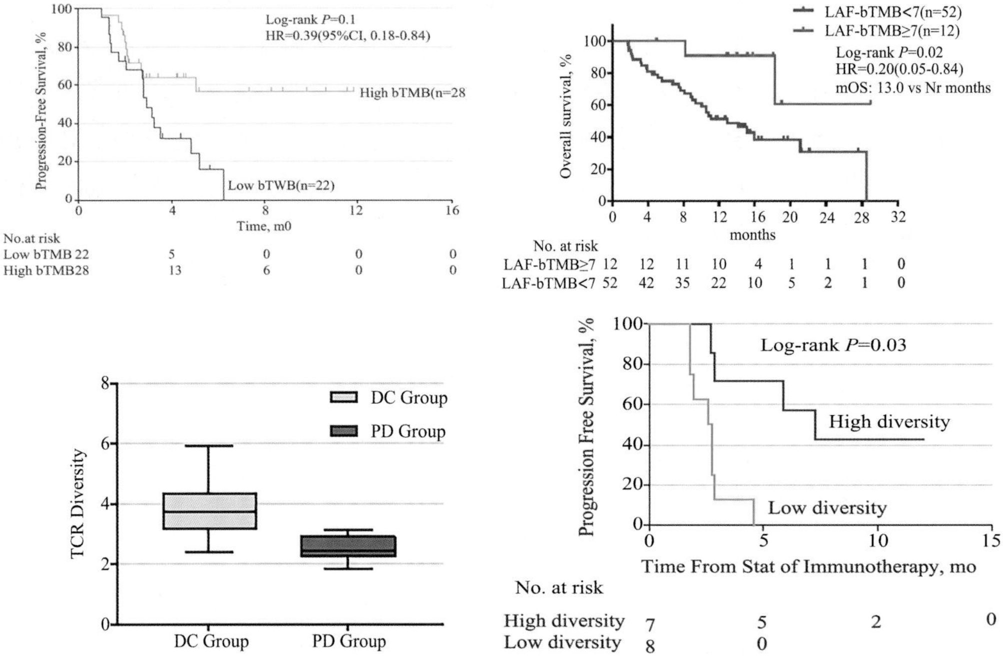

图 2-16 基于 ctDNA/TCR 测序的免疫治疗疗效预测标志物

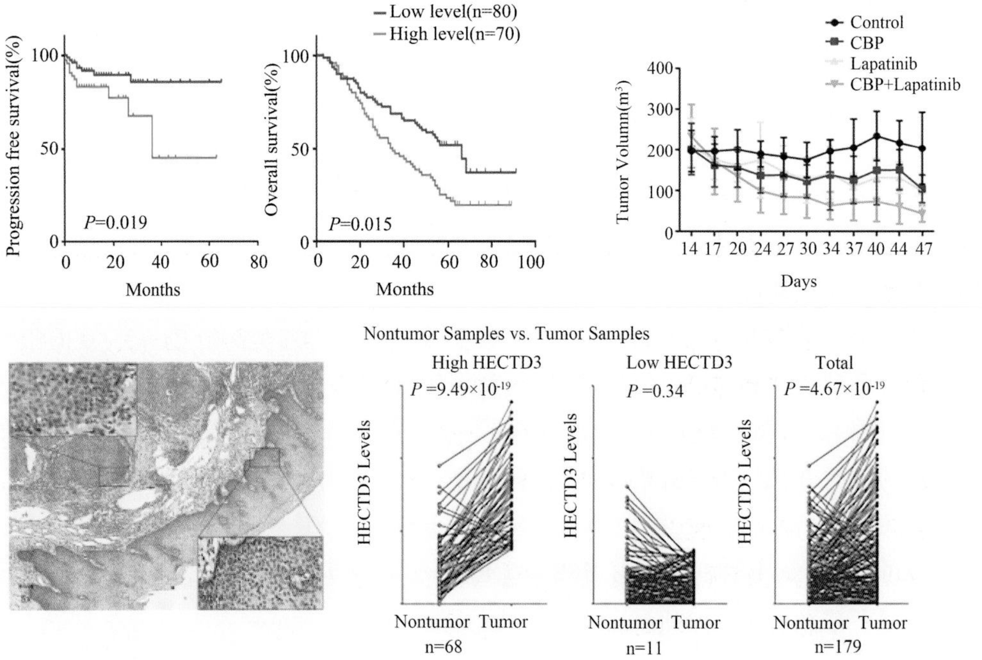

图 2-17 HECTD3 能抑制 Caspase-9 的激活，从而促进细胞增殖和存活

3. 标志性成果 6

肺癌靶向治疗靶点表达量的分子病理检测技术研究及验证：①建立了液体活检平台，以 ctDNA 检测 EGFR 突变已用于常规检测且为肺癌诊疗指南提供了部分数据支撑；②建立了 CTC 捕获与分离的全套技术平台，探索并优选最佳检测方法，富集和自动扫描疑似 CTC 细胞并进行原位肿瘤分子特征鉴定；③数字化 / 智能化形态与分子共成像的分析平台，全切片数字智能化定量分析肿瘤异质性；④可视化 FFPE 切片原位检测 EGFR 基因突变（图 2-18）。

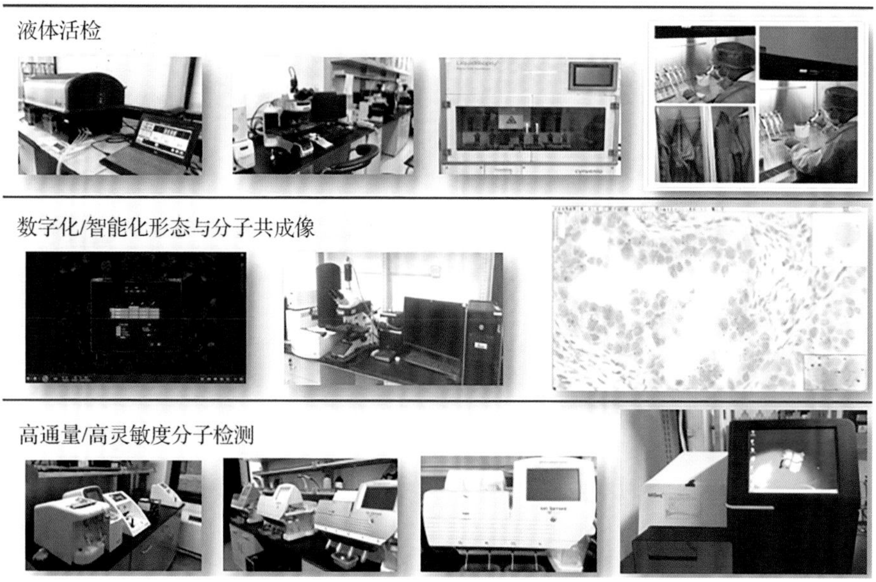

图 2-18　肺癌靶向治疗相关成果转化

（1）运用质谱分析法找到对局限期小细胞肺癌患者的治疗结局有预测作用的 PI3K/Akt/mTOR 通路中基因的 microRNA 相关多态性位点，基于此建立预测患者预后的模型并进行验证。

（2）通过食管鳞癌细胞凋亡的研究，我们发现 HECTD3 能抑制 Caspase-9 的激活，从而促进细胞增殖和存活，另外基于此机制将有助于为食管癌的治疗提供新思路。

（3）通过检测食管鳞癌中 ADAR1 的表达及与其相关的 RNA 编辑水平，我们发现 Ⅰ 型干扰素能诱导食管鳞癌细胞系 RNA 编辑数量和编辑程度增加，推测该机制可作为食管鳞癌治疗的新靶点。

（4）对预测食管癌患者新辅助放化疗（NCRT）灵敏度的标志物相关研究进展进行综述，汇总目前已发现的所有潜在生物标志物。

（5）揭示肺癌肿瘤组织与循环肿瘤 DNA EGFR 突变检测不一致的机制，并创新性提出血检 → 组织模式用于检测 EGFR 突变是临床可行并成立的诊治流程。

（6）利用代谢组学，筛选并验证多种肿瘤代谢物组合作为晚期肺腺癌一线化疗方案（培美曲塞 + 铂）疗效预测标志物的可行性，为化疗提供可行的、无创预测模型标志物。

三、胸部肿瘤复发转移和预后标志物筛选验证与机制研究

1. 标志性成果 7

首次通过 WES 高通量测序技术平台，发现临床肺癌患者放射治疗重要剂量限制性毒性个体差异的遗传学基础，并阐明其作用机制，建立预测模型，为个体化精准放疗提供理论和实验依据（图 2-19）。筛选和两轮临床验证样本总数达到 515 例，是目前样本量最大的 RP 风险预测研究；采用 WES 放射基因组学技术，目前尚未见文献报道；两阶段独立验证，减少假阴性风险；第一验证阶段验证出 11 个 SNP，已发表论文；国际首次发现一个与 RP 关系最显著的功能性 SNP，该基因和 SNP 均为首次发现与 RP 相关；进一步开展功能研究阐明机制；建立 RP 预测模型，指导临床个体化放疗加量研究。已申请 1 项专利。

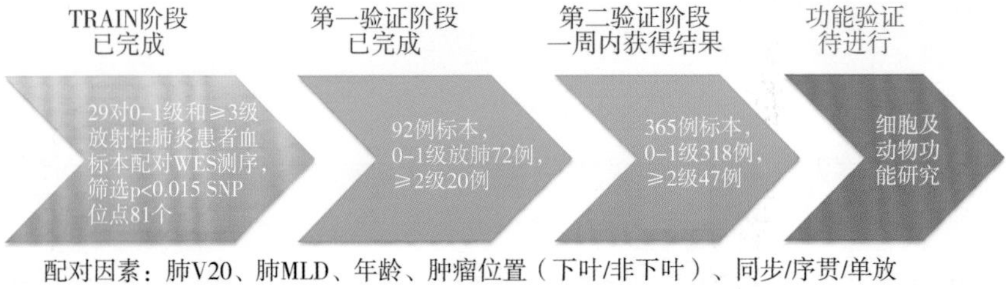

图 2-19　肺癌复发转移 SNP 鉴定

2. 标志性成果 8

手术患者复发转移和预后 RNA 标志物的筛选验证与分子机制的系列研究（表 2-4）。基于胸外科实验室前期工作中完成的食管鳞癌手术切除患者配对临床样本的 mRNA，LncRNA，microRNA 转录组芯片数据，筛选并验证了一批食管鳞癌和肺鳞癌发生发展、淋巴结转移和预后相关的生物标志物，并开展了较为深入的分子机制和信号通路研究。

其中，长非编码 RNA（NKILA）经 NF-κB/Snail 通路抑制非小细胞肺癌的转移和侵袭并与肿瘤 TNM 分期显著相关：本研究通过检测 106 组非小细胞肺癌组织和细胞系中 NKILA 表达水平，发现肿瘤组织中 NKILA 表达下调，同时 NKILA 低表达与淋巴结转移和 TNM 分期显著相关；在 NSCLC 中 NKILA 的表达主要受经典 TGF-β 通路调控；细胞功能实验发现 NKILA 能抑制非小细胞肺癌细胞的迁移、侵袭和活度；机制研究表明 NKILA 通过抑制 IκBα 的磷酸化和 NF-κB 的活化来降低 Snail 的表达，

从而抑制上皮间质转化的过程。

表 2-4　手术患者复发转移和预后 RNA 标志物的筛选验证与分子机制的系列研究

论文题目	期刊	IF	基金标注
TGE-β-induced NKILA inhibits ESCC cell migration and invasion through NF-κβ/MMP14 signaling	*Journal of Molecular Medicine*	4.938	2017-12M-1-005
The TGFβ-induced INCRNA TBILA promotes non-small cell lung cancer progression in vitro and in vivo via cisregulating HGAL and activating S100A7/AB1 signaling	*Cancer Letters*	6.491	2017-12M-1-005
PD-L1 expression on tumor cells associated with favorable prognosis in surgically resected	*Human Pathology*	3.125	2017-12M-1-005
Primary and acquired EGFR T790M-mutant NSCLC patients identified by routine mutation testing show different characteristics but may both respond to osimertinib treatment	*Cancer Letters*	6.491	2017-12M-1-005
Solitary fibrous tumors of the pleura: A single center experience at NATIONAL Cancer Center, China	*Thoracic Cancer*	2.569	2017-12M-1-005
Survival-associated alternative splicing signatures in esophageal carcinoma	*Carcinogenesis*	5.072	2017-12M-1-005
Tracheobronchial adenoid cystic carcinoma: 50-year experience at the National Cancer Center, China	*Annals of Thoracic Surgery*	3.780	2017-12M-1-005

（1）通过实验室食管鳞癌 mRNA 表达谱数据的分析及细胞实验证实，CTHRC1 能经 MAPK/MEK/ERK/FRA-1 通路促进肿瘤的增殖和转移，且与患者预后不良显著相关，可作为食管鳞癌潜在的预后标志物；利用免疫组化法检测 204 例 ESCC 患者 CTHRC1 蛋白的表达水平，在蛋白水平上证实 CTHRC1 在肿瘤组织中高表达，并与 T 分期、淋巴结转移、TNM 分期正相关；机制研究表明，CTHRC1 能经 MAPK/MEK/ERK 通路激活 FRA-1，进而上调细胞周期蛋白 D1，从而促进肿瘤的增殖；FRA-1 还能诱导 Snail1 介导的 MMP14 表达，促进 ESCC 细胞的侵袭和转移。因此我们认为 CTHRC1 能驱动 ESCC 的发展和转移，CTHRC1 及其下游蛋白 MMP14 可作为食管鳞癌潜在的预后标志物（图 2-20）。

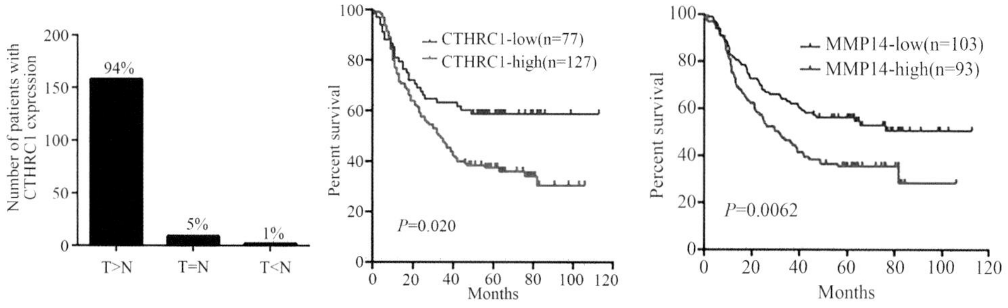

图 2-20　CTHRC1 作为食管鳞癌患者预后标志物

（2）通过对食管鳞癌患者免疫相关基因表达谱的分析，我们筛选出与预后相关的 3 个基因（ABL1，CD38 和 ICOSLG）并基于此建立了预测食管鳞癌患者预后的模型，通过对 119 例食管鳞癌患者的手术切除肿瘤组织及癌旁正常组织进行包含 708 个免疫相关基因的mRNA芯片检测，我们找到了186个食管鳞癌组织中的异常表达基因。此后，利用人类蛋白质图谱（Human Protein Atlas）数据库中的免疫组化数据对此进行了验证。上述基因中，9 个免疫相关基因与患者预后相关。我们选择其中 3 个基因（ABL1，CD38 和 ICOSLG）建立了食管鳞癌患者预后预测的模型。此后，在另一包含 110 例食管鳞癌患者的队列中，我们通过组织芯片技术验证了上述所建模型的预测能力，并发现向上述模型中加入肿瘤浸润 $CD4^{+}$ 和 $CD8^{+}$ T 细胞的信息可以更好地预测食管鳞癌患者的预后。

第五节　相关重要论文

文章 1：

发表期刊：*Lancet Oncology*

发表题目：临床试验中以 PD-1 和 PD-L1 抑制剂为基础的联合疗法的治疗相关不良事件：系统评价和荟萃分析（*Treatment-related adverse events of PD-1 and PD-L1 inhibitor-based combination therapies in clinical trials：a systematic review and meta-analysis*）

发表年份：2021 年

SCⅡF：41.316

PubMed 被引次数：2

文章 2：

发表期刊：*Nature*

发表题目：KAT2A 与 α-KGDH 复合物偶联，作为组蛋白 H3 琥珀酰基转移酶（*KAT2A coupled with the α-KGDH complex acts as a histone H3 succinyltransferase*）

发表年份：2017 年

SCⅡF：49.962

PubMed 被引次数：104

文章 3：

发表期刊：*Molecular Cell*

发表题目：线粒体易位 PGK1 作为蛋白激酶在肿瘤发展中协调糖酵解和 TCA 循环的作用（*Mitochondria-translocated PGK1 functions as a protein kinase to coordinate glycolysis and the TCA cycle in Tumorigenesis*）

发表年份：2016 年

SCⅡF：17.97

PubMed 被引次数：125

文章 4：

发表期刊：*Molecular Cell*

发表题目：ERK 介导的 FAK 磷酸化引发了由 PIN1 和 PTP-PEST 介导的 ras 诱导的 FAK 酪氨酸去磷酸化（*FAK phosphorylation by ERK primes ras-induced tyrosine dephosphorylation of FAK mediated by PIN1 and PTP-PEST*）

发表年份：2009 年

SCⅡF：17.97

PubMed 被引次数：72

文章 5：

发表期刊：*Nature Communications*

发表题目：METTL3 通过降低 APC mRNA N^6- 甲基腺苷依赖的 YTHDF 结合介导的 APC 表达促进肿瘤进展（*METTL3 promotes tumour development by decreasing APC expression mediated by APC mRNA N^6-methyladenosine-dependent YTHDF binding*）

发表年份：2021 年

SCⅡF：14.919

PubMed 被引次数：5

参考文献

[1] Aberle DR, Adams AM, Berg CD, et al. Reduced lung-cancer mortality with low-dose computed tomographic screening[J]. N Engl J Med, 2011,365(5):395-409.

[2] Allemani C, Matsuda T, Di Carlo V, et al. Global surveillance of trends in cancer survival 2000-14 (concord-3): Analysis of individual records for 37 513 025 patients diagnosed with one of 18 cancers from 322 population-based registries in 71 countries[J]. Lancet, 2018,391(10125):1023-1075.

[3] Auliac JB, Dô P, Bayle S, et al. Non-small cell lung cancer patients harboring her2 mutations: Clinical characteristics and management in a real-life setting. Cohort her2 explore gfpc 02-14[J]. Adv Ther, 2019,36(8):2161-2166.

[4] Becker N, Motsch E, Trotter A, et al. Lung cancer mortality reduction by ldct screening-results from the randomized german lusi trial[J]. Int J Cancer, 2020,146(6):1503-1513.
[5] Borghaei H, Paz-Ares L, Horn L, et al. Nivolumab versus docetaxel in advanced nonsquamous non-small-cell lung cancer[J]. The New England journal of medicine, 2015,373(17):1627-1639.
[6] Borromeo MD, Savage TK, Kollipara RK, et al. Ascl1 and neurod1 reveal heterogeneity in pulmonary neuroendocrine tumors and regulate distinct genetic programs[J]. Cell Rep, 2016,16(5):1259-1272.
[7] Byers LA, Wang J, Nilsson MB, et al. Proteomic profiling identifies dysregulated pathways in small cell lung cancer and novel therapeutic targets including parp1[J]. Cancer Discov, 2012,2(9):798-811.
[8] Camidge DR, Bang YJ, Kwak EL, et al. Activity and safety of crizotinib in patients with alk-positive non-small-cell lung cancer: Updated results from a phase 1 study[J]. Lancet Oncol, 2012,13(10):1011-1019.
[9] Chalishazar MD, Wait SJ, Huang F, et al. Myc-driven small-cell lung cancer is metabolically distinct and vulnerable to arginine depletion[J]. Clin Cancer Res, 2019,25(16):5107-5121.
[10] Chapman AM, Sun KY, Ruestow P, et al. Lung cancer mutation profile of egfr, alk, and kras: Meta-analysis and comparison of never and ever smokers[J]. Lung Cancer, 2016,102:122-134.
[11] Chen W, Zheng R, Baade PD, et al. Cancer statistics in china, 2015[J]. CA Cancer J Clin, 2016,66(2):115-132.
[12] Cheng YI, Gan YC, Liu D, et al. Potential genetic modifiers for somatic egfr mutation in lung cancer: A meta-analysis and literature review[J]. BMC cancer, 2019,19(1):1068.
[13] Chueh AC, Liew MS, Russell PA, et al. Promoter hypomethylation of ny-eso-1, association with clinicopathological features and pd-l1 expression in non-small cell lung cancer[J]. Oncotarget, 2017,8(43):74036-74048.
[14] Couraud S, Barlesi F, Fontaine-Deraluelle C, et al. Clinical outcomes of non-small-cell lung cancer patients with braf mutations: Results from the french cooperative thoracic intergroup biomarkers france study[J]. Eur J Cancer, 2019,116:86-97.
[15] Davies KD, Le AT, Theodoro MF, et al. Identifying and targeting ros1 gene fusions in non-small cell lung cancer[J]. Clin Cancer Res, 2012,18(17):4570-4579.
[16] de Koning HJ, van der Aalst CM, de Jong PA, et al. Reduced lung-cancer mortality with volume ct screening in a randomized trial[J]. N Engl J Med, 2020,382(6):503-513.
[17] Diggle CP, Shires M, Leitch D, et al. Ketohexokinase: Expression and localization of the principal fructose-metabolizing enzyme[J]. J Histochem Cytochem, 2009,57(8):763-774.
[18] Doebele RC, Lin JJ, Nagasaka M, et al. Trident-1: A global, multicenter, open-label phase ii study investigating the activity of repotrectinib in advanced solid tumors harboring ros1 or ntrk1-3 rearrangements[J]. Journal of Clinical Oncology, 2020,38(15_suppl):TPS9637-TPS9637.
[19] Dong ZY, Zhong WZ, Zhang XC, et al. Potential predictive value of tp53 and kras mutation status for response to pd-1 blockade immunotherapy in lung adenocarcinoma[J]. Clin Cancer Res, 2017,23(12):3012-3024.
[20] Drilon A, Laetsch TW, Kummar S, et al. Efficacy of larotrectinib in trk fusion-positive cancers in adults and children[J]. N Engl J Med, 2018,378(8):731-739.
[21] Drilon A, Oxnard GR, Tan DSW, et al. Efficacy of selpercatinib in ret fusion-positive non-small-cell lung cancer[J]. New England Journal of Medicine, 2020,383(9):813-824.
[22] Drilon A, Rekhtman N, Arcila M, et al. Cabozantinib in patients with advanced ret-rearranged non-small-cell lung cancer: An open-label, single-centre, phase 2, single-arm trial[J]. Lancet Oncol, 2016,17(12):1653-1660.

[23] Drilon A, Somwar R, Mangatt BP, et al. Response to erbb3-directed targeted therapy in nrg1-rearranged cancers[J]. Cancer Discov, 2018,8(6):686-695.
[24] Dunphy MPS, Harding JJ, Venneti S, et al. In vivo pet assay of tumor glutamine flux and metabolism: In-human trial of (18)f-(2s,4r)-4-fluoroglutamine[J]. Radiology, 2018,287(2):667-675.
[25] Estrada-Bernal A, Le AT, Doak AE, et al. Tarloxotinib is a hypoxia-activated pan-her kinase inhibitor active against a broad range of her-family oncogenes[J]. Clinical Cancer Research, 2020,27(5):clincanres.3555.2020.
[26] Fang W, Ma Y, Yin JC, et al. Comprehensive genomic profiling identifies novel genetic predictors of response to anti-pd-(l)1 therapies in non-small cell lung cancer[J]. Clin Cancer Res, 2019,25(16):5015-5026.
[27] Farago AF, Taylor MS, Doebele RC, et al. Clinicopathologic features of non-small-cell lung cancer harboring an ntrk gene fusion[J]. JCO Precis Oncol, 2018,2018.
[28] Faubert B, Li KY, Cai L, et al. Lactate metabolism in human lung tumors[J]. Cell, 2017,171(2):358-371.e359.
[29] Faubert B, Solmonson A, DeBerardinis RJ. Metabolic reprogramming and cancer progression[J]. Science, 2020,368(6487).
[30] Fendt SM, Frezza C, Erez A. Targeting metabolic plasticity and flexibility dynamics for cancer therapy[J]. Cancer Discovery, 2020,10(12):1797-1807.
[31] Gainor JF, Dardaei L, Yoda S, et al. Molecular mechanisms of resistance to first- and second-generation alk inhibitors in alk-rearranged lung cancer[J]. Cancer Discov, 2016,6(10):1118-1133.
[32] Garrido P, Conde E, de Castro J, et al. Updated guidelines for predictive biomarker testing in advanced non-small-cell lung cancer: A national consensus of the spanish society of pathology and the spanish society of medical oncology[J]. Clin Transl Oncol, 2020,22(7):989-1003.
[33] George J, Lim JS, Jang SJ, et al. Comprehensive genomic profiles of small cell lung cancer[J]. Nature, 2015,524(7563):47-53.
[34] Gettinger S, Choi J, Hastings K, et al. Impaired hla class i antigen processing and presentation as a mechanism of acquired resistance to immune checkpoint inhibitors in lung cancer[J]. Cancer Discov, 2017,7(12):1420-1435.
[35] Gettinger SN, Bazhenova LA, Langer CJ, et al. Activity and safety of brigatinib in alk-rearranged non-small-cell lung cancer and other malignancies: A single-arm, open-label, phase 1/2 trial[J]. Lancet Oncol, 2016,17(12):1683-1696.
[36] Gong X, Du J, Parsons SH, et al. Aurora a kinase inhibition is synthetic lethal with loss of the rb1 tumor suppressor gene[J]. Cancer Discov, 2019,9(2):248-263.
[37] Granchi C. Atp citrate lyase (acly) inhibitors: An anti-cancer strategy at the crossroads of glucose and lipid metabolism[J]. Eur J Med Chem, 2018,157:1276-1291.
[38] Hanahan D, Weinberg RA. Hallmarks of cancer: The next generation[J]. Cell, 2011,144(5):646-674.
[39] Herbst RS, Baas P, Kim DW, et al. Pembrolizumab versus docetaxel for previously treated, pd-l1-positive, advanced non-small-cell lung cancer (keynote-010): A randomised controlled trial[J]. Lancet, 2016,387(10027):1540-1550.
[40] Hirsch FR, Scagliotti GV, Mulshine JL, et al. Lung cancer: Current therapies and new targeted treatments[J]. The Lancet, 2017,389(10066):299-311.
[41] Huang YH, Klingbeil O, He XY, et al. Pou2f3 is a master regulator of a tuft cell-like variant of small cell lung cancer[J]. Genes Dev, 2018,32(13-14):915-928.
[42] Hulbert A, Jusue-Torres I, Stark A, et al. Early detection of lung cancer using DNA promoter hypermethylation in plasma and sputum[J]. Clin Cancer Res, 2017,23(8):1998-2005.

[43] Iyevleva AG, Raskin GA, Tiurin VI, et al. Novel alk fusion partners in lung cancer[J]. Cancer Lett, 2015,362(1):116-121.

[44] Jfg A, Pgc B, Dwk C, et al. Pralsetinib for ret fusion-positive non-small-cell lung cancer (arrow): A multi-cohort, open-label, phase 1/2 study[J]. 2021.

[45] Jia D, Augert A, Kim DW, et al. Crebbp loss drives small cell lung cancer and increases sensitivity to hdac inhibition[J]. Cancer Discov, 2018,8(11):1422-1437.

[46] Jin R, Liu B, Liu X, et al. Leflunomide suppresses the growth of lkb1-inactivated tumors in the immune-competent host and attenuates distant cancer metastasis[J]. Mol Cancer Ther, 2021,20(2):274-283.

[47] Kalari S, Jung M, Kernstine KH, et al. The DNA methylation landscape of small cell lung cancer suggests a differentiation defect of neuroendocrine cells[J]. Oncogene, 2013,32(30):3559-3568.

[48] Kang C, Wang D, Zhang X, et al. Construction and validation of a lung cancer diagnostic model based on 6-gene methylation frequency in blood, clinical features, and serum tumor markers[J]. Comput Math Methods Med, 2021:9987067.

[49] Kato S, Goodman A, Walavalkar V, et al. Hyperprogressors after immunotherapy: Analysis of genomic alterations associated with accelerated growth rate[J]. Clin Cancer Res, 2017,23(15):4242-4250.

[50] Kim KB, Dunn CT, Park KS. Recent progress in mapping the emerging landscape of the small-cell lung cancer genome[J]. Exp Mol Med, 2019,51(12):1-13.

[51] Krebs MG, De Braud F, Siena S, et al. 1287p efficacy and safety of entrectinib in locally advanced/metastatic ros1 fusion-positive nsclc: An updated integrated analysis[J]. Annals of Oncology, 2020,31:S831-S833.

[52] Krushkal J, Silvers T, Reinhold WC, et al. Epigenome-wide DNA methylation analysis of small cell lung cancer cell lines suggests potential chemotherapy targets[J]. Clin Epigenetics, 2020,12(1):93.

[53] Lauschke VM, Barragan I, Ingelman-Sundberg M. Pharmacoepigenetics and toxicoepigenetics: Novel mechanistic insights and therapeutic opportunities[J]. Annu Rev Pharmacol Toxicol, 2018,58:161-185.

[54] Leng S, Wu G, Klinge DM, et al. Gene methylation biomarkers in sputum as a classifier for lung cancer risk[J]. Oncotarget, 2017,8(38):63978-63985.

[55] Li B, Carey M, Workman JL. The role of chromatin during transcription[J]. Cell, 2007,128(4):707-719.

[56] Li N, Tan F, Chen W, et al. One-off low-dose ct for lung cancer screening in china: A multicentre, population-based, prospective cohort study[J]. Lancet Respir Med, 2022.

[57] Li X, Egervari G, Wang Y, et al. Regulation of chromatin and gene expression by metabolic enzymes and metabolites[J]. Nature reviews Molecular cell biology, 2018,19(9):563-578.

[58] Li X, Jiang Y, Meisenhelder J, et al. Mitochondria-translocated pgk1 functions as a protein kinase to coordinate glycolysis and the tca cycle in tumorigenesis[J]. Mol Cell, 2016,61(5):705-719.

[59] Li X, Qian X, Peng LX, et al. A splicing switch from ketohexokinase-c to ketohexokinase-a drives hepatocellular carcinoma formation[J]. Nature cell biology, 2016,18(5):561-571.

[60] Li X, Yu W, Qian X, et al. Nucleus-translocated acss2 promotes gene transcription for lysosomal biogenesis and autophagy[J]. Molecular cell, 2017,66(5):684-697 e689.

[61] Liang H, Wang M. Met oncogene in non-small cell lung cancer: Mechanism of met dysregulation and agents targeting the hgf/c-met axis[J]. Onco Targets Ther, 2020,13:2491-2510.

[62] Lim SM, Kim HR, Lee JS, et al. Open-label, multicenter, phase ii study of ceritinib in patients with non-small-cell lung cancer harboring ros1 rearrangement[J]. J Clin Oncol, 2017,35(23):2613-2618.

[63] Lindeman NI, Cagle PT, Aisner DL, et al. Updated molecular testing guideline for the selection of lung cancer patients for treatment with targeted tyrosine kinase inhibitors: Guideline from the college of american pathologists, the international association for the study of lung cancer, and the association for molecular pathology[J]. Arch Pathol Lab Med, 2018,142(3):321-346.
[64] Liu M, Zhang Y, Zhang J, et al. Microrna-1253 suppresses cell proliferation and invasion of non-small-cell lung carcinoma by targeting wnt5a[J]. Cell death & disease, 2018,9(2):189.
[65] Lochmann TL, Floros KV, Naseri M, et al. Venetoclax is effective in small-cell lung cancers with high bcl-2 expression[J]. Clin Cancer Res, 2018,24(2):360-369.
[66] Lok BH, Gardner EE, Schneeberger VE, et al. Parp inhibitor activity correlates with slfn11 expression and demonstrates synergy with temozolomide in small cell lung cancer[J]. Clin Cancer Res, 2017,23(2):523-535.
[67] Lovly CM, Pao W. Escaping alk inhibition: Mechanisms of and strategies to overcome resistance[J]. Sci Transl Med, 2012,4(120):120ps122.
[68] McColl K, Wildey G, Sakre N, et al. Reciprocal expression of insm1 and yap1 defines subgroups in small cell lung cancer[J]. Oncotarget, 2017,8(43):73745-73756.
[69] Meuwissen R, Linn SC, Linnoila RI, et al. Induction of small cell lung cancer by somatic inactivation of both trp53 and rb1 in a conditional mouse model[J]. Cancer Cell, 2003,4(3):181-189.
[70] Michels S, Massutí B, Schildhaus HU, et al. Safety and efficacy of crizotinib in patients with advanced or metastatic ros1-rearranged lung cancer (eucross): A european phase ii clinical trial[J]. J Thorac Oncol, 2019,14(7):1266-1276.
[71] Molina JR, Yang P, Cassivi SD, et al. Non-small cell lung cancer: Epidemiology, risk factors, treatment, and survivorship[J]. Mayo Clin Proc, 2008,83(5):584-594.
[72] Mollaoglu G, Guthrie MR, Böhm S, et al. Myc drives progression of small cell lung cancer to a variant neuroendocrine subtype with vulnerability to aurora kinase inhibition[J]. Cancer Cell, 2017,31(2):270-285.
[73] Noh KW, Lee MS, Lee SE, et al. Molecular breakdown: A comprehensive view of anaplastic lymphoma kinase (alk)-rearranged non-small cell lung cancer[J]. J Pathol, 2017,243(3):307-319.
[74] Nowicki TS, Hu-Lieskovan S, Ribas A. Mechanisms of resistance to pd-1 and pd-l1 blockade[J]. Cancer J, 2018,24(1):47-53.
[75] Owonikoko TK, Dahlberg SE, Sica GL, et al. Randomized phase ii trial of cisplatin and etoposide in combination with veliparib or placebo for extensive-stage small-cell lung cancer: Ecog-acrin 2511 study[J]. J Clin Oncol, 2019,37(3):222-229.
[76] Peifer M, Fernández-Cuesta L, Sos ML, et al. Integrative genome analyses identify key somatic driver mutations of small-cell lung cancer[J]. Nat Genet, 2012,44(10):1104-1110.
[77] Peters S, Stahel R, Bubendorf L, et al. Trastuzumab emtansine (t-dm1) in patients with previously treated her2-overexpressing metastatic non-small cell lung cancer: Efficacy, safety, and biomarkers[J]. Clin Cancer Res, 2019,25(1):64-72.
[78] Peters S, Zimmermann S. Targeted therapy in nsclc driven by her2 insertions[J]. Translational Lung Cancer Research, 2014,3(2):84-88.
[79] Pietanza MC, Waqar SN, Krug LM, et al. Randomized, double-blind, phase ii study of temozolomide in combination with either veliparib or placebo in patients with relapsed-sensitive or refractory small-cell lung cancer[J]. J Clin Oncol, 2018,36(23):2386-2394.
[80] Planchard D, Smit EF, Groen HJM, et al. Dabrafenib plus trametinib in patients with previously untreated brafv600e-mutant metastatic non-small-cell lung cancer: An open-label, phase 2 trial[J]. The Lancet Oncology, 2017,18(10):1307-1316.

[81] Potter DS, Galvin M, Brown S, et al. Inhibition of pi3k/bmx cell survival pathway sensitizes to bh3 mimetics in sclc[J]. Mol Cancer Ther, 2016,15(6):1248-1260.
[82] Proto C, Ferrara R, Signorelli D, et al. Choosing wisely first line immunotherapy in non-small cell lung cancer (nsclc): What to add and what to leave out[J]. Cancer Treat Rev, 2019,75:39-51.
[83] Qian X, Li X, Cai Q, et al. Phosphoglycerate kinase 1 phosphorylates beclin1 to induce autophagy[J]. Molecular cell, 2017,65(5):917-931 e916.
[84] Reungwetwattana T, Liang Y, Zhu V, et al. The race to target met exon 14 skipping alterations in non-small cell lung cancer: The why, the how, the who, the unknown, and the inevitable[J]. Lung Cancer, 2017,103:27-37.
[85] Romero R, Sayin Ⅵ, Davidson SM, et al. Keap1 loss promotes kras-driven lung cancer and results in dependence on glutaminolysis[J]. Nat Med, 2017,23(11):1362-1368.
[86] Roskoski R, Jr. Ros1 protein-tyrosine kinase inhibitors in the treatment of ros1 fusion protein-driven non-small cell lung cancers[J]. Pharmacol Res, 2017,121:202-212.
[87] Rudin CM, Poirier JT, Byers LA, et al. Molecular subtypes of small cell lung cancer: A synthesis of human and mouse model data[J]. #N/A, 2019,19(5):289-297.
[88] Sabari JK, Lok BH, Laird JH, et al. Unravelling the biology of sclc: Implications for therapy[J]. Nat Rev Clin Oncol, 2017,14(9):549-561.
[89] Schug ZT, Peck B, Jones DT, et al. Acetyl-coa synthetase 2 promotes acetate utilization and maintains cancer cell growth under metabolic stress[J]. Cancer cell, 2015,27(1):57-71.
[90] Shaw AT, Kim DW, Mehra R, et al. Ceritinib in alk-rearranged non-small-cell lung cancer[J]. N Engl J Med, 2014,370(13):1189-1197.
[91] Shen SY, Singhania R, Fehringer G, et al. Sensitive tumour detection and classification using plasma cell-free DNA methylomes[J]. Nature, 2018,563(7732):579-583.
[92] Singhi EK, Horn L, Sequist LV, et al. Advanced non-small cell lung cancer: Sequencing agents in the egfr-mutated/alk-rearranged populations[J]. Am Soc Clin Oncol Educ Book, 2019,39:e187-e197.
[93] Skoulidis F, Li BT, Dy GK, et al. Sotorasib for lung cancers with kras p.G12c mutation[J]. The New England journal of medicine, 2021,384(25):2371-2381.
[94] Solomon BJ, Besse B, Bauer TM, et al. Lorlatinib in patients with alk-positive non-small-cell lung cancer: Results from a global phase 2 study[J]. Lancet Oncol, 2018,19(12):1654-1667.
[95] Solomon BJ, Kim DW, Wu YL, et al. Final overall survival analysis from a study comparing first-line crizotinib versus chemotherapy in alk-mutation-positive non-small-cell lung cancer[J]. J Clin Oncol, 2018,36(22):2251-2258.
[96] Solomon BJ, Mok T, Kim DW, et al. First-line crizotinib versus chemotherapy in alk-positive lung cancer[J]. The New England journal of medicine, 2014,371(23):2167-2177.
[97] Sung H, Ferlay J, Siegel RL, et al. Global cancer statistics 2020: Globocan estimates of incidence and mortality worldwide for 36 cancers in 185 countries[J]. CA Cancer J Clin, 2021,71(3):209-249.
[98] Suzuki A, Puri S, Leland P, et al. Subcellular compartmentalization of pkm2 identifies anti-pkm2 therapy response in vitro and in vivo mouse model of human non-small-cell lung cancer[J]. PLoS One, 2019,14(5):e0217131.
[99] Svensson RU, Parker SJ, Eichner LJ, et al. Inhibition of acetyl-coa carboxylase suppresses fatty acid synthesis and tumor growth of non-small-cell lung cancer in preclinical models[J]. Nat Med, 2016,22(10):1108-1119.
[100] Thein KZ, Biter AB, Hong DS. Therapeutics targeting mutant kras[J]. Annu Rev Med, 2021,72:349-364.

[101] Tissot C, Couraud S, Tanguy R, et al. Clinical characteristics and outcome of patients with lung cancer harboring braf mutations[J]. Lung Cancer, 2016,91:23-28.
[102] Umemura S, Mimaki S, Makinoshima H, et al. Therapeutic priority of the pi3k/akt/mtor pathway in small cell lung cancers as revealed by a comprehensive genomic analysis[J]. J Thorac Oncol, 2014,9(9):1324-1331.
[103] Volckmar AL, Leichsenring J, Kirchner M, et al. Combined targeted DNA and rna sequencing of advanced nsclc in routine molecular diagnostics: Analysis of the first 3,000 heidelberg cases[J]. Int J Cancer, 2019,145(3):649-661.
[104] Wade M, Li YC, Wahl GM. Mdm2, mdmx and p53 in oncogenesis and cancer therapy[J]. #N/A, 2013,13(2):83-96.
[105] Wang W, Shao F, Yang X, et al. Mettl3 promotes tumour development by decreasing apc expression mediated by apc mrna n(6)-methyladenosine-dependent ythdf binding[J]. Nat Commun, 2021,12(1):3803.
[106] Wang Y, Guo YR, Liu K, et al. Kat2a coupled with the α-kgdh complex acts as a histone h3 succinyltransferase[J]. Nature, 2017,552(7684):273-277.
[107] Wang Y, Xia Y, Lu Z. Metabolic features of cancer cells[J]. Cancer Commun (Lond), 2018,38(1):65.
[108] Wezel F, Vallo S, Roghmann F. Do we have biomarkers to predict response to neoadjuvant and adjuvant chemotherapy and immunotherapy in bladder cancer?[J]. Transl Androl Urol, 2017,6(6):1067-1080.
[109] Xie H, Hanai J, Ren JG, et al. Targeting lactate dehydrogenase--a inhibits tumorigenesis and tumor progression in mouse models of lung cancer and impacts tumor-initiating cells[J]. Cell Metab, 2014,19(5):795-809.
[110] Zeng H, Ran X, An L, et al. Disparities in stage at diagnosis for five common cancers in china: A multicentre, hospital-based, observational study[J]. Lancet Public Health, 2021,6(12):e877-e887.
[111] Zheng Y, Xia Y, Hawke D, et al. Fak phosphorylation by erk primes ras-induced tyrosine dephosphorylation of fak mediated by pin1 and ptp-pest[J]. Mol Cell, 2009,35(1):11-25.
[112] Zhou X, Yao Z, Bai H, et al. Treatment-related adverse events of pd-1 and pd-l1 inhibitor-based combination therapies in clinical trials: A systematic review and meta-analysis[J]. The Lancet Oncology, 2021,22(9):1265-1274.
[113] 赫捷 , 李霓 , 陈万青 , et al. 中国肺癌筛查与早诊早治指南 (2021, 北京)[J]. 中国肿瘤 , 2021, 30(2): 81-111.
[114] 胡铁 刘 A. 肺癌的诊断 [J]. 临床内科杂志 , 2020, 37(2):73-77.
[115] 中国医师协会呼吸医师分会肺癌工作委员会 . 肺癌筛查与管理中国专家共识 [J]. 国际呼吸杂志 , 2019,39(21):1604-1615.

第三章 乳腺癌精准医疗创新与产业发展

摘 要

乳腺癌是危害女性健康最常见的恶性肿瘤，患病率逐年上升，必须引起我们的重视。从分子学水平上说，乳腺癌是一种复杂的多基因疾病，治疗失败的主要原因是癌细胞的复发和转移。乳腺癌患者的生存率的提高除了归功于早期发现和早期诊断外，还依赖于局部放疗、全身化疗、内分泌治疗、生物治疗等综合辅助治疗的不断完善。随着基础研究的不断深入，以及创新设备仪器的使用使乳腺癌的诊治水平得到很大提升，能够通过新型的影像学技术发现乳腺癌早期病灶，能够通过病理学和分子生物学标志物区分乳腺癌不同生物学类型，能够针对不同的靶点提出个体化的治疗策略，推动了乳腺癌诊治水平的巨大提升。不过也应清晰地认识到，虽然已经取得了很大进步，但离真正攻克乳腺癌还有很长的路要走。乳腺癌的研究是多方面的进程，其本身也会因为药物在患者体内不断进化。因此加强乳腺癌现有体系的梳理，提出针对性的诊治思路非常重要。这对于基础研究、临床研究和产业化发展必将起到重要推动作用。

第一节 乳腺癌基本情况

一、2020 年世界乳腺癌发病情况

JAMA 子刊 *JAMA Oncology* 报告了 2020 年全球范围内 195 个国家 / 地区、29 组癌症的发病率、死亡率、伤残调整寿命年（DALYs）等数据信息。2020 年，全球癌症新发病例约 2450 万（95% *UI*，2200 万 ~ 2740 万），癌症死亡病例约 960 万（95% *UI*，940 万 ~ 970 万）。2020 年癌症导致的 DALYs 为 2.335 亿（95% *UI*，2.288 亿 ~ 2.380 亿）。

2020 年，男性最常见的癌症为皮肤癌，TBL（气管、支气管和肺癌），前列腺癌，占所有癌症病例的 54%。男性死亡人数和 DALYs 最高的 3 种癌症是 TBL、肝癌和胃癌。女性最常见的癌症为非黑色素瘤皮肤癌（NMSC）、乳腺癌和结直肠癌，占所有癌症

病例的 54%。女性死亡人数和 DALYs 最高的 3 种癌症是乳腺癌、TBL 和结直肠癌。全球发病率排名前十的癌症分别为：NMSC（非黑色素瘤皮肤癌），TBL（气管、支气管和肺癌），乳腺癌，结直肠癌，前列腺癌，胃癌，肝癌，宫颈癌，非霍奇金淋巴瘤，膀胱癌。全球死亡率排在前十的癌症分别为，TBL（气管、支气管和肺癌）、结直肠癌、胃癌、肝癌、乳腺癌、胰腺癌、食管癌、前列腺癌、宫颈癌、非霍奇金淋巴瘤。乳腺癌新发病例 200 万，大多数为女性（190 万）。乳腺癌造成 60.1 万女性死亡，1.1 万男性死亡。对于女性来说，乳腺癌是 2020 年癌症死亡的主要原因。

二、乳腺癌发病特征

乳腺癌的发病在全球的地理分布差异十分明显。多年来，乳腺癌一直在工业化程度高的发达国家处于高发状态，北美、西欧、北欧地区是全世界发病率最高的地区，非洲和亚洲地区发病率最低。据 IARC 估计，2020 年全球乳腺癌新发病例中，发达国家乳腺癌发病率是发展中国家的 4 倍，发病率最高国家是发病率最低国家的 44 倍。

乳腺癌的全球地理分布差异巨大，可以用遗传因素，生活方式和环境暴露因素的不同来解释。移民流行病学研究显示，发病率低的地区的女性移民到发病率高的地区，其后代（2～3 代）乳腺癌的发病率与当地女性已基本接近，提示环境因素和生活方式是地理分布差异产生的重要影响因素。

乳腺癌的年龄分布世界各地有差异。乳腺癌罕见于青春期女性，在育龄期也不常见，但是到了 45 岁左右发病率随着年龄的增长迅速增高，全球约 70% 的乳腺癌病例发生在 45 岁以上。世界各地乳腺癌发病年龄分布模式存在显著差异，反映出不同年龄段女性乳腺癌危险因素作用的不同。比较各地乳腺癌年龄发病率曲线，大致分为三种类型：①以北美为代表的持续增长型，发病最高峰出现在 65 岁后的老年人群，西欧、北欧、南欧、南美、中美、西亚和南非地区均表现出类似特征；②以东欧为代表的平台维持型，发病最高峰往往出现在 55～65 岁，65 岁后发病率开始降低，但程度不明显是重要的特征，大洋洲、中南亚、东亚和中非地区表现出此类特征；③以东亚为代表的逐渐下降型，发病最高峰提前到 45～54 岁，55 岁后发病率逐渐降低，下降幅度一般也较大，但在 60～69 岁有小幅上升，具有类似特征的还有东南亚、西非和北非地区。3 种类型的差异基本聚焦在女性绝经期及绝经后发病水平的变化。

三、中国乳腺癌发病特征

2020 年中国新发癌症病例 457 万例，癌症死亡病例 300 万例，新发癌症人数、癌症死亡人数均居全球第一。2020 年发病率排名在前 10 位的癌症分别为：TBL（气管、支气管和肺癌）、胃癌、肝癌、结直肠癌、乳腺癌、非黑色素瘤皮肤病、食管癌、前列腺癌、脑和神经系统癌症，其他类型白血病（排名中不包含其他未分化癌症）。死亡率排名在前 10 位的癌症分别是：TBL（气管、支气管和肺癌）、肝癌、胃癌、食管癌、结直肠癌、乳腺癌、胰腺癌、脑和神经系统癌症、前列腺癌、宫颈癌（排名中不包含其他未分化癌症）。

乳腺癌严重危害着广大妇女的身心健康。从全球来看，中国的乳腺癌发病率很低，但自 20 世纪 90 年代以来，其发病率的增长速度是全球发病率的两倍多，中国已经成为乳腺癌发病率增幅最大的国家之一，疾病负担也越来越重。

中国乳腺癌的诊断年龄为 45 ~ 55 岁，比西方女性要年轻得多。有两个年龄高峰，一个在 45 ~ 55 岁，另一个在 70 ~ 74 岁。45 ~ 55 岁的发病年龄高峰可能是出生队列效应，由于月经和生殖模式以及生活方式、环境因素的改变，这些因素的改变在最近出生的队列中普遍存在。另外中国乳腺癌发病率和死亡率的数据报告具有一定的局限性，即只有约 13% 的中国人口被纳入国家癌症登记处，而欧盟患者中占 32%，在美国占 96%。这一局限在某种程度上妨碍了数据的解释。因此，扩大中国癌症登记范围，提高数据在全国范围内的代表性，对提高估计癌症负担的准确性具有重要意义。利用已有的数据，采用适当的统计方法，为中国癌症防控政策的制定提供有价值的指导。

第二节　乳腺癌基础研究领域的前沿技术重大突破

一、乳腺癌免疫

随着技术的进步，乳腺癌研究逐步深入，逐渐发现乳腺癌不再是一种单纯的基因突变造成的肿瘤，而是和整个机体免疫系统功能息息相关的功能单元，机体的免疫系统各细胞不再行使单一功能，而是在不同条件下接受不同的调控刺激行使多样性的功能，甚至一些认定的功能都需要重新推敲。乳腺癌免疫功能研究逐渐成为乳腺癌基础研究的重点方向，研究清楚免疫机制对于肿瘤的下一步干预有重要的作用。

乳腺癌免疫逃逸阻碍乳腺癌免疫治疗。肿瘤与免疫系统之间的相互作用是一个动态的过程，肿瘤细胞可以通过免疫逃逸机制躲过免疫监视和免疫清除从而产生增殖和侵袭。肿瘤的免疫逃逸机制包括肿瘤本身因素、肿瘤抑制性微环境转变等。乳腺癌免疫逃逸的自身因素包括自身弱免疫原性、主要组织相容性复合体（MHC）分子改变、抗原基因突变、抗原封闭与遮盖、共刺激分子表达异常、局部免疫赦免等，从而实现免疫逃逸。除了乳腺癌本身的因素，其也可分泌多种物质诱导微环境向肿瘤抑制性微环境转变，促进肿瘤的发生、发展，从而形成有利于肿瘤发展的正反馈调节作用。常见的分泌的因子包括免疫抑制性因子（TGF-β、IL-10、IL-4、前列腺素 E_2、巨噬细胞集落刺激因子等）、趋化因子（CCL2、CCL19 等）、代谢酶（一氧化氮合酶、精氨酸酶等）。另外在免疫抑制性微环境中，Treg 可通过分泌 IL-10、TGF-β 等细胞因子抑制效应细胞功能及影响效应细胞代谢，也可通过颗粒酶、穿孔素等直接杀伤效应细胞。肿瘤相关巨噬细胞（tumor-associated macrophages，TAM）、髓系来源的抑制性细胞（myeloid-derived suppressor cells，MDSC）等肿瘤免疫抑制性细胞增多也会促使肿瘤细胞发生免疫逃逸。

免疫治疗靶点研究。随着肿瘤免疫治疗的不断探索，越来越多的治疗靶点被挖掘。在 T 细胞中，除了 PD-1、CTLA-4、Tim3 抑制性靶点，新的靶点不断被发现，如研究发现抑制性分子 TIGIT（CD155）在耗竭性 T 细胞中表达明显上调并且与 PD-1 的表达量具有协同上调作用，同时应用 TIGIT 抑制剂及 PD-L1 抑制剂可以逆转耗竭性 T 细胞。乳腺癌细胞中 DHX37 表达水平升高会损害或消除 T 细胞浸润的益处，敲除 DHX37 可以增强免疫细胞的杀伤能力，CD24 在三阴性乳腺癌（TNBC）中明显上调，其与巨噬细胞表面的 Siglec-10 作用后可调控巨噬细胞介导的抗肿瘤免疫，起肿瘤免疫抑制作用。CD24-Siglec10 为 TNBC 临床免疫治疗提供新靶点。肿瘤微环境中的中性粒细胞胞外捕获网（NETs）中的 DNA 成分参与了肿瘤的远处转移。而肿瘤细胞膜的 CCDC25 分子可以通过识别胞外的 NET-DNA 介导肿瘤远处转移。这一研究成果为免疫治疗提供了新思路。

二、乳腺癌微环境

Lord 等提出肿瘤微环境概念，指出在上皮间质转化（epithelial to mesenchymal transition，EMT）中，肿瘤细胞与肿瘤微环境息息相关。Langley 等研究证实了 Paget 的“种子和土壤”假说，认为微环境可影响肿瘤细胞的增殖与存活。肿瘤微环境是指肿瘤相关成纤维细胞（CAFs）、肿瘤相关巨噬细胞（TAMs）、肿瘤浸润淋巴细胞（TILs）及细胞外基质（ECM）等在肿瘤耐药性、免疫逃脱和远处转移等肿瘤发生、发展的多个步骤中起关键性作用。在肿瘤发生发展过程中，肿瘤微环境与肿瘤细胞相互作用，共同介导肿瘤的免疫耐受，从而影响免疫治疗的临床效果，肿瘤微环境也由此成为肿瘤治疗的靶标。

1. CAFs

在乳腺 TME 中，CAFs 是最丰富的肿瘤间质细胞。CAFs 来源于上皮或内皮细胞的间质转化、MSCs 的募集或静息态成纤维细胞的激活。活化状态的成纤维细胞即 CAFs，特征表现为大量表达肌纤维母细胞标志物 α-SMA，并获得了Ⅰ型胶原蛋白、弹力蛋白 C 和基质金属蛋白酶（MMPs），以及有更强的细胞外基质侵袭能力。CAFs 还能分泌 TGF-β，而 TGF-β 能将成纤维细胞直接转化为 CAFs。CAFs 又会反作用于乳腺癌细胞介导其增殖，诱导上皮间质转化和肿瘤干细胞表型，包括波形蛋白上调和 E 钙蛋白下调。CAFs 通过激活 NOTCH1-STAT3，增加细胞因子 CCL2 表达。CAFs 也可通过分泌 IL-1β 到 TME 中介导乳腺癌侵袭，在炎症表型中 IL-1 通过 ILIR1 受体驱动了肿瘤前形成，G 蛋白雌激素受体引起了 IL-1β 和 ILIR1 的上调进而促进乳腺癌的迁移和侵袭。在乳腺癌中，CAFs 不仅通过激活 PI3K/AKT 和 MAPK/ERK 通路在他莫昔芬药物耐受中发挥了重要作用，并且通过 GPCER 诱导 ER 受体的表达从而促进增殖和乳腺癌进展。还有 CAFs 对免疫表型转换也有重要作用，其可以募集免疫抑制细胞到 TME，进而抑制 T 细胞、适应性免疫和自然杀伤细胞的功能。通过抑制 Th1 细胞因子和增强免疫抑制 Th2 细胞因子信号从而抑制 Th1 免疫反应。

2. TAMs

肿瘤相关巨噬细胞（tumor associated macrophages，TAMs）是 TME 内最丰富的炎症细胞，按功能可分为 M1 型和 M2 型。M1 型分泌 IL-6、IL-12、IL-15 等因子，具有抗肿瘤作用。M2 型由血液中的单核细胞在 IL-4、IL-13 诱导活化下被募集到肿瘤组织而形成，具有致瘤作用。可以通过 IL-4/IL-13 刺激 THP-1 细胞形成 M2 型 TAMs 研究 TAMs 调节乳腺癌耐药性的机制，结果表明 TAMs 能够防止紫杉醇引起的肿瘤细胞凋亡，TAMs 分泌的高水平 IL-10 与乳腺癌的耐药性有关，TAMs 参与的耐药性的调节机制可能与 bcl-2 基因表达水平和 STAT3 信号上调有关，TAMs 通过 IL-10/STAT3/bcl-2 信号通路诱导耐药性。另外，M2 型 TAMs 还可分泌 VEGF、MMPs 等细胞因子促进乳腺癌的侵袭和转移，均提示 M2 型 TAMs 是乳腺癌发生发展的不良预后因素。

3. TILs

TILs 是 TME 中调节肿瘤免疫反应的一类淋巴细胞，TILs 的浸润程度和乳腺癌的发生发展密切相关。TILs 密度和表型可以预测乳腺癌患者对新辅助化疗后的疗效反应及临床预后。TILs 密度大于 50%，则经新辅助化疗后的三阴性乳腺癌和 HER2（+）乳腺癌患者完全缓解率较高，而且有更好的无复发和总生存率。因此通过免疫微环境中低、中、高水平的 TILs 和乳腺癌不同亚型来为乳腺癌患者制订个性化的靶向免疫治疗方法，使患者最大程度获益。对于低、中水平 TILs 的乳腺癌患者，可以通过人为干预如放疗、化疗及疫苗治疗来增加 TILs 浸润数量，从而通过增强免疫调节能力使患者生存获益。

4. ECM

血管内皮生长因子（vascular endothelial growth factor，VEGF）是目前已知的最关键、作用最强的血管生长刺激因子，乳腺癌的发生、侵袭及转移等生物学行为都有赖于肿瘤在缺氧状态下新生血管的生成。VEGF 家族可参与血管生成，也可招募

TAM 进入 TME 中。乳腺癌组织中的巨噬细胞及肥大细胞可分泌高水平的 VEGF，增加血管通透性，使乳腺癌细胞发生侵袭与转移。VEGF 受体可特异性作用于血管内皮细胞生长因子，促进肿瘤的淋巴管形成。VEGF 受体酪氨酸激酶抑制剂舒尼替尼和 VEGF 中和抗体贝伐单抗的应用可诱导肿瘤组织内缺氧，一定程度上延缓了肿瘤生长。因此，靶向诱导肿瘤组织缺氧是乳腺癌的一种治疗手段。研究表明，VEGF 异常与乳腺癌患者预后不良相关。当乳腺肿瘤瘤体＞ 2cm 时可出现供血、供氧不足，诱导产生具有转录活性的缺氧诱导因子（HIF），HIF-1α 水平的升高可以调控下游基因的转录和表达，从而促进 VEGF 的表达。肿瘤组织局部缺氧致使 HIF-1α 的降解被阻断而蓄积，与 HIF-1β 结合启动多种基因如 COX-2、p53、VEGF 等转录，使肿瘤增殖，微血管密度增加，进而促进了乳腺癌血管的生成和肿瘤的生长。缺氧造成乳腺癌 HIFs 相关基因激活，共同作用于乳腺癌细胞侵袭、进入和移出血管、定植生长等多个阶段，增加肿瘤干细胞的数量，促进乳腺癌发展。

三、乳腺癌干细胞

肿瘤干细胞被认为是具有肿瘤原始活性的细胞，呈侵袭性生长，具有耐药性的特点，是肿瘤转移和复发的主要原因，也是导致恶性肿瘤患者死亡的主要原因，而且肿瘤干细胞的形成和发展与肿瘤微环境也相关。肿瘤干细胞具有自我更新的能力和无限增殖的能力，这会引起肿瘤形成，也是导致肿瘤复发和转移的主要原因。

多种方法能够用于识别和分离 MaSC，其中最常用的方法是利用 MaSC 的生物学特性，特别是其表面特征性膜分子表达差异进行流式细胞分选，这种方法的优势在于能够从新鲜分离的乳腺组织中分离 MaSC 细胞群。在小鼠乳腺研究中，研究者发现小鼠 MaSC 细胞群同时高表达膜分子 CD24、CD29 和 CD49f 并低表达 Sca1，具有 Lin-CD24^{+} CD29^{hi} CD49^{fhi} 特征的乳腺上皮细胞具有自我更新和多向分化能力，且很少的分离纯化细胞在脂肪垫移植实验中即能够重建乳腺组织。后继的研究也进一步证明了具有 Lin-CD24^{+} CD29^{hi} CD49^{fhi} 特征的乳腺上皮细胞群富集了 MaSC。而在 2015 年，中国科学院曾义研究团队利用细胞谱系追踪策略发现小鼠 MaSC 特异性表达 Procr 蛋白，Procr 蛋白高表达的乳腺基底细胞具有比 CD24^{+} CD29W 细胞群更强的体内重建能力。目前认为，小鼠 MaSC 表面标记为 Lin-Procr^{+} CD24^{+} CD29^{hi} CD49^{fhi} Sca1$^{low/-}$。相较于小鼠 MaSC，人 MaSC 相关研究受限于标记未明确而进展缓慢。有研究显示，Lin-CD49^{f+} EpCAMlow 或 CD10^{+} 可以作为人 MaSC 标记，具有这种特征的乳腺上皮细胞可以在免疫缺陷小鼠体内重建人乳腺样组织。乙醛脱氢酶（aWehyde dehydrogenase，ALDH）是催化体内醛类代谢的酶类，它可以通过调控视黄醛的代谢来调控多种成体干细胞的分化。研究显示，ALDH^{+} 人乳腺上皮细胞具有在人源化小鼠脂肪垫重建乳腺组织的能力，证明 ALDH 也是人乳腺 MaSC 标记之一。但是人 MaSC 研究发现，相同标记的乳腺细胞在不同研究策略中表现出的表型并不一致；更重要的疑问是，人 MaSC 只存在于乳腺基底细胞中还是在基底细胞和管腔上皮细胞中同时存在，这一点目前仍不明确。

乳腺肿瘤干细胞的表面标志如下：

CD44 是一个跨膜糖蛋白，可与细胞外基质蛋白透明质酸相结合。在基底细胞样乳腺癌中可检测到 CD44 在基因和蛋白水平的高表达，且这类患者的临床治疗效果相对较差。如果患者肿瘤组织 CD44 过度表达，患者的总体生存期也会缩短。基因组学分析显示，CD44 在基底型乳腺癌中丰富表达，并与肿瘤细胞上皮 - 间充质转化和肿瘤干细胞的基因图谱相关。CD44 可作为肿瘤干细胞的一个相对特异的表面标志物。

CD133 也被称为 prominin 1，是一个 5- 跨膜糖蛋白，首次是在造血干细胞中被描述。CD133 在乳腺癌形成过程中所起的作用还未被人们完全了解，其可能参与了乳腺癌的发生、细胞迁移以及血管生成。CD133 在三阴性乳腺癌及转移淋巴结组织中过度表达，预示着乳腺癌患者预后不良，这对于医师及时给予恰当的干预治疗非常重要。CD133 的表达特点可作为淋巴结转移阴性乳腺癌的一个独立的预后因素，但其表达特点与患者的临床病理参数并无必然联系。

CD55 是以一种糖基的磷脂酰肌醇锚定蛋白，在肝、肺、胃肠、乳腺等正常组织器官中表达很少，而在大部分癌组织中高表达，但其表达水平即使是在同一病理类型的肿瘤组织中也不完全相同。有研究报道，CD55 的阳性表达与乳腺癌的侵袭性及患者预后有关。也有研究证实，CD55 高表达与乳腺癌患者的肿瘤复发明显相关，但与肿瘤的主要生物学特征（如组织学分级和类型等）无关，但是也有学者的研究结果与此相反，因此未来仍需要多中心、大样本的研究去证实。

乙醛脱氢酶 1（aldehyde dehydrogenase 1，ALDH1）是负责细胞内醛氧化的解毒酶，可以解毒细胞内氧化的醛，使氧化醛获得抵抗烷化剂的能力。ALDH1 是肿瘤干细胞中一种比较特异的表面标志物。ALDH1 的表达水平在乳腺癌、肺癌、结直肠癌等恶性肿瘤中较高，而在正常组织中的表达很低，尤其是在正常乳腺组织中，ALDH1 几乎不表达。因此，ALDH1 具有极高的特异性，有利于筛查和分离肿瘤干细胞。在乳腺癌的肿瘤组织中，活性较高的 ALDH1 能够自我更新并产生新的肿瘤，体现了肿瘤的异质性。ALDH1 的表达可作为预测乳腺恶性肿瘤预后的一个有力因素，其与已知的乳腺恶性肿瘤相关的免疫组化临床参数如肿瘤分级、雌激素受体、孕激素受体状态、原癌基因人类表皮生长因子受体 2 过表达等相关。这些发现为研究正常干细胞和乳腺癌干细胞提供了新的思路，为靶向肿瘤干细胞指明方向。

乳腺肿瘤干细胞与肿瘤耐药：

与普通肿瘤细胞相比，BCSC 在体内肿瘤组织中多处于 G_0 或 G_1 期，即处于增殖不活跃的静息状态，使 BCSC 逃避了大多数细胞毒性化疗药物的杀伤能力。同时，BCSC 往往具有更高的药物外排与代谢能力、DNA 损伤修复能力和凋亡耐受能力，这就使化疗之后 BCSC 比普通肿瘤细胞更有可能存活下来，继而导致了肿瘤的复发与转移。虽然通常认为肿瘤干细胞多处于静息状态，但也有报告认为肿瘤干细胞可以在发生 EMT 后成为转移干细胞，进而离开原发组织并在远隔器官定植，最终形成转移灶，其中进入血液循环的肿瘤干细胞也能成为循环肿瘤细胞中的一部分。正常乳腺组织或乳腺肿瘤组织分离的 MaSC 或 BCSC 都出现 EMT 标记表达增高。有研究发现乳腺肿瘤细胞过表达 EMT 相关转录因子如 Snial 或 Twist 可以促进肿瘤细胞在免疫缺陷小鼠体内形成移植瘤的能力，进一步分析的结果显示 BCSC 也被富集。乳腺癌患者外周血中提取的 CTC 中可以检测到 BCSC 存在，同时这些 CTC 表现出 EMT 特征。TGF3、TNFα 可以诱导乳腺癌细胞发生 KMT，诱导后的乳腺癌细胞呈现稳定的干细胞特征，细胞自我更新能力和移植瘤形成能力增强，并且对奥沙利铂、紫杉醇等化疗药物耐受能力显著增强。事实上，由于肿瘤干细胞分化为非肿瘤干细胞的能力被认为与间质 - 上皮转化过程有关，而肿瘤细胞又可以发生可逆的 EMT 和 MET 过程。这些共同提示：肿瘤组织中的一小群肿瘤细胞可能处于肿瘤干细胞状态和非肿瘤细胞状态的可逆变化过程，也就是说肿瘤细胞的肿瘤干细胞状态可能具有可塑性。已有文献报道发现作肿瘤干细胞群可能自发发生样变并获得肿瘤干细胞样表面标记分子的表达，进而在免疫缺陷小鼠体内形成移梢瘤的能力也增高。

四、乳腺癌生物标志物

筛查乳腺癌患者术后复发、远处转移的早期诊疗生物标志物可以帮助降低乳腺癌患者死亡率。目前临床上常用的乳腺癌生物标志物包络雌激素受体（ER）、孕激素受体（PR）、HER2、CEA、CA153、细胞角蛋白片段（CYFRA-21）等。但其灵敏度和特异度均不高，对于乳腺癌早期诊断、治疗决策和预测预后仍显不足。随着研究的深入，乳腺癌新的生物标志物不断出现，其中包括 miRNA、CTCs、cfDNA、uPA，这些新的乳腺癌生物标志物为乳腺癌的筛查、诊断、治疗起到重要作用，很多标志物也已经转化为产品服务临床。

1. miRNA

2002 年，世界上首次报道了癌症中存在 miRNA 调节异常，提示 miRNA 可能成为肿瘤诊断治疗的有效靶标。miRNA 被广泛应用于肿瘤研究的各个环节中，很多重要差异分子不断被发现。

miRNA 作为生物标志物区分乳腺癌患者与健康人群以及对乳腺癌进行分群。如乳腺癌患者血液中 miR-195 和 miRNA let-7a 表达水平显著降低，ER（-）乳腺癌中 miR-1244 上调和 miR-30 下调；ER（+）的乳腺癌中 miR-18a、miR-18b、miR-654-3p 表达降低和 miR-342-5p、miR-190b 表达增加。miR-190b 具有特异性，可作为激素依赖性乳腺癌的新生物标志物。另外通过尿液分析发现原发性乳腺癌患者中 miR-155 的表达增高，miR-21、miR-125b、miR-451 表达水平均降低，标志着尿液中的 miRNA 可能作为乳腺癌检测的潜在生物标志物。

miRNA 作为生物标志物对乳腺癌侵袭转移和生存预后进行评价。研究发现 miR-193a 过表达可能通过下调 WT1 表达来抑制乳腺癌细胞增殖和运动，阻止了癌细胞的增殖和扩散；miR-145 表达可以抑制乳腺癌细胞中 Oct4 介导的 EMT 转化，从而抑制了肿瘤细胞的侵袭。miR-210 通过加强内皮细胞生成，促进了乳腺癌转移，而 miR-21 表达抑制可降低乳腺癌细胞 60% 的侵袭性。乳腺癌中肿瘤相关成纤维细胞（CAF）中 miR-205 和大部分 miR-200 家族（miR-200c、miR-20b 和 miR-141）显著下调，这些 miRNA 的改变影响 E-cadherin 表达，进而调控 EMT 发生和乳腺癌的侵袭转移。研究发现 miR-21 不仅能启动乳腺癌的转移过程，通过靶向肿瘤抑制基因为肿瘤生长提供更加合适的微环境，miR-21 过表达还与乳腺癌患者分期、总体生存率和无病生存率相关，miR-21 低表达的乳腺癌患者 5 年生存率高达 86.54%；反之，则仅为 45.9%。此外，miR-30 家族可提示乳腺癌的预后良好，目前已经被确立为预后良好的标志物。

2. CTC

CTC 是指自发或因诊疗操作由实体瘤或转移灶释放入外周血循环的肿瘤细胞，研究发现，有 24.4% 乳腺癌患者可在术前检测到外周血 CTC，提示 CTC 能为乳腺癌早期诊断提供帮助。

CTC 可以用于评价乳腺癌的临床疗效和预后。研究显示转移性乳腺癌患者外周血中 CTC ≥ 5 个 /7.5 ml 提示预后不佳，但尚未证实关于患者 CTC 计数在治疗期间未下降到＜ 5 个 /7.5 ml，就提示治疗方法失败的这种做法是否有效。目前，德国 DETECT 试验根据在转移性乳腺癌中 CTC 表型（特别是 HER2 状态）来指导治疗和评估治疗后反应。另外德国 SUCCESS 研究发现辅助治疗前可检测到 CTC 的女性无病生存率和总体生存率显著降低，且每 30 ml 血液中≥ 5 个 CTC 的乳腺癌患者复发风险最高。SUCCESS 试验表明，CTC 的持续性与较短无病生存率和总体生存率相关。

3. cfDNA

cfDNA 指的是以细胞外游离形式存在于血液中的 DNA，通常是以蛋白质复合体存在的 DNA 双链片段，其中肿瘤来源的循环游离 DNA 又称为循环肿瘤 DNA（circulating tumor DNA，ctDNA）。通过对 cfDNA 进行定量（检测 cfDNA 浓度）

和定性（评估多基因甲基化、等位基因失衡和全基因组畸变）分析，cfDNA 评估可应用于乳腺癌的早期检测，但灵敏度和特异度均不高。为确保正确诊断，cfDNA 检测应作为乳腺癌诊断的常规细胞学和组织学检查的补充。目前，虽然大规模测序被广泛应用于 ctDNA 检测，但基因组检测发现仅有少数基因在乳腺癌中频繁突变，如 TP53、PIKC3A 等。Nakauchi 等发现晚期乳腺癌患者血浆中 TP53、PIK3CA 突变阳性患者生存率显著低于 ctDNA 阴性者。

cfDNA 对乳腺癌的治疗效果和生存预后的监测。通过对外周血 ctDNA 的检测能够获取肿瘤基因突变信息，避免实体瘤因肿瘤异质性造成的取样偏倚，从而能够更好地预测乳腺癌患者的治疗效果。也可以通过对乳腺癌患者血液中 ctDNA 耐药基因的表达情况监测乳腺癌患者的耐药情况，研究发现 PI3K 基因突变的乳腺癌患者抗 HER-2 治疗疗效较差，其完全缓解率为 19%，而没有该基因突变的患者可达 33%。因此，通过 ctDNA 对 PI3K 基因的检测可以在临床上作为预测病情发展的参照，从而为患者提供更为合适的治疗方案。另外 ctDNA 甲基化检测对乳腺癌患者预后具有预测价值。研究发现 DNA 的低甲基化和高甲基化分别通过上调致癌基因和下调抑癌基因的表达参与乳腺癌的进展和预后。乳腺癌患者治疗前血清中高甲基化的 RASSF1A、APC 等基因是乳腺癌预后不良的一个影响因素，与更短的生存期相关。

4. uPA

尿激酶型纤溶酶原激活剂（uPA）是一种丝氨酸蛋白酶，由机体正常细胞或肿瘤细胞分泌，它与其受体（uPAR）、抑制剂（PAI）所形成的复合物在肿瘤侵袭转移中起着重要的作用。uPA 能直接降解纤连蛋白，介导基质金属蛋白酶的活化，参与乳腺癌侵袭转移过程。另有实验证实，uPA 能够刺激有丝分裂，促进细胞黏附、迁移，抑制凋亡发生。

uPA 指导乳腺癌患者个性化治疗和预后评价。研究发现低浓度 uPA 和 PAI-1 的患者复发风险明显低于高浓度患者。这对了解患者分类转移风险和复发风险有重要价值。此外，uPA/PAI-1 还可以作为 NNB3（node negativer breast cancer3-europe）治疗预测指标，具有较高水平的 uPA 和 PAI-1 乳腺癌患者，辅助化疗效果更好。uPA 和 PAI-1 还可辅助化疗评价，预测乳腺癌患者的预后，尤其是预测的效果。uPA/PAI-1 对环磷酰胺 - 甲氨蝶呤 - 氟尿嘧啶（CMF）方案预测价值已达中等水平的证据。研究发现了乳腺导管内原位癌（DCIS）患者的 PAI-1 表达较浸润性乳腺癌（IDC）患者更高，提示 PAI-1 在乳腺癌早期阶段参与肿瘤发展，高 uPA 表达与乳腺癌淋巴结转移和侵袭有关，特别在浸润性导管癌和激素依赖性乳腺癌中表现更为明显。此外，淋巴管转移的乳腺癌患者体内 uPA 和 PAI-1 的表达更高，证实 uPA 和 PAI-1 可能是原发性乳腺癌无病生存率和总体生存率的最强预测因子之一。uPA 和 PAI-1 是目前可用于未伴淋巴结转移的乳腺癌最有效的预后分子标志物，可奠定疾病风险分析和判定，为后期是否化疗提供依据。

五、乳腺癌多组学研究

1. 基因组学

基因组学研究的是生物体内遗传物质的结果序列及其相互关系和表达调控的科学，其研究领域主要包罗比较基因组学（进化研究）、结构基因组学（蛋白质三维结构预测）和功能基因组学（基因的功能性研究）。基因组学的技术平台主要包含传统的第一代测序技术平台（如化学降解法测序、双脱氧链终止法测序）、高通量的第二代测序技术平台（如 454 测序、Illumina 的边合成边测序）以及最新的第 3 代单分子测序技术平台（如单分子荧光测序和纳米孔测序等）。高通量测序技术的飞速发展及成本的大幅度降低加速了人们对基因组学的研究，但是一些传统的测序方法，如双脱氧链终止法在针对不同的研究目标时仍有其应用价值。在生物医疗领域，尤其是癌症的研究中，基因组学扮演着重要的角色。医学基因组学主要研究各种突变对疾病表型的影响，包括单位点和多位点的替换、插入、缺失等。还有一类变异是因基因组中大于 1kb 范围的缺失、插入、重复等，称为拷贝数变异。拷贝数变异在癌症研究中也是值得关注的领域。变异又可根据其获得途径分为种系突变和体细胞突变，种系突变即遗传性突变，体细胞突变即后天性突变。

常见的全基因组关联分析（GWAS）研究种系突变与疾病表型的关联，以发现疾病相关的遗传变异风险因素。全基因组关联分析一般着眼于单位点的种系突变，即研究单核苷酸多态性（SNP）在大规模不用表型（如病例 / 对照）人群中的分布，筛选出与疾病表型相关的 SNP。其数据特征通常为：因变量为病例 / 对照的分类标签，自变量为大量 SNP 在不同样本中的基因型，也是分类型变量。随着基因组学研究的不断深入，体细胞突变越来越受到人们的重视，尤其是在癌症研究领域。体细胞突变是后天因素导致正常机体细胞发生突变（非生殖细胞），这种突变不会遗传给后代。一些研究表明，癌症患者的肿瘤细胞内与细胞修复和细胞凋亡有关的基因往往有相对较高的体细胞突变率。体细胞突变数据可以通过外显子测序获得，这种研究的实验设计通常采用配对样本的自身对照，例如，在癌症体细胞突变研究中，一般同时对肿瘤组织和癌旁组织进行测序，以癌旁组织为正常的自体对照样本对肿瘤组织中的突变进行研究。由于体细胞突变的异质性，在基因组层面上这种数据非常稀疏，通常需要富集到基因层面进行分析。通常的分析思路是，首先计算出基因的背景突变率，然后将目标基因的突变频率与背景突变率作对比，得到高突变的基因。目前可依据三代以内的乳腺癌 / 卵巢癌家族史、亲属发病年龄及已知基因突变的大数据，开发相关的风险模型来判断个体 BRCA 等突变的风险，进而评估遗传性乳腺癌的发病风险。还有 HBOC、MammaPrintret、PAM50、EPclin、Breast Cancer Index 等多个乳腺癌多基因检测方案，可以将乳腺癌准确分型，评估预后及指导治疗。美国国立综合癌症网络指南推荐将遗传性乳腺癌和卵巢癌综合征（HBOC）多基因检测方案应用于乳腺癌及卵巢癌高危人群。美国乳腺外科医生学会（ASBrS）也建议乳腺癌患者或高危人群进行包括 BRCA1/BRCA2 和 PALB2 基因的检测。对确诊的致病突变携带者，临床上需密切随访。应定期进行乳腺早期监测，联合运用超声、钼靶或乳腺磁共振等筛查手段。预防乳腺癌最有效的方法是行双侧全乳切除术，可使 BRCA1/2 突变携带者发病风险降低近 100%，并显著延长生存时间，而行预防性双侧输卵管 - 卵巢切除术可使携带者发病风险率进一步降低，BRCA2 携带者获益更大。预防性内分泌治疗可减少乳腺癌家系发病风险，他莫昔芬可将 BRCA2 杂合子携带者发病风险降低 62%，但对于 BRCA1 杂合子携带者作用有限，推测与 BRCA1 相关乳腺癌 ER 阴性率高有关。对于已经临床确诊的乳腺癌患者，乳腺癌的主要治疗方案仍局限于手术、放疗、化疗或联合治疗，其治疗效果有限，尤其是对三阴性乳腺癌及晚期乳腺癌的治疗效果。除了铂类药物的化疗方案，蒽环联合紫杉醇类化疗方案等主要的化疗药物选择外，靶向药物也是目前药物治疗的有效策略。目前 PARP 抑制剂已用于治疗 BRCA 突变型乳腺癌，尤其是晚期患者，可改善 BRCA 突变 HER-2 阴性转移性乳腺癌患者的无进展生存期，并对不良反应可控。除了传统的治疗方案外，乳腺癌的基因治疗也得到快速发展，现已有包括癌基因治疗、抑癌基因治疗、免疫基因治疗、多药耐药基因治疗、自杀基因治疗、溶瘤病毒治疗、micro RNA 治疗等方案。

表观基因组学研究的是遗传物质的表观修饰，其中包括 DNA 甲基化、蛋白质修饰、微 RNA 等，这种修饰不涉及 DNA 序列本身的变化，但是这种修饰可以通过细胞分裂得以保留和遗传。表观遗传修饰对于基因表达水平有着重要的调控作用。DNA 甲基化是表观遗传学的一个重要研究方向，其测序的技术平台包括特异性甲基化分析和高通量的全基因组甲基化分析，其中高通量的甲基化分析包括不同芯片技术（如 humanmethylation450K）和第二代测序技术平台［如全基因组亚硫酸氢盐测序（WGBS）］。基于芯片技术采集的甲基化数据进行预处理，得到相对甲基化水平 β 值或对数转换后的 M 值。基于第二代测序技术平台的甲基化分析可与实现单碱基分析率的甲基化水平检测，通过不同算法处理原始数据，最终通过可获得 0 ~ 1 的 DNA 甲基化水平（β 值）。在不同疾病表型的甲基化分析中，可以通过对甲基化数据进行差异性分析，寻找差异的甲基化位点，帮助进一步进行疾病研究。DNA 甲基化水平也与癌症息息相关，癌症的一个重要特点就是甲基化的失衡。例如，研究人员发现在肿瘤组织中全基因组的甲基化水平降低、肿瘤抑制基因的甲基化水平增高等。

2. 蛋白质组学

蛋白质组学是在基因组学和转录组学的基础上迅速发展的新兴学科，它旨在研究蛋白质在任何阶段的表达、结构、功能、相互作用和修饰，可以通过结合生物信息学工具来阐述涉及复杂疾病的生化过程和发展规律，对疾病的早期诊断、治疗、预后判断有指导作用，近年来，通过基于质谱法的高通量和高精度蛋白质组学技术，可以揭示乳腺癌发生发展的机制，筛选乳腺癌相关的肿瘤标志物和分子靶点，蛋白质组学已逐渐成为乳腺癌早期诊断、治疗及预后评估的有效方法，实现乳腺癌早期诊断、精准治疗的目标。但是，由于临床样本不易得到，蛋白质组学相关技术精湛，价格昂贵，大规模的临床研究相对少见，所以虽然目前已经有很多乳腺癌相关蛋白质组学的研究成果，但仍需扩大样本进行多中心的实验进一步验证结果，才能真正应用于临床，惠及更多的乳腺癌患者。

复杂疾病蛋白质组学的研究，需要引入相关仪器设备，用于特定蛋白质的分析的仪器设备包括酶联免疫吸附测定（ELISA）和蛋白质印迹（WB），用于复杂蛋白质样品检测的设备包括十二烷基硫酸钠 - 聚丙烯酰胺凝胶电泳（SDS-PAGE）、二维凝胶电泳（2-DE）以及二维差分凝胶电泳（2DHDIGE）技术可被用于复杂蛋白质样品检测。随着技术的进步，高通量高灵敏度的表面增强激光解析电离 - 时间飞行质谱（SFXDT-TOF MS）和基质辅助的激光解析电离 - 时间飞行质谱（MALDI-TOF MS）的广泛使用，使蛋白质大分子快速分析鉴定成为可能。而后定量技术例如，同位素亲和标签技术（ICAT）、细胞培养稳定同位素标记技术（SILAC）以及核素标记相对和绝对定量 / 串联质量标记技术（iTRAQ /TMT）相继出现，可以将混合体系中所有蛋白质进行精确地鉴定和定量，更加简单、准确、快速。

蛋白质组学技术对乳腺癌的分型有重要作用。目前，乳腺癌的临床分类仍然主要依靠雌激素受体、孕激素受体和人表皮生长因子受体 2 的免疫染色结果。而通过蛋白组学技术对不同亚型的乳腺癌队列进行分析，可以对不同乳腺癌亚型进行分子细节的辨别，进而可转化为临床用途的预测特征，有助于开发新型乳腺癌标志物并确定潜在的治疗靶标。例如，2016 年 Tyanova 等分析了 40 个不同亚型的乳腺癌队列，使用 SILAC 技术对 10 000 多种蛋白质进行定量，基于蛋白质表达对管腔性乳腺癌进行了分类，为乳腺癌更全面的临床评估和决策提供重要依据。Krug 等通过对原发性乳腺癌样本通过蛋白质组学手段对 HER-2 扩增子进行分析，筛选了可以从免疫检查点治疗中受益的肿瘤亚群，以预测 CDK4/6 抑制剂的反应性。此外，磷酸化和乙酰化蛋白质组学分析为全面了解乳腺癌的生物学特征提供了更多的信息。

蛋白质组学技术对乳腺癌的标志物研究有重要作用。目前在乳腺癌中还没有找到特异的灵敏的血清标志物并将其应用于临床诊疗过程中。蛋白质组学的运用，为乳腺癌特异性肿瘤标志物的发现供了新的思路和技术路线。例如，Yigitbasi 等使用 SELDI-TOF-MS 技术同时分析了乳腺癌、良性肿瘤患者和健康人的血清，成功预测了 4 个生物标志物结合 CA15-3 指标可以协助诊断乳腺癌。Frerldini 等将亲和水凝胶纳米颗粒与 LC-MS/MS 分析结合使用，筛选出浸润性导管癌的 32 种蛋白质，其与钼靶联合应用提高了早期乳腺癌的检出率。另外针对乳腺癌复发指标检测，通过不同的蛋白质组学方法分析发现在复发性乳腺癌中表观遗传蛋白包括组蛋白去乙酰化酶 5、7、9（HDAC5/7/9）、小类泛素化修饰蛋白 1（SUMO-1）、胚胎干细胞表达 Ras（RASE）以及促炎蛋白血清淀粉样蛋白 A（SAA）、IL-18 或许可以成为疾病复发的生物标志物。Yang 等采用 TMT 标记的多重定量蛋白质组学技术对曲妥珠单抗治疗耐药的 HER2 阳性乳腺癌进行分析，发现 SRGN、LDHA 和 CST3 与曲妥珠单抗治疗耐药相关，该发现可以提高基于曲妥珠单抗治疗的临床实用性。在抗癌药物的副作用预测方面，利用 MS 评估乳腺癌血清外泌体中蛋白质含量与紫杉烷类诱导的周围神经病变严重程度之间的关联，发现 12 种蛋白质与药物引起的周围神经病变有关，可以预测随后的神经毒性。

多组学除了检测乳腺癌血清中的成分外，也被应用于其他体液检测之中，常见的是在唾液和尿液中发现特异性肿瘤标志物，例如，对转移性乳腺癌进行全唾液蛋白质组学检测，发现 coronin-1A、TPT-1、VASP、HSP90a、cofilin 及 Arp 2/3 这些蛋白和乳腺癌的侵袭转移密切相关。使用无标记 I.C-MS/MS 的蛋白质组学对乳腺癌患者进行分析，发现了 13 种新型上调蛋白，可以借助多组学手段，建立覆盖众多靶标的检测方案以对乳腺癌进行全方位的检测。

3. 转录组学

转录组学研究的是细胞或机体内所有转录出的 RNA 的水平，包括信使 RNA，核糖体 RNA、转运 RNA 及非编码 RNA 等。从狭义上讲，转录组的研究对象为所有成熟的 mRNA，因为其水平直接反映基因的表达水平，因此转录组学研究也被称为基因表达谱研究。近年来，非编码 RNA 对基因调节功能的研究也越来越受到人们的重视。由于真核生物的基因包含外显子和内含子，同样的基因可以通过不同的剪接方式获得不用的 mRNA 进而产生不同的蛋白质，因此可变剪接也是转录组学的重要内容之一，转录组研究的技术平台主要包含基于探针杂交的基因芯片技术、基于段标签的大规模平行测序技术（MPSS）和高通量的 RNA 测序技术（RNA-Seq）。在 RNA-Seq 的数据分析中，利用基因外显子区域读段的计数估计基因的表达量，为了使不同长度的基因以及不同测序深度的结果之间具有可比性，RNA-Seq 的读段计数通常被转换为 RPKM 或 FPKM 进行后续分析。对于不同疾病表型的基因表达分析，通常先进行差异分析以寻找差异表达的基因，再进一步对这些基因进行功能注释或富集分析。基于

21 个乳腺癌数据集的全面转录组分析，可以将 TNBC 分为 7 个亚型，包括两种基底样型（BL1 和 BL2）、免疫调节型（IM）、间充质型（M）、间充质干细胞样型（MSL）、腔面雄激素受体型。另外，研究基于代谢组学数据库筛选了靶向 150 个与 HER-2 共表达的基因的 shRNA，发现 NR1D1 和 PBP 都是 HER-2 阳性乳腺癌细胞必需的新的存活因子。

4. 代谢组学

恶性肿瘤的诊断和干预是代谢组学率先尝试，也是目前研究成果最多的重要临床医学领域。随着仪器和研究手段的日益更新，各种常见恶性肿瘤的特征性代谢物不断被发现，从理论上讲每种代谢物都有可能成为反映某种肿瘤细胞对某种环境刺激的标志物，而严格意义上的代谢标志物的选择需要综合考虑不同组织、细胞、检测样本的本底状态及肿瘤异质性等各种复杂因素，并在大规模人群中做到进一步验证。分析这些实验结果，研究者们既发现了多个肿瘤相关的共性代谢物，如 2-HG 与神经胶质瘤和白血病，又发现了在同种疾病不同研究中得出的高度相关的代谢途径，如天冬氨酸代谢与乳腺癌，当然更多的是同种疾病在不同人群中的代谢差异。这些异同点和仪器型号、数据处理方法、样本储存与处理、人群的种族、生活习惯甚至肠道菌群密切相关。也正是因为这些不确定因素及代谢物的动态变化，不像基因组、转录组和蛋白质组相对稳定容易利用传统分子生物学手段进行验证，导致代谢组学的结果尚未在精准医学的临床实践中得到很好的应用。然而代谢物作为基因、转录和蛋白表达的下游物质，比起上游物质，更多地承载了环境的因素并且能够反映个体当下的状态，因此被称为代谢表型。未来的肿瘤防治，如果能将基因型和代谢表型有机结合，根据疾病的共性和个性进行辨证施治，通过探索分子缺陷与代谢物改变之间的相关性，建立从基因水平、功能性蛋白质到终端产物的系统模型，将加深对肿瘤的全面认知，筛选出对疾病的发生、发展和转归有意义的代谢物。在检测不同阶段肿瘤的分期及特征方面未来还需要开展大规模的人群研究。利用多临床中心进行肿瘤特征性研究，发现既有早期诊断、疗效评价和预后预测价值的分子标志物，为肿瘤的早期诊断、精确分型及个体化靶向治疗提供理论基础，从而实现真正意义上的精准治疗。最近的一项前瞻性研究比较了侵袭性乳腺癌患者与性别和种族均匹配的健康对照组的血清，发现气相色谱-质谱（GC-MS）代谢组的生长在各组间具有差异，灵敏度为 96%，特异度为 100%。说明代谢组学在未来乳腺癌早期筛查中可以发挥不可替代的作用。对肿瘤组织进行全代谢组学分析，共鉴定出 418 种不同的代谢物，其中 133 种（31.8%）在 ER 阳性和 TNBC 肿瘤之间显示不同，差异具有统计学意义。

5. 肠道微生态组学

目前乳腺癌肠道微生态组学的研究主要集中于肠道菌群对乳腺癌的影响，肠道细菌可通过改变氨基酸和谷胱甘肽等营养素的代谢来实现对线粒体功能的调控，另外肠道菌群代谢产物丁酸盐、氢气衍生物、吲哚代谢物和吡咯喹啉醌，也可影响线粒体功能，线粒体可通过调整氧化还原状态，调节黏膜免疫反应，维持肠道屏障完整性、控制病原菌活动来调控肠道菌群的组成和功能，进而推测肠道菌群对乳腺癌的影响机制，也可能是通过线粒体代谢。

肠道菌群失调在乳腺癌发生发展中也起着不可或缺的作用，它可增加激素受体阳性乳腺癌细胞侵袭性。研究发现，男性和女性体内肠道菌群的组成有差异。雌激素水平高的女性拥有更多样化的肠道菌群，人体肠道内许多细菌含有能够编码生成 β- 葡萄糖醛酸苷酶和乳糖苷酶的基因，肠道菌群可通过调控雌激素非依赖性代谢途径来影响患乳腺癌风险，导致乳腺的性激素水平升高。长期高水平的雌激素能够促进正常乳腺上皮细胞癌变，或促进乳腺癌细胞进一步增殖。

肠道微生态组学通过改变体脂状态对乳腺癌发病进行调控。肠道菌群通过影响脂肪细胞因子、胰岛素、雌激素水平增加乳腺癌患病风险、治疗效果和预后，肠道菌群可通过改变肥胖状态调控乳腺癌的发生发展。主要调节途径包括：①短链脂肪酸代谢。肠道菌群产生的短链脂肪酸通过血液循环调节全身能量代谢。肥胖个体参与调节线粒体功能障碍相关 DNA 表达，降低活性氧簇水平，使线粒体功能发生改变。②甘油三酯储存。肠道菌群促进甘油三酯的储存和脂肪合成酶的激活，增加脂肪细胞中甘油三酯储存，诱导肥胖的发生。③炎性反应调节。肠道菌群诱导脂肪炎症，活化肥胖相关基因，进而影响肥胖及代谢紊乱的发展。④神经递质调节。肠道菌群通过调节肠 - 脑轴中神经递质调节血糖水平、脂肪细胞功能和能量代谢，维持机体能量平衡。⑤食欲调节。肠道菌群影响宿主选择其偏爱的食物营养物质的消化吸收，进而控制宿主的饮食行为。

肠道微生态组学通过调节炎症反应和免疫反应对乳腺癌发病进行调控。研究发现中性粒细胞的失调会影响乳腺癌的发生发展。在生理状态下，人体肠道细菌可促进效应 $CD8^{+}T$ 细胞生长成熟。当发生炎症反应时，肠道微生态环境的改变不利于 $CD8^{+}T$ 细胞生长成熟，使得乳腺癌细胞不能被有效消灭。另外肠道菌群还通过诱导并调节 T 细胞的增殖分化、诱导 Ig A 蛋白表达和调控免疫抗菌肽的表达等影响机体免疫系统功能进而对乳腺癌的治疗产生影响。

以上内容都很好地研究了肠道菌群与乳腺癌之间的作用及乳腺癌发生机制。但是反映肠道菌群作为标志物筛选乳腺癌的机制研究较少，尚缺乏深入的临床试验探讨肠道菌群与影响乳腺癌发生因素之间的关系。

第三节　乳腺癌精准防治的创新技术和临床应用进展

一、精准诊断

（一）影像组学

在过去的 30 年中，影像学的发展大大促进了医学研究和临床诊治水平的提升，其中 MR、CT 的发明，球囊扩张血管形成术和乳腺摄像成为代表性的重大医学成就。

迄今为止，医学影像学大致经历了三个阶段：经典医学影像学（以 X 射线、CT、MRI 和超声成像显示人体解剖结构和生理功能），以介入放射学为主题的影像学和分子影像学（以 MRI、PET、光学成像等用于分子水平成像）。分子影像学是现代分子医学与医学影像学结合而产生的新兴边缘学科，旨在运用影像学手段的高敏感度、高分辨率显示组织水平、细胞水平和亚细胞水平的特定分子，反映活体状态下分子水平的动态、可视、定量变化、探查及发生过程中在尚无解剖学改变前检出细胞和分子水平的异常，为疾病的早期诊断和药物疗效的评价提供新的科学依据和方法，为解决医学研究遇到的技术瓶颈提供新的技术手段，将对未来医学发展产生重大影响。

乳腺癌的诊断金标准是组织病理学检查，但其具有滞后性。因此非侵入性检查且准确、安全的评估对乳腺癌的预防、诊断、治疗又非常重要的作用。影像学检查是目前乳腺癌最常用的检查手段，包括乳腺 X 线、CT、PET-CT、超声以及 MRI 等，可从这些影像检查中直观地读取特定的影像信息如大小、边缘、信号及密度等，随着创新技术的进步，影像组学能够深度挖掘肿瘤影像的异质特征，对乳腺癌的临床诊断和疗效预测提供更多有效信息。

1. 乳腺数字 X 线摄影

乳腺钼靶操作简便且价格低廉。但是由于腺体密度在钼靶 X 线诊断方面影响较大，对于致密型腺体的女性患者，很难分辨出乳腺肿瘤的边界，增强光谱钼靶（contrast—enhanced spectral mammography，CESM）是一种新应用的钼靶成像技术，该技术将碘化对比剂与标准乳腺 X 线摄影相结合，提高诊断水平。研究表明基于 CESM 影像组学 Nomogram 图对预测新辅助化疗的敏感度具有潜在可行性。但由于乳腺钼靶成像仅单平面成像，重复性欠佳。当病灶边缘不清晰或有毛刺时，会使评估 NAC 疗效的准确性降低，所以基于乳腺钼靶 X 线影像组学分析实现早期预测 NAC 疗效尚有待更深入的研究。

2. CT

胸部增强 CT 检查已被美国国立综合癌症网络指南列入乳腺癌术前常规检查之

一，主要目的是辅助临床分期。部分学者也基于乳腺 CT 成像进行了影像组学分析，并证明其预测乳腺癌的可行性。而 PET-CT 是一种高敏感和高特异的无创性肿瘤代谢评估工具，可提供乳腺癌肿块代谢反应变化，从而将无效治疗相关毒性降至最低。常规 PET-CT 检查其评估残余病灶的灵敏度为 71% ~ 94%、特异度为 66% ~ 89%、符合率为 75%，仅次于 MRI。

影像分析方法的改进为 PET-CT 的应用起到重要推动作用。如使用监督学习及随机森林方法从选择的特征中构建预测模型以及利用 LIFEx 软件对接受预处理分期的乳腺癌患者的 PET-CT 图像提取特征，然后通过多变量逻辑回归校型分析影像组学特征均能提高 PET-CT 影像数据的分析水平。能够更有效对乳腺癌疗效进行评估和预测，联合临床病理因素可进一步提高预测效能。然而，由于浸润性小叶癌和导管原位癌在 PET-CT 上摄取较低、空间分辨率有限、易低估病灶疗效并且 PET-CT 辐射剂量高、费用昂贵，所以 PET-CT 在目前基层医院内难以作为乳腺癌的常规检查方法。

3. 超声

超声可较准确地测量残余病灶，还可以通过监测血流参数的变化来评估病灶变化，因其成本低、无辐射，可推荐用于评估及预测乳腺癌治疗前、治疗中和治疗后。随着超声技术的发展，超声弹性成像、超声造影及定量超声光谱学等新技术在评估疗效方面具有较高的灵敏度和特异度，可从病灶弹性、血流灌注以及微循环等方面来监测病灶的变化，通过联合 ER+、Ki-67 等指标进一步提高超声剪切波弹性成像的预测能力。现在自动乳腺超声成像系统代表着乳腺癌超声诊断的创新水平，在临床有着重要的地位。

2009 年西门子公司推出 Acuson S2000 ABVS（automated breast volume scanner，ABVS）乳腺检查的三维容积超声成像系统，其由主机、机械臂、探头及影像数据处理系统组成，是应用于乳腺检查的三维容积超声成像新系统。通过该系统可获得横断面扫查数据，利用这些数据，系统可自动进行三维重建，获得全乳图像。2012 年 U-system 公司的 Somo-v 获得美国 FDA 上市前批准，联合乳腺 X 线应用于女性致密型腺体的乳腺癌筛查，成为第一个获 FDA 批准用于乳腺癌筛查的三维超声设备。之后推出 Invenia ABUS（automated breast ultrasound system，ABUS）乳腺超声成像系统。其优势在于操作流程较简单、自由臂设计灵活，C15-6XW 的弧形探头设计更符合女性乳房解剖结构以降低患者检查时的不适感，在临床上已得到广泛应用。研究结果均提示，自动乳腺全容积超声作为补充手段，可检出乳腺 X 线漏诊的致密型乳腺腺体患者中的乳腺癌，提高乳腺癌的检出率，降低间期癌的发生率。随着相关技术的不断发展和完善，自动乳腺超声成像系统将会在乳腺筛查和诊断中占重要位置。

4. MRI

乳腺 MRI 具有多参数成像、组织分辨率高、无创伤且无辐射的优点，用于乳腺钼靶或超声检查无法对乳腺恶性病变淋巴结及胸壁浸润进行明确评估及分期时，以及对高风险人群进行筛查，伴随乳腺癌治疗规范化、个体化理念的不断深入和推广，MRI 检查技术在乳腺病变的定性诊断、肿瘤分期、术前评估及治疗方案选择、术后随访、新辅助化疗疗效监测和评估等各方面显示出不可替代的作用，临床价值显著。但其费用昂贵、扫描时间长、噪声大等不足也同时存在，尤其是对钙化灶不敏感，而钙化往往是乳腺癌的征兆。因此 MRI 技术也在不断改进，推动了其在乳腺癌诊疗中的应用，如利用弥散加权成像技术、体素不相干成像技术、扩散峰度成像技术以及动态增强磁共振等创新技术分析手段，丰富了 MRI 在乳腺癌中的应用。

弥散加权成像（diffusion weighted imaging，DWI）是当前检测组织内水分子运动的唯一成像手段，具有无辐射、无创、无须造影剂、灵敏度高、检查时间短的技术优势。DWI 主要通过测量表观扩散系数（apparent diffusion coefficient，ADC）值来量化评估组织内水分子的微观扩散情况，进而为病灶的良恶性诊断提供有效信息，借助于 ADC 值对乳腺病变进行定性及鉴别诊断。研究证实，乳腺良性病变的 ADC 值较乳腺恶性病变更高，ER 阳性乳腺癌患者 Ki-67 高表达时，平均 ADC 值显著降低，单因素分析显示，ADC 值较低与高 Ki-67 状态显著相关。体素内不相干运动（intravoxel incoherent motion，IVIM）矫正了 ADC 因水分子的扩散运动被高估的情况，是一种反映病变微循环灌注情况的新技术，可以用于乳腺病变的定性及良恶性鉴别诊断。

MRI 扩散峰度成像（diffusion kurtosis imaging，DKI）是一种探测活体组织细胞内呈非正态分布水分子扩散运动的新兴磁共振成像技术，弥散峰度（mean kurtosis，MK）用来描述位移偏离高斯分布程度的参数，组织细胞结构越复杂，相应组织结构的 MK 值越大。通过非高斯分布校正后的 ADC 值定义为平均弥散（mean diffusivity，MD），即各个方向上弥散系数的平均值。DKI 能为乳腺病变的良恶性诊断提供重要的参考依据。研究发 ADC 值、MD 值、MK 值三个参数在良恶性乳腺癌病灶中均存在统计学差异。恶性病灶的 ADC 值与 MD 值低于良性病灶，而 MK 值高于良性病灶。在纤维囊性病变与纤维腺瘤的比较中只有 MK 值显示出了明显差异，而 ADC 值与 MD 值未显示统计学差异，由此可见，ADC 值、MD 值、MK 值在乳腺病变鉴别中有重要意义。

DCE-MRI 是对比剂通过血管进入肿瘤间质的运动，对组织微血管灌注、通透性以及血管生成变化敏感，是评估乳腺癌水平的可靠技术，相较于其他方法，已报道的基于治疗前 DCE-MRI 图像中提取特征来早期预测 NAC 疗效具有更高效能。研究发现通过 DCE-MRI 计算基线和后续图像之间相对网络特征变化来评估整个肿瘤的微观特征变化，结果表明，NAC 反应者通过纹理评估肿瘤的异质性降低，DCE-MRI 的纹理特征变化可反映肿瘤异质性降低的变化，提供早期预测乳腺肿瘤反应。临床上由于乳腺癌基因表达和信号通路转导的复杂性，将其与影像组学数据特征一一对应进行分析较为困难，希望随着影像组学研究方案的不断改进与完善，乳腺影像组学的临床研究价值将会进一步提高。

PET-MRI 能同时获取全身组织解剖学、功能学、生理及生物化学等多层面信息，从而对全身疾病进行细节展示分析，综合发挥 MRI 的特点和 PET 的优势，实现多参数定性与定量成像。PET-MRI 可在清晰显示胸壁和乳腺的解剖及软组织细节的同时获取相应的分子功能信息，有利于乳腺病变的诊断及评价。然而，PET-MRI 技术的研发及检查费用高、PET 与 MRI 的融合扫描需要对硬软件升级改造、PET-MRI 的图像后处理及诊断需要拥有更高精专业知识的技术人员和诊断医师等因素限制了其临床的广泛应用。PET-MRI 的广泛应用还有很多困难要克服，但就其在目前应用中显示的独特技术优势已足以让我们期待其今后作为常规影像学手段必将使影像诊断水平取得巨大提升。

磁共振波谱分析（magnetic resonance spectroscopy，MRS）可以分析体内胆碱和其相关的代谢产物含量，其变化能一定程度上帮助疾病诊断。该检查需要以精准的空间定位技术为前提，单体素技术以其谱线质量稳定可靠的优势而被广泛应用。目前乳腺 MRS 技术最常用的为氢质子磁共振波谱成像（1H-MRS），1H-MRS 主要用于检测体内的胆碱复合物（Cho）含量。MRS 可一定程度上帮助鉴别乳腺的正常、良性和恶性组织，灵敏度和特异度较高，乳腺癌细胞中，由于胆碱肌酶和磷脂酶活性增加，磷酸胆碱含量也随之升高，因而乳腺恶性病变具有较高的胆碱浓度。MRS 分析的应用同时减少了乳腺良性疾病不必要的活检，这也是其相较于 CT 和钼靶检查的优点之一。MRS 在乳腺癌诊断时具有较高的特异性，而灵敏度有待提高，与 DCE-MRI 联合诊断可以一定程度上弥补这一不足。

（二）miRNA

miRNA 参与乳腺癌的发生发展全过程，众多 miRNA 已经筛选为肿瘤增殖、转移、侵袭、预后的分子标记，对乳腺癌的诊疗起到重要的作用。

乳腺癌干细胞受到 miRNA 的调控，多种 miRNA 参与调控乳腺癌干细胞（BCSCs）的自我更新和分化，进而影响乳腺癌的发生和发展。研究发现乳腺癌干细胞 37 个 miRNA 表达异常，其中 miR-199、miR-125b 和 miR-34b 在呈现低表达，miR-200c-141、miR-200b-200a-429 和 FSTL1 证明可以调节乳腺癌细胞的增殖。FSTL1 是 miR-137 的靶基因，miR-137 对 FSTL1 活性产生下调，从而抑制 Wnt/β-catenin 信号通路。另外研究发现，miR-140-5p 可以下调 MCF-7 和 MDA-MB-231 细胞中的 Wnt1mRNA 和蛋白质水平，抑制乳腺癌肿瘤干细胞的增殖。miR-204-5p 的过度表达抑制了乳腺癌细胞的活性、增殖和迁移能力。PIK3CB 是 PI3K/Akt 通路的主要调节因子，是 miR-204-5p 的直接靶标。miR-106b-25 通过直接抑制 NEDD4L 激活 NOTCH1 介导乳腺肿瘤的起始，表明 miR-106b-25/NEDD4L/NOTCH1 轴在乳腺癌发病中起关键作用。

在调节乳腺癌的侵袭转移方面，miR-138 在原发性乳腺癌组织中下调与晚期患者预后不良相关。miR-138 能够抑制 EMT，是乳腺癌中的肿瘤抑制基因，miR-138 的过表达可以抑制 EMT 过程，从而减少肿瘤细胞的侵袭和迁移。研究发现 miR-10b 通过 RhoC 和 NF1 上调 c-Jun 表达，因此 miR-10b 在转移性乳腺癌细胞中正向调节 c-Jun 的表达。miR-141 在体外过表达试验能够抑制乳腺癌细胞增殖、迁移和侵袭。ANP32E 是 miR-141 的直接靶标，ANP32E 基因体外敲除试验能够抑制乳腺癌细胞增殖、迁移和侵袭。ANP32E 和 miR-141 可作为乳腺癌的诊断、监测和治疗的型靶点。PTEN 基因是 miR-106b 和 miR-93 的直接靶标，过表达的 miR-106b 和 miR-93 通过抑制 PTEN 活化 PI3K/Akt 途径，促进乳腺癌细胞的侵袭和转移。因此 miRNA 能够作为检测乳腺癌侵袭转移的生物标志物及潜在的治疗靶点。

miRNA 不仅在癌细胞内发挥调控作用，还广泛存在于肿瘤细胞微环境中。循环 miRNA 研究的兴起，为癌症生物标志物的筛选以及早期诊断开启了一条新路径。研究发现在乳腺癌患者中，miR-25 和 miR-133 下调，miR-17 上调，确定了三个 miRNAs（miR-17、miR-25 和 miR-133）参与乳腺癌的进展。检测三种 miRNA 的表达水平可以区分乳腺癌患者和健康志愿者，因此 miRNA 可以作为早期的潜在生物标志物用来检测乳腺癌。miRNA-486-5P 在乳腺癌组织和血清中随疾病发展呈下调状态，特别的是在早期乳腺癌患者血清中表达明显偏低，miRNA-486-5p 可以用来对早期乳腺癌进行诊断，具有较高的临床检测价值。前哨淋巴结活检（SLNB）是评估乳腺癌患者腋窝淋巴结（ALN）状态的金标准。miR-629-3p、miR-4710 和三种临床病理因素（T 分期、淋巴血管侵犯和超声检查结果）的组合，可以作为一种新型的微创生物标志物的诊断模型，用于评估 ALN 状态，血清 miRNA 检测可能优于前哨淋巴结活检。

（三）液基活检

在乳腺癌研究中，作为液体活检的生物标志物，主要包括 CTC、ctDNA 及外泌体种类型，但是其各有优缺点：存活的 CTC 能通过体外扩增后构建乳腺癌动物模型，同时还能在细胞、蛋白质及基因组不同层面进行更为全面的研究，缺点是不易分离获取；相比之下，ctDNA 提取难度相对小，特异性也较高，但属于乳腺癌细胞分泌的部分 DNA 片段，不能全面反应基因信息；外泌体囊泡内的蛋白质、DNA 及 miRNA 等生物分子被脂质双层结构封闭，具有不易降解、稳定性好等优势，同时还能构建药物载体作为靶向治疗的手段，然而难以保证提取其纯度及生物学活性。基于这些优缺点，可以采用互为补充、取长补短的原则，结合 CTC、ctDNA 及外泌体各自的优势应用到乳腺癌生物标志物的研究中。三者作为液体活检生物标志物的研究进展如下。

1. CTC 检测系统

CTC 在外周血中含量稀少，0 ~ 1 000 个 CTC/7.5 ml。因此检测 CTC 技术难度极大，目前，检测 CTC 的技术平台繁多，但主要包括富集及鉴定两个关键步骤。富集技术主要基于生物学和物理学特性，CellSearch system 是目前应用最广泛，同时也是唯一获得美国 FDA 批准并应用于转移性乳腺癌患者预后评估的检测平台，CellSearch system 利用 EpCAM- 抗体标记的免疫磁珠对 CTC 进行捕获，使之与外周血其他细胞分离，但部分经历 EMT 过程的 CTC 会失去 EpCAM 标记，阴性富集技术的 CTC-ichip 克服这种局限性，该技术利用覆盖可识别免疫细胞表面蛋白（CD45 、CD15）磁珠对白细胞进行标记，随后血液样本通过微流体芯片，根据体积大小将红细胞、血小板、血浆蛋白及剩下磁珠进行洗脱，最终得到 CTC。CTC 鉴定技术中最常用的是免疫细胞化学，若细胞（CKs 阳性、CD45）阴性、DAPI 阳性，则被鉴定为 CTC。CTC 可作为乳腺癌患者的预后因子，研究发现 CTC 数目是转移性乳腺癌患者 PFS 及 OS 的独立预测因素，在疗效评价方面 CTC 在乳腺癌比基于影像学或结合传统的血清肿瘤标志物更敏感，研究发现乳腺癌治疗过程中 CTC 数目变化与疗效相关，而影像学检查时间间隔往往在 2 ~ 3 个月，因此 CTC 能更早地反映临床疗效。

2. ctDNA 检测系统

ctDNA 存在于外周血中，具有片段化、低含量、易降解等特点，需建立一个高效而精确检测系统。对 ctDNA 检测过程同样分为提取及分析检测两个主要方面。乳腺癌患者 cfDNA 中，若检测出肿瘤特异性突变，包括体细胞点突变（如 PIK3 CA、TP53 及 ESR1 等）、DNA 甲基化（如 APC、BRCA 及 RASSF1 A 等）、DNA 杂合性丢失，则被认定为 ctDNA。总的来说，常用的 ctDNA 分析检测技术分为两大类：一类是针对已知突变位点的 PCR 方法，主要以扩增阻滞突变系统 PCR（ARMS-PCR）、数字 PCR、磁珠乳液扩增方法（BEAMing）为代表；另一类是靶向多基因的二代测序技术的方法，主要选定十几到几十个肿瘤相关基因进行测序，根据富集这些相关基因的不同策略又可分为靶向扩增子测序（TAS）及目标序列捕获测序（TCS）。基于 PCR 或 NGS 的 ctDNA 检测分析技术各有优缺点，在检测灵敏度及特异度上前者均高于后者，受限于已知突变位点的检测，后者能检测出新突变位点且检测基因数量不受限，但存在检测成本高且技术难度大等缺点，在对 ctDNA 进行检测时，应根据实际情况在两者之间做出合理的选择或搭配。研究发现，ctDNA 及 CTC 含量水平高的乳腺癌患者死亡风险高，并且前者的特异度及敏感度高于后者。提示评估患者预后方面，ctDNA 可能比 CTC 更有优势，但仍需更多临床资料进一步验证。在病情监测方面，ctDNA 可在早期预知肿瘤转移及复发，研究发现原发性乳腺癌患者携带如 PIK3CA、

TP53、FGFR1、ANK3、SYNE-1 及 RB1 等体细胞基因突变，患者体内的 ctDNA 是由微小残留病灶释放，且这些 ctDNA 阳性的患者与高风险复发相关。耐药性研究方面，ctDNA 携带耐药基因突变信息，可对其进行实时检测是否与耐药相关，从而调整治疗方案。如正在接受内分泌治疗的乳腺癌患者中检测到 ctDNA 发生 PIK3CA 基因突变的情况下，联合 Buparlisib（PI3K 抑制剂）治疗，其 PFS 较对照组要长。这表明可以根据检测 ctDNA 的 PIK3 CA 基因状态，从正在接受内分泌治疗的乳腺癌人群中挑选适合患者联合 PI3 K 抑制剂治疗。

3. 外泌体检测系统

迄今为止，尚未建立统一的提取纯化方法及操作流程，既能保证外泌体高含量及纯度，又不破坏生物学活性。免疫磁珠分选法（MACS）是采用可识别外泌体表面特定蛋白（如 CD9、CD81 及 CD63 等）的抗体磁珠与外泌体相结合，在磁场作用下使之与其他成分分离。研究人员在免疫吸附基础上，采用交流电诱导产生电流体（ac-EHD）技术，设计出一种快速、多路重用及特异性高的新型检测设备，并证实该设备在乳腺癌患者检测中具有较高灵敏度，可以从形态学及分子生物学特性两个方面对外泌体进行分析鉴定。纳米颗粒跟踪分析技术是近年来新兴起的纳米级测量技术，逐渐被应用到乳腺癌外泌体研究中，稀释一定浓度后的样本在波长为 635 nm 激光照射下，颗粒会进行布朗运动，软件会记录分析这些数据，最终能得到外泌体大小、浓度和表型特征等信息，乳腺癌细胞外泌体囊泡内含有标志性 miRNA-21 基因及 Flotillin-1 蛋白，还可以应用 RT-PCR 技术及蛋白质印迹法对其进行鉴定。研究发现乳腺癌外泌体源性 survivin-2 B 在疾病早期高表达，而在晚期低表达或不表达，外泌体源性 survivin 及其变异体（survivin-2 B）可作为是乳腺癌早期诊断或预后评估的指标之一。

二、精准治疗

现在乳腺癌治疗手段取得了突飞猛进的发展，但其个性化、精准化的治疗策略不可忽略。因此，更全面探索免疫治疗的相关机制、寻找免疫治疗有效的目标人群显得尤为重要。乳腺癌的治疗理念已从“最大可耐受治疗”转变为“最小的有效治疗”，如在局部治疗方面保乳手术逐渐取代了全乳房切除术，越来越多的研究证实保乳术后留下的这片“土壤”微环境也在后续的系统治疗中发挥积极的抗肿瘤免疫作用。另外，放疗作为保乳术后综合性治疗的重要部分，不仅可以减少高危乳腺肿瘤患者的微转移灶，还可以通过增强免疫共刺激信号及肿瘤抗原呈递，激活“土壤”微环境中的免疫细胞，诱发全身的抗肿瘤免疫反应，促使远端肿瘤消退，我们称为“远隔杀伤效应”。因此，有学者提出将放疗、免疫治疗的联合使用作为乳腺癌系统性治疗之一。

（一）乳腺癌免疫治疗

肿瘤免疫治疗可分为免疫正常化和免疫增强化。肿瘤免疫正常化主要包括免疫靶点药物等应用，而免疫增强化主要包括肿瘤疫苗、过继性 T 细胞治疗、细胞因子治疗等。乳腺癌相关免疫靶点药物的应用中，包括 CTLA-4 抑制剂、PD-1/PD-L1 抑制剂等。PD-1 抑制剂（Pembrolizumab、Nivolumab）和 PD-L1 抑制剂（Atezolizumab、Avelumab、Durvalumab）等均已被批准上市，且 PD-1/PD-L1 抑制剂在晚期乳腺肿瘤患者的治疗已进入Ⅲ期临床研究。除了已批准上市的免疫细胞靶点药物，相信其他基础研究发现的免疫靶点如 Tim3、CD24-Siglec10 等也将会逐渐向临床转化迈进。乳腺癌免疫增强化相关的免疫治疗主要包括：①乳腺癌疫苗。包括树突状细胞疫苗、多肽疫苗、全肿瘤细胞疫苗、病毒载体疫苗等。其中，一项Ⅱ期临床研究中 HER2 多肽疫苗 GP2 可以特异性的刺激 CTL，在中位随访时间 34 个月后，GP2 疫苗较对照组疾病进展风险降低 37%。②过继性 T 细胞治疗。是将自身肿瘤效应 T 细胞在体外进行扩增后再回输入体内，发挥抗肿瘤免疫作用。其中，CAR-T 可以不依赖 MHC 识别而产生 T 细胞效应，杀伤肿瘤细胞。多项临床试验目前也在 TNBC 患者中应用 CAR-T 进行临床研究。③细胞因子治疗。细胞因子是免疫细胞行使抗肿瘤免疫功能的途径之一，而干扰素、白介素、生长因子等也被广泛用于肿瘤相关治疗。在激素受体阳性乳腺癌患者中，肿瘤坏死因子相关凋亡诱导配体与组蛋白去乙酰化酶抑制剂 SAHA 联用可起协同抑制作用。

虽然大量的临床研究已经证实免疫靶点药物的治疗效果，然而相比于传统治疗，仍有许多乳腺肿瘤患者无法从免疫靶点药物治疗中获益。因此，探索最佳的联合治疗策略以及最合适的应用人群是未来乳腺肿瘤系统治疗研究的重要方向。

化疗作为乳腺癌常用的治疗手段研究也获得了发展，化疗不仅可通过骨髓抑制作用等抑制免疫细胞产生，还可以通过改变肿瘤微环境中免疫靶点抑制免疫细胞的浸润。例如，化疗抑制免疫抑制型 MDSC 和 FOXP3+Treg 浸润，紫杉醇及卡培他滨等则可以通过增加肿瘤细胞表面的甘露糖 -6- 磷酸从而促进颗粒酶 B 的膜渗透作用，或化疗促进肿瘤细胞表面 NKG2-D 配体的表达从而增强 NK 细胞的杀伤能力。免疫治疗除了联合化疗，其他多项相关临床研究也在如火如荼地进行，如 Atezolizumab 联合帕妥珠单抗和曲妥珠单抗（NCT03417544）、Durvalumab 联合曲妥珠单抗（NCT02649686）等，我们也期待相关临床研究的结果，为乳腺癌免疫相关的系统治疗方案夯实临床试验基础。筛选和探索相关的生物标志物锁定免疫治疗的有效目标人群、预测免疫治疗疗效等亦为乳腺癌免疫治疗未来探索的重要方向之一。基于肿瘤生态系统，相关生物标志物来源主要分为肿瘤本身及肿瘤微环境两大部分，包括肿瘤抗原、肿瘤相关免疫细胞、炎症因子、免疫检查点等。使用大数据分析发现，肿瘤突变负荷、预计 CD8⁺T 细胞丰度（eCD8⁺T）、PD-1 mRNA 高表达片段（fPD-1）结合所建立的三变量模型显著提高了乳腺癌 PD-1/PD-L1 治疗疗效，三者组合后与免疫治疗疗效反应显著相关。

（二）乳腺癌靶向药物治疗

国家高科技研究发展计划（“863”计划项目）部署了一批关键技术研究。“九五”“十五”期间启动的国家新药研究和产业化开发工程（“1035”计划）和重大科技专项，重点支持了一批创新药物研究技术平台的建设和完善。“十二五”期间，通过“重大新药创制”国家重大科技专项，我国进一步部署以综合性新药研发技术平台为主干，以新药临床前、临床研究开发的专业性单元技术平台为重要组成部分的国家药物创新体系建设，并积极推动产学研结合，逐步推动企业成为药物技术创新的主体。“十二五”期间将开展制约我国药物创新的关键技术研究，形成药物设计、化合物制备、新药筛选、新药早期性评价、早期药物代谢评价等新药发现技术平台体系；新药的质量控制、制剂研发、药物代谢、安全评价、药效学评价等新药临床前研究技术平台体系；以及新药临床评价技术平台体系，积极推进我国药物创新体系与国际规范接轨。

靶向治疗联合化疗，可使乳腺癌患者实现更大程度的临床获益。针对乳腺癌的靶向药物如下：

1. 乳腺癌单克隆抗体

帕妥珠单抗为新型抗 HER-2 重组人源化单克隆抗体，与 HER-2 胞外结构域Ⅱ区结合，阻滞配体依赖的 HER-2 激活模式，而曲妥珠单抗与 HER-2 胞外结构域Ⅳ区结合，阻滞非配体依赖的 HER-2 激活模式，两者作用机制互补，具有协同抗肿瘤作用。针对晚期乳腺癌患者，CLEOPATRA Ⅲ期临床试验证实曲妥珠单抗 + 帕妥珠单抗 + 多西他赛作为一线解救治疗方案较曲妥珠单抗 + 多西他赛显著改善 HER-2 阳性晚期乳腺癌患者的无进展生存，总生存获益明显，该研究奠定了曲妥珠单抗 + 帕妥珠单抗联合化疗一线解救治疗的地位。此外，对于激素受体阳性 HER-2 阳性的晚期乳腺癌患者，PERTAIN 临床试验显示曲妥珠单抗 + 帕妥珠单抗 + 芳香化酶抑制剂较曲妥珠单抗 + 芳香化酶抑制剂显著延长 PFS，说明对部分不能耐受化疗或疾病进展缓慢的患者，曲妥珠单抗 + 帕妥珠单抗联合内分泌治疗也是一线解救治疗的替代选择。针对早期乳腺癌患者，NeoShpere Ⅱ期临床试验与 PEONY Ⅲ期临床试验均证实曲妥珠单抗 + 帕妥珠单抗联合化疗的新辅助治疗可用于 HER-2 阳性早期乳腺癌，曲妥珠单抗 + 帕妥珠单抗联合化疗的总体病理完全缓解率较曲妥珠单抗单靶联合化疗显著提高。

T-DM1 是曲妥珠单抗与 DM1 的偶联物，其中 DM1 是一种微管抑制药。T-DM1 将药物特异性转运到 HER-2 过表达的细胞内，既提高疗效又降低化疗的不良反应。针对晚期乳腺癌患者，EMILIA Ⅲ期临床试验结果显示，应用曲妥珠单抗及紫杉类药物解救治疗出现进展的患者，T-DM1 较卡培他滨 + 拉帕替尼显著改善中位 PFS，OS 也有所改善。KATHERINE Ⅲ 期临床试验显示，行紫杉类 + 曲妥珠单抗（± 蒽环类药物）新辅助治疗，未达到 pCR 的 HER-2 阳性乳腺癌患者，随机分为 T-DM1 组和曲妥珠单抗组行术后辅助治疗，结果显示 T-DM1 组的 3 年 iDFS 显著改善，T-DM1 组较曲妥珠单抗组降低 50% 的疾病复发和死亡风险。因此，对新辅助治疗未达到 pCR 的 HER-2 阳性乳腺癌患者，术后行 T-DM1 抗 HER-2 强化治疗能有效改善预后。抗 HER-2 单抗类靶向药物不仅降低了早期乳腺癌患者的复发，也改善了晚期乳腺癌患者的生存，但此类大分子药物因难以透过血 - 脑脊液屏障，所以对于合并脑转移的乳腺癌患者亟须小分子抗 HER-2 靶向药物的临床应用。

2. 乳腺癌酪氨酸激酶抑制剂

酪氨酸激酶抑制剂（tyrosine kinase inhibitor，TKI）为小分子化学制剂，可封闭 HER-2 阳性细胞内酪氨酸激酶 ATP 结合位点，阻止向细胞内传递有丝分裂信号，从而起到抗肿瘤的作用。TKI 可透过血 - 脑脊液屏障，为 HER-2 阳性乳腺癌合并脑转移的患者提供治疗选择。

奈拉替尼是一种口服的不可逆 TKI，与 HER-1、HER-2、HER-4 的 ATP 结合位点能不可逆结合，抑制下游信号通路的激活。ExteNET Ⅲ 期临床试验对完成（新）辅助化疗 + 曲妥珠单抗治疗之后无复发转移的乳腺癌患者，随机分为奈拉替尼组或安慰剂组，治疗时间为 1 年，中位随访 5.2 年，结果显示奈拉替尼组较安慰剂组降低 27% 的 iDFS，亚组分析显示激素受体阳性乳腺癌患者联合奈拉替尼获益更为显著，但奈拉替尼组 3 级腹泻发生率高达 40%，在临床应用时需采取止泻预防措施，该研究为奈拉替尼辅助抗 HER-2 靶向治疗提供了依据。另外，关于新辅助治疗的 I-SPY2 Ⅱ 期临床试验显示，在激素受体阴性亚组，奈拉替尼联合紫杉醇较曲妥珠单抗联合紫杉醇 pCR 率更高。

在强化靶向治疗方面，HER-2 阳性早期乳腺癌行曲妥珠单抗标准治疗后，伴高危复发风险的患者继续使用奈拉替尼治疗 1 年可进一步降低复发率，尤其是对激素受体阳性的患者；而激素受体阴性患者奈拉替尼联合新辅助化疗的疗效更显著。NALA 临床试验显示，行 2 种及以上抗 HER-2 治疗方案的晚期乳腺癌患者，奈拉替尼 + 卡培他滨组较拉帕替尼 + 卡培他滨组降低 24% 的疾病进展或死亡风险，且奈拉替尼组能有效干预脑转移的发生和进展。奈拉替尼具有持久的抗肿瘤活性，为多次复发转移包括脑转移的乳腺癌患者带来新的治疗选择。

吡咯替尼为中国自主研发的不可逆 TKI，能与细胞内 HER-1、HER-2 和 HER-4 激酶区的 ATP 位点共价结合，阻断下游信号通路的激活，抑制肿瘤细胞生长。吡咯替尼 Ⅱ 期临床试验结果显示，行 / 未行曲妥珠单抗且未超过二线化疗的 HER-2 阳性晚期乳腺癌患者，吡咯替尼 + 卡培他滨较拉帕替尼 + 卡培他滨显著提高客观缓解率和延长中位 PFS。PHENIXⅢ期临床试验显示，行曲妥珠单抗和紫杉类治疗晚期的乳腺癌患者，吡咯替尼 + 卡培他滨组较卡培他滨单药组显著延长中位 PFS，且单用卡培他滨疾病进展的乳腺癌患者，再用吡咯替尼也能从中获益。此外，对于基线无脑转移的患者，卡培他滨 + 吡咯替尼组较卡培他滨单药组中位 PFS 延长 7 个月；对于基线有脑转移的患者，卡培他滨 + 吡咯替尼组较卡培他滨单药组中位 PFS 延长 2.7 个月，说明吡咯替尼能使晚期乳腺癌患者延缓出现脑转移的时间，对于已有脑转移的患者能延缓疾病再次进展的时间。目前，吡咯替尼用于（新）辅助治疗的研究正在进行中，吡咯替尼将有望应用于 HER-2 阳性早期乳腺癌的治疗中。

3. 乳腺癌 PARP 抑制剂

PARP BP poly（ADP-ribose）polymerase 是定位在细胞核内，与应激条件下 DNA 损伤修复密切相关的一种酶。PARP 在体外可以被多种 Caspase 前切，在体内是 Caspase3 的主要剪切对象，PARP 剪切被视为细胞凋亡的一个重要指标，因此 PARP 抑制剂在 BRCA 遗传性及三阴性乳腺癌的治疗有着良好的治疗前景。PARP 抑制剂 AG014699、DTX、CBP 单独作用于 MDA-MB-231 细胞时，都可以抑制细胞增殖，诱导细胞凋亡，引起细胞周期阻滞。同时，PARP 抑制剂 AG014699 与 DTX、CBP 联合作用时，显示相加效应：PARP 抑制剂 AG014699 与 CBP 联合作用时，显示协同效应。PARP 抑制剂 AG014699 联合 DTX 或 CBP 能进一步促进凋亡，而且使 G2/M 期细胞比例增加。有研究称，PARP 抑制剂是通过影响 DNA 损伤修复发挥抗肿瘤作用的，它与影响 DNA 化学结构的药物（如铀类、蒽环类）联合，应该发挥加强或协同抗肿瘤作用。

（1）奥拉帕利：2017 年，PARP 抑制剂第一次在治疗晚期乳腺癌的 Olympi AD Ⅲ期临床试验中获得成功，该研究显示，患者使用 PARP 抑制剂较标准化疗药物显著获益。奥拉帕利成为第一个被美国 FDA 批准用于治疗 BRCA 突变乳腺癌的 PARP 抑制剂，目前该药已在我国上市。奥拉帕利能同时抑制 PARP1、PARP2 和 PARP3，对有 BRCA1 或 BRCA2 突变的乳腺癌细胞均有致死作用。奥拉帕利单药作为化疗失败后的解救治疗方案，提示奥拉帕利在多线治疗失败的乳腺癌患者中具有一定的抗肿瘤效果。若奥拉帕利联合 CYP3A 抑制剂伊曲康唑，将会增加奥拉帕利的最大药物浓度和药物曲线下面积，若奥拉帕利联合强 CYP3A 诱导剂利福平，将会降低奥拉帕利的最大药物浓度和药物曲线下面积。提示在服用奥拉帕利期间，应尽量避免高脂饮食，尽量避免与强 CYP3A 抑制剂或强 CYP3A 诱导剂同时服用。

（2）维利帕利：维利帕利（veliparib）是一种新型的高选择性 PARP 抑制剂，对 PARP1 和 PARP2 具有显著的抑制作用，目前主要用于联合各种化疗药物或放疗。维利帕利联合全脑放疗治疗乳腺癌脑转移的中位总生存期为 7.7 个月。维利帕利联合顺铂和长春瑞滨治疗既往化疗失败后的转移性三阴性乳腺癌的耐受性良好，有效率较佳，但维利帕利有部分研究并未在乳腺癌中获得阳性结果。

（3）卢卡帕利：卢卡帕利（rucaparib）是首个临床试验 PARP 抑制剂，能抑制 PARP1 和 PARP2。Ⅱ期临床试验显示卢卡帕利持续口服比间断静脉给药更为有效，ORR 分别为 15% 和 2%，临床获益率（clinical benefit rate，CBR）分别为 78% 和 43%，在晚期乳腺癌患者中，并无患者获得完全缓解或部分缓解，只有 39% 患者疗效评价为疾病稳定。因此，在乳腺癌中对卢卡帕利还需进一步探究。

（4）Iniparib：Iniparib 的研究速度较快，有研究表明 Iniparib 可抑制 PARP1，但也有研究认为 Iniparib 的主要作用机制可能不是通过抑制 PARP 的活性，而是通过非选择性地修饰肿瘤细胞中含有半胱氨酸的蛋白质发挥作用，其发挥抗肿瘤作用的具体机制目前尚在研究中。虽然有Ⅱ期临床试验表明，Iniparib 联合吉西他滨和卡铂可增强转移性三阴性乳腺癌患者的抗肿瘤效果，与单用吉西他滨和卡铂相比，CBR 可提高约 22%，ORR 可提高约 20%，PFS 和总生存也有一定获益。然而，与其对应的Ⅲ期临床试验却失败了，Iniparib+ 吉西他滨 + 卡铂和吉西他滨 + 卡铂两组的 PFS 和 OS 差异并无统计学意义，进一步进行亚组分析发现，若将试验组的联合方案用于二线或三线治疗，其 PFS 和 OS 有一定的获益，试验组和对照组的 PFS 分别为 4.2 个月和 2.9 个月，OS 分别为 10.8 个月和 8.1 个月。因此，对于至少行一种化疗方案治疗后进展的乳腺癌，Iniparib 联合吉西他滨和卡铂值得进一步探究。

4. 乳腺癌免疫检查点抑制剂

免疫检查点是维持免疫系统稳定的众多抑制性通路重要的一环，肿瘤细胞利用特定的免疫检查点逃避免疫细胞，得以继续生长、转移。PD-1 和结构表达相似的 CTLA-4 是两个最重要的 T 淋巴细胞免疫检查点，目前研究较多的是 PD-1/PD-L1 通路和 CTLA-4 通路。PD-1 是 CD28 超家族成员，主要表达于活化 T 细胞、B 细胞、调节性 T 细胞，是一种免疫抑制分子，以 PD-1 为靶点的免疫调节对抗肿瘤、抗自身免疫性疾病等具有重要意义。

（1）抗 PD-1/PD-L1 药物：近年来，在多种发病率较高的肿瘤中开展了抗 PD-1/PD-L1 药物治疗相关研究。目前 PD-1 抗体代表药物 Pembrolizumab、Nivolumab。PD-L1 抑制剂代表药物 Atezolizumab、Avelumab、Durvalumab 已经被 FDA 批准上市，用于多种实体肿瘤的治疗，累计批准用于 11 个适应证的治疗，但不同类型肿瘤其治疗效果也存在差异。KEYNOTE-012 是一项多中心、非随机的Ⅰb 期临床试验，该研究共筛选出 111 例 TNBC 患者，PD-L1 表达阳性者占 58.6%，其中 32 例患者接受 Pembrolizumab 治疗，有 5 例出现 3 级及以上不良反应，27 例进入抗肿瘤活性评估，客观缓解率达 18.5%。KEYNOTE-012 也对 PD-L1 阳性的转移性 TNBC 的免疫治疗进行了相关研究，患者总体临床获益率 44%，不良反应可耐受。在接下来进行的Ⅱ期临床试验 KEYNOTE-086 研究中，继续评估了转移性 TNBC 患者后线治疗选择单药 Pembrolizumab 的有效性和安全性，证实了其安全有效，并且在出现缓解后仍然表现出较为持久的抗肿瘤活性。

（2）在新辅助治疗中的应用：一项大规模、双盲、Ⅲ期 KEYNOTE-522 研究显示，对比 Pembrolizumab+ 紫杉醇 + 卡铂与安慰剂 + 紫杉醇 + 卡铂，无论 PD-L1 表达状态如何，Pembrolizumab 联合化疗与单独化疗相比，患者病理性完全缓解率有显著改善。中位随访 15.5 个月时，Pembrolizumab 联合化疗组患者新辅助治疗期的疾病进展和辅助期的复发风险均降低了 37%。对于 TNBC 患者而言，与新辅助化疗单用相比，新辅助化疗中加入 Atezolizumab 并不能改善患者 pCR 率。因此并非所有临床试验 PD-1/PD-L1 抑制剂在乳腺癌治疗中均能取得好的疗效。在晚期难治性乳腺癌患者中，免疫治疗取得了较长时间的临床反应，大约 20% 的患者获得生存获益，然而也有一半的患者对免疫检查点抑制剂无效。阐明这些患者中免疫检查点抑制剂不能恢复抗肿瘤免疫活性的原因，是未来肿瘤免疫治疗的重中之重。

PD-1/PD-L1 抑制剂作为肿瘤研究领域的一个热点，可改变肿瘤微环境，利用免疫细胞识别并杀伤肿瘤细胞，从而抑制肿瘤的生长，使其成为一种治疗癌症的新的突破点。其既可以作为药物靶点，单药或者联合化疗、放疗、其他靶向治疗等治疗 TNBC，也可以作为一项可能的预后指标应用于 TNBC，对于 TNBC 预后的预测有重要的价值。展望未来，应规范 PD-1/PD-L1 的检测手段及阳性标准，研发更加有效的免疫治疗药物，探索更加有效的免疫治疗与其他治疗方式联合应用的方案，明确生物标志物预测价值，统一生物标志物的检测及制定免疫治疗反应评价标准并积极寻找合适的亚组人群，以践行个体化治疗和精准治疗的原则。

5. 乳腺癌内分泌耐药相关靶向药物

PI3K-AKT-mTOR 包括 PI3K 介导的某些组分的磷酸化并激活 AKT，通过磷酸化 PI3K-AKT-mTOR 抑制促凋亡成员的活性的同时活化抗凋亡成员，而 AKT 通过激活 mTOR 引起多种下游信号，导致细胞成活、生长和增殖，因此 PI3K-AKT-mTOR 是已被鉴定为在癌症重要的信号转导途径之一。XL147 是一种有效的口服生物相溶性的 I 类 PI3k 家族脂质激酶抑制剂。XL147 治疗导致乳腺癌肿瘤生长被显著抑制或体积缩小，而这些效应与肿瘤细胞增殖的抑制、肿瘤血管生成的抑制和肿瘤细胞凋亡相关。AKT 是 PI3K 下游主要的效应物，AKT 通过下游多种途径对靶蛋白进行磷酸化而使其发挥抗凋亡作用，在肿瘤细胞中抑制 AKT 从而达到治疗的效果，AKT 抑制剂还可用于下调 mTOR 信号的转导。mTOR 是一种高度保守的苏氨酸 / 丝氨酸激酶，是

PI3K/AKT 的下游的关键激酶，mTOR 通路主要调节肿瘤细胞的生长、分裂，以及血管生成，并参与肿瘤细胞的转移和侵袭。依维莫司（everolimus）是雷帕霉素的衍生物，是美国 FDA 批准的一种口服的强力 mTOR 变构酶抑制剂，可以阻断 PI3K-AKT-mTOR 通路，恢复肿瘤细胞对内分泌治疗灵敏度，它通过与其细胞内受体 FK506- 结合蛋白 12 结合后，抑制 mTOR 激酶的活性和 mTORC-1 复合物的生成，从而改变细胞分裂的进程并抑制血管的生成，达到治疗乳腺癌的目的。替罗莫司是西罗莫司的 C-42 位酯化物，是一种 mTOR 抑制剂。可与 FKBP12 结合，形成抑制 mTOR 信号转导的复合物，从而阻断细胞周期由 G_1 期 S 期的进展，使蛋白质不能正常合成，从而抑制乳腺癌细胞的增殖。

6. 减少乳腺在表面受体起到精准治疗作用

（1）表皮生长因子受体（EGFR）：EGFR 是一种酪氨酸激酶的细胞受体，与 EGF 配体结合后发生二聚化，并引发胞受体酪氨酸残基磷酸化，激活酪氨酸激酶，进而激活下游信号通路，调节细胞生长、增殖等多种生理过程，其下游信号通路主要有 MAPK 通路、STAT 通路和 PI3K 通路等。若过度激活其下游信号通路会促使恶性肿瘤细胞增殖和抑制凋亡，EGFR 也可被视为治疗乳腺癌的靶标。目前已上市的吉非替尼和厄洛替尼，两者的作用机制都是竞争性结合细胞表面 EGFR 酪氨酸激酶催化区域 ATP 结合位点，防止自磷酸化作用的发生，阻断 EGFR 信号转导通路，诱导细胞凋亡。另外已上市的西妥昔单抗和帕尼单抗均可以竞争性抑制 EGF 与 EGFR 结合，从而阻断下游信号转导通路，即通过阻断配体与 EGFR 结合而抑制 EGFR 的活化，最终阻碍乳腺癌细胞增殖。

（2）雌激素受体 ER：靶向共调节剂是乳腺癌治疗的策略，约 75% 的受雌激素驱动的乳腺癌的患者，接受靶向雌激素的内分泌治疗，但该方法由于乳腺癌细胞产生耐药性而对至少一半的患者无效，研究证明炎症介质包括 IL-1 和 TNF-α 与乳腺癌耐药性有关。他莫昔芬可与雌激素竞争性结合抑制其功能，通过抑制组织内芳香化酶的活性从而阻止雌激素合成的一类药物，芳香化酵抑制剂，减少雌激素的生成，用于绝经后妇女阳性乳腺癌治疗。绝经前乳腺癌患者的标准用药仍是他莫昔芬，而对于绝经后乳腺癌患者使用芳香化酶抑制剂则可能会获得临床疗效。氟维司群是一类新型的雌激素受体阻滞剂，用于抗雌激素疗法治疗无效、雌激素受体呈阳性的绝经后晚期乳腺癌的治疗，通过下调雌激素受体来减少其作用。研究显示，氟维司群可明显影响未成熟小鼠子宫和阴道的生长发育和雌激素受体的表达，同时可显著抑制 17p- 雌二醇的促未成熟小鼠子宫、阴道生长发育以及促雌激受体表达的作用，是绝经后治疗乳腺癌的新希望。

（3）组蛋白去乙酰化酶（HDAC）：HDAC 是一种基因转录调控因子，此酶的活性增强能够抑制一些抑癌基因的转录，使基因表达下调或沉默，同时是 ER 转录复合物的关键组分，而乳腺癌细胞依赖 ER 生长，因此通过 HDAC 抑制剂抑制此酶的生成，防止抑癌基因下调或沉默并稳定 ER，诱导乳腺癌细胞生长停滞或死亡，达到治疗乳腺癌的目的。伏立诺他是一种 HDAC 抑制剂，通过诱导细胞分化、阻断细胞周期、诱导细胞调控而发挥作用。在他莫西芬中加入伏立诺他，两种 HDAC 抑制剂可稳定 ER，使乳腺癌无法依赖 ER 生长，诱导乳腺癌细胞凋亡，伏立诺他可以促进他莫西芬诱导的下调和逆转两种药物同时在阳性乳腺癌患者激素受体上作用，使肿瘤消退或使长期疾病稳定。乳腺癌细胞的生长依赖雌激素，女性绝经期的雌激素主要由芳香酶将肾上腺和卵巢中雄激素转化而来，依西美坦是一种不可逆性芳香酶灭活剂，通过减少芳香酶的存在来阻止雌激素生成，使乳腺癌细胞无法依赖于雌激素生长，是一种有效治疗绝经后的激素依赖性乳腺癌的方法。

第四节　乳腺癌创新技术与临床应用相结合的产业化发展

一、新技术促进医疗器械发展新方向

近年来，医疗新技术不断涌现，在 2020 年数字化战略叠加新冠疫情的大背景下，包括人工智能、机器人、单细胞测序、CRISPR 等新技术在诊疗领域的应用已呈现商业化苗头。这些新技术对疾病的预防、预测、诊断、治疗和预后具有重要意义，将深刻影响医疗器械和诊断的发展方向。

1. 人工智能技术

人工智能技术是对传统医疗诊疗的一个强有力的补充，可以帮助医生提供诊断意见（second opinion）和规划个体化治疗方案。2019 年 5 月，国家药监局启动中国药品监督科学行动计划，以人工智能医疗器械为首批九个重点研究项目之一。

人工智能技术当前在医疗器械行业应用最为广泛的领域为影像 +AI，图玛深维、推想科技、深睿医疗、汇医慧影等行业玩家产品已经趋于成熟，该领域已有多张注册证面世。

在心脑血管领域，影像 FFR（fractional flow reserve，血流储备分数）测量利用人工智能和流体力学算法等技术，不但可以评估冠状动脉的解剖学狭窄程度，同时可以实现冠状动脉的功能学评价，是目前对于人工智能技术较为前沿的应用。按照 FFR 值测量方法的不同，影像 FFR 主要包括 CT-FFR（基于冠状动脉 CT 的血流储备分数）、FFR-Angio（基于冠脉造影的血流储备分数）和 FFR-Ivus/Oct（基于血管内超声和光学相干断层成像的血流储备分数），这些前沿技术的联合应用结合目前传统

的微创 FFR 测量技术，可以为医院和医生提供针对不同患者的个体化诊断方案和更加精准的诊断结果，建立起价值医疗的黄金标准。科亚医疗的深脉分数®是国内首个完全基于人工智能深度神经网络的无创冠脉功能学评估产品。博动医疗的基于冠脉造影的 QFR 是全球首款无导丝 FFR 系统。

人工智能在体外诊断领域的应用已较为广泛，尤其在多标志物检测中可助力多个环节，如产品开发时的模型优化与确定、商业化应用中的数据分析及整合。同时，近年来我们也看到人工智能可以整合多组学信息，助力精准诊疗。肠癌早筛龙头企业 ExactSciences 的核心产品 Cologuard® 通过定性检测结直肠肿瘤相关的 DNA 标志物和人体粪便中隐匿性血红蛋白的存在，通过人工智能将多种方法学有机结合，得出一个综合评分来筛查结直肠癌。目前国内利用人工智能整合多组学信息的前沿公司为药明奥测，公司已开发出针对儿童胆道闭锁、阿尔茨海默病等复杂难诊疾病的整合诊断产品。

2. 机器人技术

机器人技术的临床应用场景越来越广，不仅可运用于心血管外科、骨科、妇产科等手术室内场景，也可应用于药物分拣、消毒等院内场景，甚至家中护理、术后康复等院外场景。对应地，机器人可分为辅助机器人、手术机器人和康复机器人等若干个子品类。

手术机器人无疑是机器人技术中最受关注的品类，它可以提升手术的精准性、安全性；同时可以降低医生长时间手术的疲劳感，避免医生在手术过程中频繁暴露于射线下。手术机器人未来将成为医生手术过程中非常重要的高端辅助技术。达芬奇手术机器人自 2000 年获得 FDA 批准上市后，截至 2019 年底已在全球范围内完成装机 5582 台，营业收入近 45 亿美元，充分验证了手术机器人的市场空间。

全球范围来看，美国手术机器人布局最早，目前各细分赛道布局最全，基本垄断腔镜手术、血管介入手术机器人市场，以色列、日本、欧洲部分国家也陆续有产品出现。骨科手术机器人目前市场玩家较多，巨头纷纷涌入，包括美敦力的 Mazor 脊柱手术机器人、史赛克的 MAKO 关节手术机器人、捷迈的 MedTech 脊柱手术机器人等。

手术机器人虽然在我国起步较晚，但近年来由于政策扶持、技术突破等原因后续发展非常迅速，在各细分赛道都有值得关注的玩家出现，例如，我国手术机器人第一股——专注于脊柱与创伤的手术机器人企业天智航。

依托于 5G 技术的发展，手术机器人将成为远程手术实现的重要平台。2019 年 1 月思哲睿联合华为、福建医科大学孟超肝胆医院实现了利用 5G 技术的全球首例远程外科手术动物实验，同年 3 月中国移动联手华为、中国人民解放军总医院，成功完成了全国首例基于 5G 的远程人体手术——帕金森病“脑起搏器”植入手术。未来“手

术机器人 +5G”将进一步突破手术术式、空间限制，让更多患者享受到高水平的医疗服务。

3. 单细胞技术

单细胞技术致力于区分细胞之间的差异，其中单细胞测序技术在2020年获得了资本市场的广泛关注，单细胞测序能够显示每个细胞独特的基因信息及基因表达特征，以此区分不同的细胞类型，在肿瘤学和免疫学领域具有较大的临床潜力。

未来单细胞检测技术将不断发展，在多重测序上不断加深进展，结合空间信息研究单细胞，进一步理解单细胞与其相邻细胞的相互作用是目前可看到的单细胞技术新方向。

在 *The Scientist* 公布的2020年10大创新应用中，有多项产品涉及单细胞技术创新与应用。其中 BioLegend 获得了 CITE-seq 使用许可，开发出了 TotalSeqTM-CHuman Universal Cocktail v1.0。CITE-seq 可以在进行单细胞转录组学研究的同时评估每个细胞中的蛋白质，对感染领域的精准检测具有极大意义。

此外，IsoPlexis 使用单细胞胞内蛋白质组解决方案（single-cell intracellular proteome），可以监控30多条蛋白质通路，整个蛋白网络的运作机制可以有效地评估靶向疗法（如抗体疗法或小分子药物）的有效性。

10X Genomics 有两项产品入选，首先是基于 ATAC-seq 检测方法的铬单细胞 ATAC+ 基因表达产品，该产品能够从单个细胞中获得表观遗传和基因表达数据。10X Genomics 还推出了空间基因表达解决方案（visium spatial gene expression solution），推进了空间转录组学的更新技术，只需提供一个或几个细胞的整个转录组数据，就能准确揭示组织样本中基因表达的具体位置，能在每个位点上拾取上万个分子标识符，该产品目前被广泛应用于研究神经退行性疾病，在发育生物学、肿瘤学和免疫学也颇具开发潜力。

4. CRISPR 技术

CRISPR 技术自2012年问世以来，一直不断有应用扩展与技术优化出现，在治疗遗传疾病上不断有新的适应证研究。2020年7月，诺贝尔奖获得者 Jennifer Doudna 教授领导的加州大学伯克利分校团队文章表示发现了一种“超紧凑”的 CRISPR 酶——CasΦ（Cas12j）。CasΦ 是巨大噬菌体中编码的一种 Cas 蛋白，体积大约是常用的 Cas9 和 Cas12a 的一半，更容易进入人类和植物细胞发挥功能，并且可以靶向更广泛的基因序列。

在新型冠状病毒肺炎疫情中，也出现了不少利用 CRISPR 技术实现快速新冠检测的产品。美国杜兰大学医学院的 Tony Y. Hu 博士证明了将荧光显微镜读出装置与智能手机配对，从 CRISPR-Cas12a 检测中确定唾液中新冠病毒载量，与成熟的定量逆转酶聚合酶链反应方法一样有效。无独有偶，格拉斯通病毒学研究所主任 Melanie Ott 博士同样发文证实了 Cas13a 蛋白与一种在切割时会产生荧光的报告分子结合在一起，与来自鼻腔拭子的患者样本混合，利用显微镜的智能手机摄像头可以检测到荧光报告新冠病毒感染阳性的检测方式有效。未来在感染领域，基于 CRISPR 技术的 POCT 发展将是一大亮点。

5. 质谱

美国临床质谱检测业务从 2000 年左右起步，目前占比已提升至美国体外诊断市场的 15%。根据 LabCorp 年报披露，2019 年美国临床检验市场规模约为 800 亿美元，相应地，质谱检测市场规模约 120 亿美元。目前美国最大的临床质谱检测公司为老牌第三方实验室 Quest 和 LabCorp，他们分别于 2005 年和 2008 年开设质谱检测。中国质谱检测公司多成立于 2016 年前后，和美国有 10 年左右的差距。根据相关报告，2018 年，质谱在中国的占比仅为 1%，对应 1400 亿的体外诊断市场，质谱的市场规模仅 14 亿。如果遵循美国的发展路径，质谱在中国的市场将在可预见的未来迅速扩大至 300 亿人民币。基于此，产业投资人及财务投资人纷纷布局质谱赛道。

2020 年，质谱相关企业的融资呈现出百花齐放的状态，从上游突破性的国产质谱设备，到主打多靶标高灵敏度的检测试剂，再到以质谱检测为核心的独立第三方实验室，甚至在食品安全检测、海关安防检测、物种鉴定等非医疗领域应用的质谱项目均获得持续融资。据不完全统计，至少有 70 家机构已在质谱领域布局。2023 年，我们预计一级市场对质谱检测仍将维持较高关注度，尤其集中在以下两个方面：

（1）具有特色标志物研发能力的试剂企业：质谱在中国的起步虽晚，但目前已涌入大量玩家，然而厂家推出的试剂多集中于单指标分析，尤其是维生素、血药浓度、儿茶酚胺、微量元素等常规试剂，导致企业入院困难，销售难以起量。企业应注重研发特色试剂，建立自身护城河。①对标美国逐渐组学化的发展趋势，国内厂家可以布局多指标试剂盒，以实现对某一疾病的精准诊断。在疾病和指标的挑选过程中，应当考虑市场广阔，但目前尚无诊断方法或无较好诊断方法的疾病。②研发能力突出的企业，可以将部分精力投入新标志物的研发，不仅有利于企业护城河的建立、实现价值提升，也有利于推动质谱行业的发展。

（2）具有质谱仪自研能力的企业：质谱仪技术壁垒极高，是一门涉及多学科的精密仪器制造，全球质谱仪由外资主导，如 Thermo Fisher，SCIEX，Waters，Agilent，Bruke 等。国产质谱仪基本为飞行时间质谱，尚无国产厂商可以成功研制出 LC-MS 设备，而 LC-MS 能开展的检测项目恰恰是质谱领域市场最为广阔的。目前中国医院的质谱仪装机量极低，极大限制了下游试剂厂商的发展，随着质谱检测项目的增加、质谱设备自动化程度的提升，医院质谱仪采购意愿势必会加强。而在进口替代的市场大环境下，核心研发和生产能力能与进口厂家媲美的质谱设备企业势必获得快速发展。

二、产业化过程中最有发展前景的技术和企业

1. 华大基因

2017 年 7 月 14 日，深圳华大基因股份有限公司（以下简称“华大基因”）作为“基因测序第一股”，成功登陆深圳证券交易所创业板上市。华大基因是全球领先的科学技术服务提供商和精准医疗服务运营商，通过基因检测、质谱检测、生物信息分析等多组学大数据技术手段，为科研机构、企事业单位、医疗机构、社会卫生组织等提供研究服务和精准医学检测综合解决方案。华大基因以推动生命科学研究进展、生命大数据应用和提高全球医疗健康水平为出发点，基于基因领域研究成果及精准检测技术在民生健康方面的应用，致力于加速科技创新，减少出生缺陷，加强肿瘤防控，抑制重大疾病对人类的危害，实现精准治愈感染，全面助力精准医学。

通过 20 多年的人才积聚、科研累积和产业沉淀，华大基因业务遍及国内所有省（市、自治区）和海外百余个国家，已成为全球屈指可数的覆盖本行业全产业链、全应用领域的科技公司。

深圳国家基因库作为服务于国家战略需求的国家级公益性创新科研及基础设施建设项目，依靠贯穿生命科学领域“存、读、写”的能力和开放共享机制，对外开放样本 / 数据资源和平台设施，推动生命健康领域科研、产业和民生快速高效发展。

（1）高通量、低成本、自动化的综合性生物样本库：生物样本资源库致力于建设理念超前、超大规模、高通量、低成本、全自动的生物样本库，保存本国特有的遗传资源，为全球生命科学的科研及产业打造开放共享的公共服务平台，推动科研成果转化和生物产业的快速发展。

（2）高效、安全的生命科学领域信息数据分析平台：生物信息数据库致力于存储人类健康及生物多样性相关的数字化遗传资源，构建生物数据库及数据分析平台，实现数据存储、分析的贯穿，为后续科研及产业提供大数据源头保障。

（3）建设数字化的生物多样性基地和生物资源库：动植物资源活体库致力于建设数字化的生物多样性基地和生物资源库，保存和保护生物多样性资源，为人类可持续性发展提供保障。动植物资源活体库着眼于同中国其他专业资源库及生物多样性保护研发机构合作以促进资源数字化和多组学研究，同时推动全球共享，支撑基础科研开展与成果突破，带动产业的发展、实践、创新性应用。

（4）全球领先的、国产化、Pb 级基因数据产出中心：数字化平台集自动化、信息化、高效、低成本于一体，致力于支撑精准医学、分子育种、生物多样性、微

生物应用、海洋生物资源等领域的科学研究。平台全部使用国产化测序仪，对我国生物遗传资源的安全性具有重要意义。

（5）搭建全球领先的基因组“写”平台：合成与编辑平台致力于实现高通量、低成本的自动化基因组合成与编辑产能部署。在我国基因组测序分析水平国际领先的基础上，进一步贯穿从“解读”到“编写”的引领式发展，在高标准的科学伦理与质量安全指导下，推动合成生物学与基因编辑技术在 DNA 存储、天然产物生物制造、医学疾病诊疗、未来农业、环境保护等领域的应用探索，引领第三次生命科学革命。

（6）生命科学的知识库：CNGBdb 整合了来源于国家基因库、NCBI、EBI、DDBJ 等平台的数据，包括文献、变异、基因、蛋白质、序列、项目、样本、实验、组装、物种 10 个结构的大量分子数据和其他信息，通过 CNGBdb 搜索建立索引，并将这些数据与样本甚至样本活体相关联，从而实现数据从活体到样本再到信息数据全过程的可追溯性，达成综合数据的全贯穿。

2. 深圳瀚维智能医疗科技有限公司

深圳瀚维智能医疗科技有限公司的 AIBUS 智能乳腺超声机器人，融合 5G、AI、超声、机器人核心技术解决中国乳腺癌群体性筛查困境。

智能乳腺超声机器人 AIBU 所使用的多域球面波超声技术，形成的超声数据便于人工智能进行识别和判断。

为了解决医疗服务中人机交互的安全隐患，AIBU 在刚性机械臂的末端采用软体机器人，超声探头与人体接触的部位由软体部件连接，即便是机械臂失控，也在可控范围内，不会造成医疗损伤。同时，通过优化相关软硬件设计，从技术层面保证操作的安全性。

AIBUS 的算法支持机器人同时进行双乳检测。通过差分算法，AIBUS 能够主动对超声影像进行实时的降噪处理，智能地提高超声的分辨率。这些都使医生能够更加快速、容易地对乳腺做出早期病变的判断。

与传统超声设备相比，AIBUS 能够一键启动，全自动进行乳腺扫查，自动获取标准化乳腺超声影像，筛查现场无须超声医生。通过智能乳腺超声机器人采集和输出标准化乳腺超声影像数据，利用超声影像所包含的空间结构信息和扫查时间序列所包含的动态结构信息，结合人工智能技术进行阅片分类，实现全自动规范扫查与人工智能诊断一体化，满足乳腺癌筛查需求。

对广大的女性群体进行完全差异化的智能乳房筛查难度很高。瀚维智能医疗将女性乳房进行详细的智能归类，并根据类别进行特定算法的设计，实现差异化检测。通过人工智能、大数据技术对 AIBUS 输出的标准化超声影像进行分析判读，能够实现初筛分类，辅助医生实现远程诊断。

瀚维智能医疗的乳腺癌智能筛查管理系统能够自动保存经过 AIBUS 扫描的乳腺超声影像数据，建立个人乳腺健康档案，监测随访记录，诊疗全过程数据可追溯。这实现了乳腺健康数据的集中存储管理，促进信息共享流通，并建立了结构化数据平台。当女性在每年进行乳腺检查时，系统能够自动与之前的检测数据进行标准化对比，通过智能化算法提高检测的灵敏度和特异度。

这样全自动化的智能机器人系统可以在一定程度上缓解医疗资源和医生资源不均的问题。智能机器人的智能化影像数据分析甚至比大部分有经验的医生分析还要准确。

第五节　相关重要论文

宋尔卫教授在恶性肿瘤相关基因的转录前改变与转录中及转录后调控、恶性肿瘤相关微环境、恶性肿瘤治疗靶点筛选及分子诊断与治疗的开发三方面做出突出贡献。

文章 1：

发表期刊：*Nature Cell Biology*

发表题目：髓系特异性 LncRNA 调节乳腺癌细胞的有氧糖酵解

主要内容：

有氧糖酵解，也称为 Warburg 效应，是癌细胞葡萄糖代谢的一个普遍特征，因为葡萄糖主要被转化成乳酸。尽管有氧糖酵解在 ATP 生成中的效率较低，但有氧糖酵解能增加生物合成，抑制细胞凋亡，产生信号代谢物，从而提高癌细胞的存活率。有趣的是，在各种恶性肿瘤中，包括非小细胞肺癌和乳腺癌，固体肿瘤不同区域葡萄糖代谢的异质性已经被报道。在肿瘤中心，缺氧可使肿瘤细胞发生糖酵解，而有氧糖酵解也可在无氧缺乏的某些区域诱发。因此，不同的机制可能重新规划癌症细胞在不同区域的糖代谢。众所周知，缺氧诱导因子 -1（HIF-1）是一种氧敏感转录因子，它决定了葡萄糖是通过氧化还是通过糖酵解被消耗。在生理条件下，HIF-1α 被脯氨酰羟化酶结构域 2（PHD 2）快速羟化，并通过 von Hippel-Lindau（VHL）结合进行泛素介导的蛋白酶体降解。然而，肿瘤微环境中的多种因素，如缺氧、活性氧、一氧化氮和某些代谢物，可以调节 PHD 2 的羟化酶活性，防止 HIF-1α 的降解，从而提高肿瘤细胞的 HIF-1α 蛋白水平，促进肿瘤细胞的有氧糖酵解。在癌症环境中，TAMS 是最丰富的炎症细胞，与多种类型癌症患者预后不良有关。TAMS 通过直接增强肿瘤细胞的恶性程度来促进肿瘤的进展，包括增殖、运动、侵袭性和化学耐受性。然而，TAMS 是否和如何调节肿瘤细胞糖酵解，这对肿瘤细胞在关键条件下生存至关重要，目前尚不清楚。

在文章中，研究人员证明肿瘤相关的巨噬细胞（TAMS）通过细胞外小泡（EVS）传递一种髓系特异性的 LncRNA，HIF-1α 稳定的长非编码 RNA（HISLA）增强乳腺癌细胞的有氧糖酵解和凋亡抗性。在机械作用下，HISLA 阻断 PHD 2 与 HIF-1α 的相互作用，抑制 HIF-1α 的羟基化和降解。反过来，糖酵解性肿瘤细胞释放的乳酸能提高巨噬细胞中的 HISLA，构成 TAMS 与肿瘤细胞之间的前馈循环。阻断 EV 介导的 HISLA 在体内抑制乳腺癌的糖酵解和化疗耐药。临床上，HISLA 在 TAMS 中的表达与乳腺癌患者的糖酵解、化疗疗效差和生存期短有关。该研究强调了 LncRNA 作为信号转导工具的潜力，它通过 EVs 在免疫细胞和肿瘤细胞之间传递，从而促进癌症的有氧糖酵解。

文章 2：

发表期刊：*Cell*

发表题目：免疫检查点抑制克服巨噬细胞对 ADCP 诱导的免疫抑制

主要内容：

单克隆抗体是各种恶性肿瘤的主要治疗剂类别。例如，乳腺癌和胃癌的人源化抗 HER-2 单克隆抗体曲妥珠单抗（赫赛汀）、淋巴瘤和白血病的嵌合抗 CD20 单克隆抗体利妥昔单抗（Rituxan）被广泛应用于临床。由 Fcγ 受体（FcγR）介导的先天免疫细胞的免疫应答是至关重要的并且决定了治疗性抗体的功效（Clynes 等，2000）。抗体 Fc 片段和 FcγR 之间的相互作用通过抗体依赖性细胞毒性主要通过 NK 细胞或通过主要由巨噬细胞的抗体依赖性细胞吞噬作用（ADCP）消除抗体结合的肿瘤细胞（Clynes 等，2000，Michaud 等，2014）。ADCC 已经被广泛研究并且对于治疗性抗体的杀肿瘤作用是至关重要的，其中免疫细胞通过抗体与癌细胞结合并通过释放穿孔素和颗粒酶来裂解它们（Zhu 等，2015）。相比之下，人们对 ADCP 对肿瘤及其微环境的总体影响知之甚少。有人提出 ADCP 是巨噬细胞吞噬抗体结合的肿瘤细胞的肿瘤杀虫剂（Chao 等，2010）。然而，受损组织中巨噬细胞对凋亡细胞的吞噬作用可诱导免疫抑制，导致免疫耐受（Perruche 等，2008）。

NK 细胞和肿瘤特异性 T 细胞是负责抗肿瘤免疫的两种主要免疫细胞类型，但它们的活性可被免疫检查点抑制，例如，PD-1 和吲哚胺 2，3- 双加氧酶（IDO）（Curiel 等，2003，Munn 和 Mellor，2016）。PD-1 之间的相互作用主要在活化的 T 细胞和 NK 细胞上表达（Mellman 等，2011，Morvan 和 Lanier，2016）及其配体，肿瘤和骨髓细胞上的 PD-L1 和主要在树突状细胞上的 PD-L2（Zou 等，2016）抑制效应免疫细胞的杀肿瘤功能。此外，IDO 将色氨酸转化为许多免疫抑制分子，随后抑制 T 细胞和

NK 细胞的功能（Prendergast 等，2014）。最近，免疫检查点抑制剂已被证明了在癌症中的治疗效果（Sharma 和 Allison，2015）。活化的致癌信号传导，例如，MYC（Casey 等，2016）和 PI3K（George 等，2017）可以上调癌细胞中免疫检查点的表达。尽管如此，在巨噬细胞中控制 PD-L1 和 IDO 表达的机制仍然不清楚，巨噬细胞是肿瘤微环境中免疫检查点分子的主要来源（Noy 和 Pollard，2014）。研究人员研究了治疗性抗体介导的 ADCP 是否以及如何影响抗肿瘤免疫和治疗效果，目的是找到提高临床疗效的新策略。

为了研究曲妥珠单抗是否可以诱导原代人巨噬细胞中肿瘤细胞的 ADCP，研究人员用 CellTracker Deep Red（CTDR）标记 $HER\text{-}2^+$ 乳腺癌细胞系（SKBR3 和 BT-474），并与 5- 氯甲基荧光素二乙酸酯（CMFDA）共培养，在存在或不存在曲妥珠单抗或对照同种型 IgG 的情况下标记的单核细胞衍生的巨噬细胞 24h。研究人员发现曲妥珠单抗，但不是 IgG 对照，剂量依赖性地增加了两种染料阳性的巨噬细胞比例。共聚焦显微镜还证明曲妥珠单抗显著增加巨噬细胞内肿瘤碎片的荧光斑点。此外，来自曲妥珠单抗组的巨噬细胞中的斑点明显比 IgG 或未处理组（直径＜ 0.7μm）中的斑点大（直径 0.7 ~ 3.2μm），表明曲妥珠单抗诱导人巨噬细胞对 $HER\text{-}2^+$ 癌细胞的吞噬作用。为了确定哪种 FcγR 介导人巨噬细胞对曲妥珠单抗依赖性肿瘤的吞噬作用，研究人员添加了针对三种活化 FcγR 的中和抗体，包括 CD64，CD32a 和 CD16。中和 CD16 或 CD32a 显著抑制曲妥珠单抗诱导的 ADCP。CD64 阻断略微降低了双阳性细胞比例。此外，ADCP 几乎完全消除了缺乏所有三种活化 FcγR 的巨噬细胞。总之，这些结果表明 FcγRs，尤其是 CD16 和 CD32a，介导人巨噬细胞对曲妥珠单抗依赖性肿瘤的吞噬作用。

文章 3：

发表期刊：*Cell*

发表题目：揭示成纤维细胞亚群调控肿瘤干细胞新机制

癌相关成纤维细胞（CAF）是肿瘤微环境中丰富且不均匀的基质细胞，其癌症进展是至关重要的。宋尔卫研究团队表明，两个细胞表面分子，CD10 和 GPR77，定义了与乳腺癌和肺癌患者的多个队列化疗耐药性和差地生存相关的 CAF 子集。$CD10^+GPR77^+$CAF 通过为癌症干细胞提供存活生态，来促进肿瘤形成和化疗耐药性。

从机制上讲，$CD10^+GPR77^+$CAFs 通过 p65 磷酸化和乙酰化作用持续地被 NF-κB 激活而被驱动，这种作用是通过 GPR77（一种 C5a 受体）的补体信号传导来维持的。此外，$CD10^+GPR77^+$CAFs 促进患者衍生的异种移植物（PDXs）的成功植入，并且用中和性抗 GPR77 抗体靶向这些 CAF 消除肿瘤形成并恢复肿瘤化学灵敏度。宋尔卫团队的研究揭示了一个功能性CAF子集，可以通过特定的细胞表面标记来定义和分离，并且表明靶向$CD10^{+}GPR77^{+}$CAF子集可能是针对CSC驱动的实体瘤的有效治疗策略。

文章4

发表期刊：*Nature Immunology*

发表题目：NKILA LncRNA通过使T细胞对活化诱导的细胞死亡敏感而促进肿瘤免疫逃避

主要内容：

肿瘤抗原特异性CTL在癌症免疫监视过程中识别并破坏新生肿瘤细胞。然而，活化的T淋巴细胞经受称为AICD1的免疫消除。肿瘤微环境中的一组促凋亡因子，例如FasL2，TRAIL3和TNF4，在肿瘤浸润性T淋巴细胞中诱导AICD。因为在抗肿瘤免疫中具有不同作用的差异T细胞亚群，包括抗肿瘤CTL和Th1细胞以及肿瘤Th2和Treg细胞，存在于肿瘤微环境中。肿瘤介导的AICD仍然未知，其AICD是否有助于肿瘤免疫逃逸尚不清楚。

LncRNA是一类长度＞200个碱基的非蛋白质编码转录本，参与许多生理和病理过程。通过调节免疫细胞的分化和功能，LncRNA与先天性和适应性免疫应答关系密切相关。然而，LncRNA在肿瘤浸润性T细胞中与癌症免疫学相关的作用在很大程度上是未知的。在这里，本研究旨在研究LncRNA参与调节浸润肿瘤的各种T细胞亚群的AICD，并探讨它们在肿瘤免疫逃逸中的作用。

NKILA是一种NF-κB相互作用的LncRNA，通过抑制NF-κB活性调节T细胞对AICD的灵敏度。在机制上，通过T细胞受体信号传导刺激的T细胞中的钙流入激活钙调蛋白，进而从NKILA启动子去除去乙酰酶并增强STAT1介导的转录。通过增加CTL浸润，施用具有NKILA敲低的CTL有效地抑制了小鼠中乳腺癌患者来源的异种移植物的生长。临床上，NKILA在肿瘤特异性CTL和TH1细胞中的过表达与其凋亡和较短的患者存活率相关。研究结果强调了LncRNA在确定肿瘤介导的T细胞AICD中的重要性，并表明在过继转移的T细胞中工程化LncRNA可能提供一种新的抗肿瘤免疫疗法。因此，抑制NKILA表达可以保护转移的T细胞免受肿瘤介导的AICD的影响，可以极大地增强ACT的治疗效果。虽然越来越多的证据表明肿瘤细胞中表达的致癌LncRNA可能作为治疗靶点，但该研究数据首次证明针对免疫细胞中靶向LncRNA是一种可行的方法。

参考文献

[1] Angelakis E, Merhej V, Raoult D. Related actions of probiotics and antibiotics on gut microbiota and weight modification[J]. The Lancet Infectious diseases, 2013, 13(10): 889-899.

[2] Antunovic L, De Sanctis R, Cozzi L, et al.PET/CT radiomics in breast cancer: promising tool for prediction of pathological response to neoadjuvant chemotherapy[J]. European journal of nuclear medicine and molecular imaging, 2019, 46(7): 1468-1477.

[3] Barkal AA, Brewer RE, Markovic M, et al.CD24 signalling through macrophage Siglec-10 is a target for cancer immunotherapy[J]. Nature, 2019, 572(7769): 392-396.

[4] Baselga J, Campone M, Osborne K, et al.PI3K Inhibitor Improves PFS in BELLE-2 Trial[J].Cancer Discov, 2016 , 6(2):115-116.

[5] Bear HD, Tang G Fau - Rastogi P, Rastogi P Fau - Geyer CE, et al.Bevacizumab added to neoadjuvant chemotherapy for breast cancer[J]. N Engl J Med, 2012, 366(4):310-320.

[6] Beretov J, Wasinger VC, Millar EKA, et al.Proteomic Analysis of Urine to Identify Breast Cancer Biomarker Candidates Using a Label-Free LC-MS/MS Approach[J]. PloS one, 2015, 10(11):e0141876.

[7] Biggers B, Knox S Fau - Grant M, Grant M Fau - Kuhn J, et al.Circulating tumor cells in patients undergoing surgery for primary breast cancer: preliminary results of a pilot study[J]. Ann Surg Oncol, 2009, 16(4):969-971.

[8] Bokacheva L, Kaplan Jb Fau - Giri DD, Giri Dd Fau - Patil S, et al.Intravoxel incoherent motion diffusion-weighted MRI at 3.0 T differentiates malignant breast lesions from benign lesions and breast parenchyma[J]. J Magn Reson Imaging, 2014, 40(4):813-823.

[9] Brem RF, Tabar L, Duffy SW, et al.Assessing improvement in detection of breast cancer with three-dimensional automated breast US in women with dense breast tissue: the SomoInsight Study[J]. Radiology, 2015, 274(3): 663-673.

[10] Buchsbaum RJ, Oh SY.Breast Cancer-Associated Fibroblasts: Where We Are and Where We Need to Go[J].Cancers (Basel), 2016, 8(2):19.

[11] Cazap E.Breast Cancer in Latin America: A Map of the Disease in the Region[J].Am Soc Clin Oncol Educ Book,2018,38: 451-456.

[12] Chan A, Moy B, Mansi J, et al.Final Efficacy Results of Neratinib in HER2-positive Hormone Receptor-positive Early-stage Breast Cancer From the Phase III ExteNET Trial[J]. Clin Breast Cancer, 2021, 21(1):80-91.

[13] Chen EI, Crew KD, Trivedi M, et al.Identifying Predictors of Taxane-Induced Peripheral Neuropathy Using Mass Spectrometry-Based Proteomics Technology[J].PLoS One, 2015, 10(12):e0145816.

[14] Chen X, Chen X Fau - Yang J, Yang J Fau - Li Y, et al.Combining Dynamic Contrast-Enhanced Magnetic Resonance Imaging and Apparent Diffusion Coefficient Maps for a Radiomics Nomogram to Predict Pathological Complete Response to Neoadjuvant Chemotherapy in Breast Cancer Patients[J]. J Comput Assist Tomogr, 2020, 44(2):275-283.

[15] Chihara N, Madi A, Kondo T, et al.Induction and transcriptional regulation of the co-inhibitory gene module in T cells[J]. Nature, 2018, 558(7710): 454-459.

[16] Cizeron-Clairac G, Lallemand F, Vacher S, et al.MiR-190b, the highest up-regulated miRNA in ERα-positive compared to ERα-negative breast tumors, a new biomarker in breast cancers?[J].BMC

Cancer, 2015, 15:499.
[17] Clarke TB, Davis Km Fau - Lysenko ES, Lysenko Es Fau - Zhou AY, et al.Recognition of peptidoglycan from the microbiota by Nod1 enhances systemic innate immunity[J]. Nat Med, 2010, 16(2):228-231.
[18] Dang C, Iyengar N, Datko F, et al.Phase II study of paclitaxel given once per week along with trastuzumab and pertuzumab in patients with human epidermal growth factor receptor 2-positive metastatic breast cancer[J]. J Clin Oncol, 2015, 33(5):442-447.
[19] Dialani V, Chadashvili T Fau - Slanetz PJ, Slanetz PJ. Role of imaging in neoadjuvant therapy for breast cancer[J].nn Surg Oncol, 2015, 22(5):1416-1424.
[20] Diéras V, Miles D, Verma S, et al.Trastuzumab emtansine versus capecitabine plus lapatinib in patients with previously treated HER2-positive advanced breast cancer (EMILIA): a descriptive analysis of final overall survival results from a randomised, open-label, phase 3 trial[J]. Lancet Oncol, 2017, 18(6):732-742.
[21] Diers AR, Vayalil Pk Fau - Oliva CR, Oliva Cr Fau - Griguer CE, et al.Mitochondrial bioenergetics of metastatic breast cancer cells in response to dynamic changes in oxygen tension: effects of HIF-1α[J]. PLoS One, 2013, 8(6):e68348.
[22] Dong MB, Wang G, Chow RD, et al. Systematic Immunotherapy Target Discovery Using Genome-Scale In Vivo CRISPR Screens in CD8 T Cells[J]. Cell, 2019 , 178(5): 1189-1204.
[23] Drew Y, Ledermann J, Hall G, et al.Phase 2 multicentre trial investigating intermittent and continuous dosing schedules of the poly(ADP-ribose) polymerase inhibitor rucaparib in germline BRCA mutation carriers with advanced ovarian and breast cancer[J].Br J Cancer, 2016, 114(7):723-730.
[24] Erbes T, Hirschfeld M, Rücker G, et al.Feasibility of urinary microRNA detection in breast cancer patients and its potential as an innovative non-invasive biomarker[J]. BMC Cancer, 2015, 15:193.
[25] Eun NA-O, Kang DA-O, Son EA-O, et al.Texture Analysis with 3.0-T MRI for Association of Response to Neoadjuvant Chemotherapy in Breast Cancer[J].Radiology, 2020, 294(1):31-41.
[26] Fan M, Chen H, You C, et al.Radiomics of Tumor Heterogeneity in Longitudinal Dynamic Contrast-Enhanced Magnetic Resonance Imaging for Predicting Response to Neoadjuvant Chemotherapy in Breast Cancer[J].Front Mol Biosci, 2021, 8:622219.
[27] Fredolini C, Pathak KV, Paris L, et al.Shotgun proteomics coupled to nanoparticle-based biomarker enrichment reveals a novel panel of extracellular matrix proteins as candidate serum protein biomarkers for early-stage breast cancer detection[J].Breast Cancer Res, 2020, 22(1):135.
[28] Fusco R, Granata V, Maio F, et al.Textural radiomic features and time-intensity curve data analysis by dynamic contrast-enhanced MRI for early prediction of breast cancer therapy response: preliminary data[J].
[29] Garcia-Closas M, Couch FJ, Lindstrom S, et al.Genome-wide association studies identify four ER negative-specific breast cancer risk loci[J]. Nature genetics, 2013, 45(4): 392-398, 398e391-392.
[30] Garcia-Murillas I, Schiavon G, Weigelt B, et al.Mutation tracking in circulating tumor DNA predicts relapse in early breast cancer[J]. Sci Transl Med, 2015, 7(302):302ra133.
[31] Gernapudi R, Yao Y Fau - Zhang Y, Zhang Y Fau - Wolfson B, et al.Targeting exosomes from preadipocytes inhibits preadipocyte to cancer stem cell signaling in early-stage breast cancer[J]. Eur Radiol Exp, 2020, 4(1):8.
[32] Giri K, Mehta A, Ambatipudi K.In search of the altering salivary proteome in metastatic breast and ovarian cancers[J].FASEB Bioadv, 2019, 1(3):191-207.
[33] Gravina GL, Mancini A, Scarsella L, et al.Dual PI3K/mTOR inhibitor, XL765 (SAR245409),

shows superior effects to sole PI3K [XL147 (SAR245408)] or mTOR [rapamycin] inhibition in prostate cancer cell models[J]. Tumour biology : the journal of the International Society for Oncodevelopmental Biology and Medicine, 2016, 37(1): 341-351.
[34] Grunt TW, Mariani GL.Novel approaches for molecular targeted therapy of breast cancer: interfering with PI3K/AKT/mTOR signaling[J]. Current cancer drug targets, 2013, 13(2): 188-204.
[35] Gu J, Polley EC, Denis M, et al.Early assessment of shear wave elastography parameters foresees the response to neoadjuvant chemotherapy in patients with invasive breast cancer[J].Breast Cancer Res, 2021, 23(1):52.
[36] Guarnieri AL, Towers CG, Drasin DJ, et al.The miR-106b-25 cluster mediates breast tumor initiation through activation of NOTCH1 via direct repression of NEDD4L[J]. Oncogene, 2018, 37(28):3879-3893.
[37] Guttery DS, Page K, Hills A, et al.Noninvasive detection of activating estrogen receptor 1 (ESR1) mutations in estrogen receptor-positive metastatic breast cancer[J].Clin Chem, 2015, 61(7):974-982.
[38] Heneghan HM, Miller N Fau - Lowery AJ, Lowery Aj Fau - Sweeney KJ, et al.Circulating microRNAs as novel minimally invasive biomarkers for breast cancer[J].Ann Surg, 2010, 251(3):499-505.
[39] Hesari A, Azizian M, Darabi H, et al.Expression of circulating miR-17, miR-25, and miR-133 in breast cancer patients[J]. J Cell Biochem, 2019, 120(5):7109-7114.
[40] Ho AA-O, Barker CA, Arnold BB, et al.A phase 2 clinical trial assessing the efficacy and safety of pembrolizumab and radiotherapy in patients with metastatic triple-negative breast cancer[J]. Cancer, 2020, 126(4):850-860.
[41] Hong BS, Ryu HS, Kim NA-O, et al.Tumor Suppressor miRNA-204-5p Regulates Growth, Metastasis, and Immune Microenvironment Remodeling in Breast Cancer[J].Cancer Res, 2019, 79(7):1520-1534.
[42] Horvat JV, Durando M, Milans S, et al.Apparent diffusion coefficient mapping using diffusion-weighted MRI: impact of background parenchymal enhancement, amount of fibroglandular tissue and menopausal status on breast cancer diagnosis[J].Eur Radiol, 2018 , 28(6):2516-2524.
[43] Jain S, Ward Mm Fau - O'Loughlin J, O'Loughlin J Fau - Boeck M, et al.Incremental increase in VEGFR1 hematopoietic progenitor cells and VEGFR2 endothelial progenitor cells predicts relapse and lack of tumor response in breast cancer patients[J]. Breast Cancer Res Treat, 2012, 132(1):235-242.
[44] James JJ, Tennant SL.Contrast-enhanced spectral mammography (CESM)[J]. Clin Radiol, 2018, 73(8):715-723.
[45] Jiang M, Li CL, Luo XM, et al.Ultrasound-based deep learning radiomics in the assessment of pathological complete response to neoadjuvant chemotherapy in locally advanced breast cancer[J]. Eur J Cancer, 2021 , 147:95-105.
[46] Kawashima H, Miyati T, Ohno N, et al.Differentiation Between Luminal-A and Luminal-B Breast Cancer Using Intravoxel Incoherent Motion and Dynamic Contrast-Enhanced Magnetic Resonance Imaging[J].Acad Radiol, 2017, 24(12):1575-1581.
[47] Kelly KM, Dean J Fau - Comulada WS, Comulada Ws Fau - Lee S-J, et al.Breast cancer detection using automated whole breast ultrasound and mammography in radiographically dense breasts[J]. Eur Radiol, 2010 , 20(3):734-742.
[48] Kim J, Bae JS.Tumor-Associated Macrophages and Neutrophils in Tumor Microenvironment[J]. Mediators Inflamm, 2016:6058147.
[49] Kim WT, Ryu CJ.Cancer stem cell surface markers on normal stem cells[J]. BMB Rep, 2017,

50(6):285-298.
[50] Kim Y, Kim SH, Lee HW, et al.Intravoxel incoherent motion diffusion-weighted MRI for predicting response to neoadjuvant chemotherapy in breast cancer[J].Magn Reson Imaging, 2018, 48:27-33.
[51] Kosaka N, Iguchi H Fau - Hagiwara K, Hagiwara K Fau - Yoshioka Y, et al.Neutral sphingomyelinase 2 (nSMase2)-dependent exosomal transfer of angiogenic microRNAs regulate cancer cell metastasis[J]. J Biol Chem, 2013, 288(15):10849-10859.
[52] Krug K, Jaehnig EJ, Satpathy S, et al. Proteogenomic Landscape of Breast Cancer Tumorigenesis and Targeted Therapy[J]. Cell, 2020, 183(5):1436-1456.e31.
[53] Lampelj M, Arko D, Cas-Sikosek N, et al.Urokinase plasminogen activator (uPA) and plasminogen activator inhibitor type-1 (PAI-1) in breast cancer - correlation with traditional prognostic factors[J]. Radiol Oncol, 2015, 49(4):357-364.
[54] Langley RR, Fidler IJ.The seed and soil hypothesis revisited--the role of tumor-stroma interactions in metastasis to different organs[J]. Int J Cancer, 2011, 128(11):2527-2535.
[55] Le Bihan D Fau - Breton E, Breton E Fau - Lallemand D, Lallemand D Fau - Grenier P, et al.MR imaging of intravoxel incoherent motions: application to diffusion and perfusion in neurologic disorders[J]. Radiology. 1986, 161(2):401-407.
[56] Lee JS, Ruppin E.Multiomics Prediction of Response Rates to Therapies to Inhibit Programmed Cell Death 1 and Programmed Cell Death 1 Ligand 1[J].JAMA Oncol, 2019, 5(11):1614-1618.
[57] Lee MC, Gonzalez Sj Fau - Lin H, Lin H Fau - Zhao X, et al.Prospective trial of breast MRI versus 2D and 3D ultrasound for evaluation of response to neoadjuvant chemotherapy[J].Ann Surg Oncol, 2015 , 22(9):2888-2894.
[58] Li P, Wang X, Xu C, et al. (18)F-FDG PET/CT radiomic predictors of pathologic complete response (pCR) to neoadjuvant chemotherapy in breast cancer patients[J].Eur J Nucl Med Mol Imaging, 2020, 47(5):1116-1126.
[59] Liu ZA-O, Li Z, Qu JA-O, Zhang R, et al.Radiomics of Multiparametric MRI for Pretreatment Prediction of Pathologic Complete Response to Neoadjuvant Chemotherapy in Breast Cancer: A Multicenter Study[J].Clin Cancer Res, 2019, 25(12):3538-3547.
[60] Lord EM, Penney DP, Sutherland RM, et al. Morphological and functional characteristics of cells infiltrating and destroying tumor multicellular spheroids in vivo[J]. Virchows Arch B Cell Pathol Incl Mol Pathol, 1979 , 31(2): 103-116.
[61] Luo J, Jin J, Yang F, et al.The Correlation Between PARP1 and BRCA1 in AR Positive Triple-negative Breast Cancer[J]. International journal of biological sciences, 2016, 12(12): 1500-1510.
[62] Madigan LI, Dinh P, Graham JD.Neoadjuvant endocrine therapy in locally advanced estrogen or progesterone receptor-positive breast cancer: determining the optimal endocrine agent and treatment duration in postmenopausal women-a literature review and proposed guidelines[J]. Breast cancer research: BCR, 2020, 22(1): 77.
[63] Maeda K, Hazama S Fau - Tokuno K, Tokuno K Fau - Kan S, et al.Impact of chemotherapy for colorectal cancer on regulatory T-cells and tumor immunity[J].Anticancer Res, 2011, 31(12):4569-4574.
[64] Markou A, Yousef Gm Fau - Stathopoulos E, Stathopoulos E Fau - Georgoulias V, et al.Prognostic significance of metastasis-related microRNAs in early breast cancer patients with a long follow-up[J].Clin Chem, 2014, 60(1):197-205.
[65] Mayank, Jaitak V.Drug target strategies in breast cancer treatment: recent developments[J]. Anti-cancer agents in medicinal chemistry, 2014, 14(10): 1414-1427.
[66] Mazel M, Jacot W, Pantel K, et al.Frequent expression of PD-L1 on circulating breast cancer

cells[J].Mol Oncol, 2015, 9(9):1773-1782.

[67] McIntosh FM, Maison N Fau - Holtrop G, Holtrop G Fau - Young P, et al.Phylogenetic distribution of genes encoding β-glucuronidase activity in human colonic bacteria and the impact of diet on faecal glycosidase activities[J].Environ Microbiol, 2012, 14(8):1876-1887.

[68] Mehta MP, Wang D Fau - Wang F, Wang F Fau - Kleinberg L, et al.Veliparib in combination with whole brain radiation therapy in patients with brain metastases: results of a phase 1 study[J]. J Neurooncol, 2015 , 122(2):409-417.

[69] Munster PN, Thurn KT, Thomas S, et al.A phase II study of the histone deacetylase inhibitor vorinostat combined with tamoxifen for the treatment of patients with hormone therapy-resistant breast cancer[J]. British journal of cancer, 2011, 104(12): 1828-1835.

[70] Nakauchi C, Kagara N, Shimazu K, et al.Detection of TP53/PIK3CA Mutations in Cell-Free Plasma DNA From Metastatic Breast Cancer Patients Using Next Generation Sequencing[J].Clin Breast Cancer, 2016 , 16(5):418-423.

[71] Niu J, Andres G, Kramer K, et al.Incidence and clinical significance of ESR1 mutations in heavily pretreated metastatic breast cancer patients[J]. Onco Targets Ther, 2015, 8:3323-3328.

[72] Nogueira L, Brandão S Fau - Matos E, Matos E Fau - Nunes RG, et al.Application of the diffusion kurtosis model for the study of breast lesions[J]. Eur Radiol, 2014, 24(6):1197-1203.

[73] Noh H, Eomm M Fau - Han A, Han A.Usefulness of pretreatment neutrophil to lymphocyte ratio in predicting disease-specific survival in breast cancer patients[J].J Breast Cancer, 2013, 16(1):55-59.

[74] Nyante SJ, Sherman ME, Pfeiffer RM, et al.Prognostic significance of mammographic density change after initiation of tamoxifen for ER-positive breast cancer[J]. Journal of the National Cancer Institute, 2015, 107(3): ju425.

[75] O'Shaughnessy J, Schwartzberg L, Danso MA, et al.Phase III study of iniparib plus gemcitabine and carboplatin versus gemcitabine and carboplatin in patients with metastatic triple-negative breast cancer[J].J Clin Oncol, 2014, 32(34):3840-3847.

[76] Park JW, Liu MC, Yee D, et al.Adaptive Randomization of Neratinib in Early Breast Cancer[J].N Engl J Med, 2016, 375(1):11-22.

[77] Radosevic-Robin N, Béguinot M, Penault-Llorca F.Evaluation of the immune infiltrate in breast cancer[J]. Bull Cancer, 2017, 104(1):52-68.

[78] Rehan M.Anticancer compound XL765 as PI3K/mTOR dual inhibitor: A structural insight into the inhibitory mechanism using computational approaches[J]. PloS one, 2019, 14(6): e0219180.

[79] Robson M, Im SA, Senkus E, et al.Olaparib for Metastatic Breast Cancer in Patients with a Germline BRCA Mutation[J].N Engl J Med, 2017, 377(6):523-533.

[80] Rodler ET, Kurland BF, Griffin M, et al.Phase I Study of Veliparib (ABT-888) Combined with Cisplatin and Vinorelbine in Advanced Triple-Negative Breast Cancer and/or BRCA Mutation-Associated Breast Cancer[J].lin Cancer Res, 2016, 22(12):2855-2864.

[81] Samavat H, Kurzer MS.Estrogen metabolism and breast cancer[J].Carcinogenesis, 2015, 356(2):231-243.

[82] Sawicki CM, Livingston KA, Obin M, et al.Dietary Fiber and the Human Gut Microbiota: Application of Evidence Mapping Methodology[J].Nutrients, 2017, 9(2):125.

[83] Shin JK, Kim JY.Dynamic contrast-enhanced and diffusion-weighted MRI of estrogen receptor-positive invasive breast cancers: Associations between quantitative MR parameters and Ki-67 proliferation status[J]. J Magn Reson Imaging, 2017, 45(1):94-102.

[84] Smerage JB, Barlow WE, Hortobagyi GN, et al. Circulating tumor cells and response to chemotherapy in metastatic breast cancer: SWOG S0500[J]. Clin Oncol, 2014, 32(31):3483-3489.

[85] Stender JD, Nwachukwu JC, Kastrati I, et al.Structural and Molecular Mechanisms of Cytokine-Mediated Endocrine Resistance in Human Breast Cancer Cells[J]. Molecular cell, 2017, 65(6): 1122-1135 e1125.

[86] Sun Y, Ding H, Liu X, et al.INPP4B overexpression enhances the antitumor efficacy of PARP inhibitor AG014699 in MDA-MB-231 triple-negative breast cancer cells[J]. Tumour biology : the journal of the International Society for Oncodevelopmental Biology and Medicine, 2014, 35(5): 4469-4477.

[87] Sutton EA-O, Onishi N, Fehr DA, et al.A machine learning model that classifies breast cancer pathologic complete response on MRI post-neoadjuvant chemotherapy[J].Breast Cancer Res, 2020, 22(1):57.

[88] Swain SM, Baselga J Fau - Kim S-B, Kim Sb Fau - Ro J, et al.Pertuzumab, trastuzumab, and docetaxel in HER2-positive metastatic breast cancer[J].Lancet Oncol, 2020, 21(4):519-530.

[89] Tomita H, Tanaka K, Tanaka T, et al.Aldehyde dehydrogenase 1A1 in stem cells and cancer[J]. Oncotarget, 2016, 7(10):11018-11032.

[90] Turner NC, Telli ML, Rugo HS, et al.A Phase II Study of Talazoparib after Platinum or Cytotoxic Nonplatinum Regimens in Patients with Advanced Breast Cancer and Germline BRCA1/2 Mutations (ABRAZO)[J]. Clin Cancer Res, 2019, 25(9):2717-2724.

[91] Tyanova S, Albrechtsen R, Kronqvist P, et al. Proteomic maps of breast cancer subtypes[J].Nat Commun, 2016, 7:10259.

[92] Vaughan CL, Douglas TS, Said-Hartley Q, et al.Testing a dual-modality system that combines full-field digital mammography and automated breast ultrasound[J].Clin Imaging, 2016, 40(3):498-505.

[93] von Minckwitz G, Procter M, de Azambuja E, et al.Adjuvant Pertuzumab and Trastuzumab in Early HER2-Positive Breast Cancer[J]. N Engl J Med, 2017, 377(2):122-131.

[94] Wang Z, Lin F, Ma H, et al. Contrast-Enhanced Spectral Mammography-Based Radiomics Nomogram for the Prediction of Neoadjuvant Chemotherapy-Insensitive Breast Cancers[J].Front Oncol, 2021, 11:605230.

[95] Xie F, Hosany S, Zhong S, et al.MicroRNA-193a inhibits breast cancer proliferation and metastasis by downregulating WT1[J]. LoS One, 2017, 12(10):e0185565.

[96] Xu H, Tian Y, Yuan X, et al.Enrichment of CD44 in basal-type breast cancer correlates with EMT, cancer stem cell gene profile, and prognosis[J]. Onco Targets Ther, 2016, 9:431-444.

[97] Xu Y, Sun Q. Headway in resistance to endocrine therapy in breast cancer[J]. Journal of thoracic disease , 2010, 2(3): 171-177.

[98] Yang C, He L Fau - He P, He P Fau - Liu Y, et al. Increased drug resistance in breast cancer by tumor-associated macrophages through IL-10/STAT3/bcl-2 signaling pathway[J]. Med Oncol, 2015, 32(2):352.

[99] Yang L, Liu QA-O, Zhang XA-O, et al.DNA of neutrophil extracellular traps promotes cancer metastasis via CCDC25[J].Nature, 2020 , 583(7814): 133-138.

[100] Yang T, Fu Z, Zhang Y, et al.Serum proteomics analysis of candidate predictive biomarker panel for the diagnosis of trastuzumab-based therapy resistant breast cancer[J].iomed Pharmacother, 2020, 129:110465.

[101] Yardley DA, Ismail-Khan Rr Fau - Melichar B, Melichar B Fau - Lichinitser M, et al.Randomized phase II, double-blind, placebo-controlled study of exemestane with or without entinostat in postmenopausal women with locally recurrent or metastatic estrogen receptor-positive breast cancer progressing on treatment with a nonsteroidal aromatase inhibitor[J]. J Clin Oncol, 2013, 31(17):2128-2135.

［102］Yigitbasi T, Calibasi-Kocal G, Buyukuslu N, et al.An efficient biomarker panel for diagnosis of breast cancer using surface-enhanced laser desorption ionization time-of-flight mass spectrometry[J].Biomed Rep, 2018, 8(3):269-274.
［103］Yin T, He S, Shen G, et al.HIF-1 Dimerization Inhibitor Acriflavine Enhances Antitumor Activity of Sunitinib in Breast Cancer Model[J]. Oncology research, 2014, 22(3):139-145.

第四章　肿瘤队列研究进展及在精准医学中的作用与展望

摘　要

恶性肿瘤是影响人类健康的重要疾病之一，已造成严重的社会和经济负担，且呈现出持续增长的态势。作为基因和环境因素交互作用产生的复杂疾病，恶性肿瘤难以通过传统基于病理学分型的策略实施精准防控，各国相关研究也已陷入瓶颈。近年来，随着大规模人群队列研究的进展以及多组学技术的开发和应用，以队列研究为基础的精准医学研究逐渐成为肿瘤防控领域关注的热点，也成为精准医疗创新和发展的基础和支撑。

精准医疗是一种对个体基因、环境与生活方式差异综合考虑的疾病防控新策略，通过纳入分子水平预测工具，制订个体化防控方案并评价其防治效果。精准医疗模式充分考虑到个体间差异和肿瘤异质性，其核心环节在于利用大样本人群探索用于预防、诊断、治疗的特异性预测因素，这也是后续开发分子水平预测工具的前提。

大规模前瞻性队列研究，是目前在人群规模上对肿瘤相关预测因素进行定性和定量研究最有效的手段，也是精准医学和转化医学研究的基础性支撑平台。自然人群队列纳入的是无症状的普通人群，有助于研究者观察到肿瘤自然史的全过程，可用于前瞻性探索肿瘤预防位点，明确肿瘤防控时机；相对于自然人群队列，肿瘤专病队列研究具有更明确的针对性，通常在肿瘤高危人群或者肿瘤患者中进行，有助于优化肿瘤筛查和诊疗标准。大数据导向的人群队列研究，能够为精准医疗实践提供循证医学的最佳证据。

本章系统介绍了目前国内外肿瘤队列的研究进展以及在精准医疗中的作用，并对未来的研究方向提出了展望。第一节为总论，概述了国内外精准医疗领域肿瘤队列的发展概况，总结了中国肿瘤队列研究和精准医疗面临的机遇和挑战。第 2 节 ~ 第 7 节以我国六种常见恶性肿瘤（肺癌、食管癌、胃癌、结直肠癌、乳腺癌和宫颈癌）为例，分别总结了肿瘤队列研究的进展情况，并通过研究实例展示其在精准医疗中的作用，以期为精准医疗的创新和发展提供参考。

本章由中国医学科学院北京协和医院代敏教授主持编写，并得到诸多科研院所和医疗机构的大力支持和帮助。本章编写者均为"十三五"期间承担国家重点研发计划精准医学专项中肿瘤专病队列研究的项目负责人以及长期奋战在肿瘤队列研究和精准医疗研究领域的一线科研工作者，其中第一节（总论）由中国医学科学院北京协和医院的代敏执笔，第二节（肺癌队列研究）由中国医学科学院北京协和医院的代敏、陈宏达、张愉涵、陆斌执笔，第三节（食管癌队列研究）由中国医学科学院肿瘤医院的魏文强、陈茹执笔，第四节（胃癌队列研究）由北京大学肿瘤医院的潘凯枫、李文庆、金昱执笔，第五节（结直肠癌队列研究）由浙江大学医学院附属第二医院的丁克峰、肖乾、朱应双、刘成成执笔，第六节（乳腺癌队列研究）由天津医科大学肿瘤医院的陈可欣、宋方方、黄育北执笔，第七节（宫颈癌队列研究）由中国医学科学院肿瘤医院的赵方辉、胡尚英、赵雪莲执笔。

第一节　总　论

恶性肿瘤是严重威胁居民健康的主要疾病之一。世界卫生组织国际癌症研究机构（WHO/IARC）最新统计数据显示，2020 年我国约有 457 万癌症新发病例和 300 万癌症死亡病例，分别占全球癌症新发病例的 23.69% 和死亡病例的 30.12%，位居我国发病谱和死亡谱的第 2 位，且呈现持续上升趋势。虽然我国癌症的 5 年生存率已从 2003～2005 年的 30.9% 上升至 2012～2015 年的 40.5%，但距离美国、英国、法国等发达国家（70% 以上）仍有较大差距，肿瘤防控形势依旧十分严峻。

肿瘤是基因和环境交互作用产生的复杂疾病，在不同个体间具有明显的异质性，难以通过统一方案针对所有个体进行防控。传统基于病理学分型的肿瘤防控策略在提高肿瘤生存率方面已陷入瓶颈，故越来越多的研究者提出"精准医疗"的概念。精准医疗是一种对个体基因、环境与生活方式差异综合考虑的疾病防控新策略，通过纳入分子水平预测工具，制订个体化防控方案并评价其防治效果。

要实现这一目标，必须进行科学严谨的研究设计。首先需要在大样本自然人群或特定肿瘤患者人群中，通过多组学技术探索肿瘤病因和潜在干预靶点；其次需结合临床表型对肿瘤进行精准亚分类，明确肿瘤易感性；再经过大样本的分析、鉴定、验证与应用，为个体开发更具针对性的精准防控措施，确保个体配对最合适的肿瘤防控方案。精准医疗的核心环节，在于利用大样本人群探索用于预防、诊断、治疗的预测因子，这也是后续肿瘤防控技术开发的前提。

大型人群队列的建立可为精准医疗发展提供绝佳的研究平台。自然人群队列有助于研究者观察到肿瘤自然史的全过程，可用于探索肿瘤危险因素，了解肿瘤发病机制，识别肿瘤发生位点，明确肿瘤防控时机；相对于自然人群队列，肿瘤专病队列研究具有更明确的针对性，通常在肿瘤高危人群或者肿瘤患者中进行，可用于识别肿瘤高危人群、生物标志物和治疗靶点，完善肿瘤分类，优化现有筛查和诊疗标准等。正因如此，大数据导向的大型人群队列研究，能够为精准医疗实践提供循证医学的最佳证据。在这样的背景下，各国先后启动与此相关的精准医疗计划和大人群队列研究，以促进精准医疗的发展和平台建设。

本章节将着重介绍全球以及我国精准医疗领域肿瘤队列的发展现况，并对中外肿瘤精准医疗的异同点进行分析，最后提出目前肿瘤队列应用于精准医疗方面存在的机遇和挑战。

一、国际精准医疗领域肿瘤队列的发展概况

1. 美国

2015年1月，时任美国总统的奥巴马在国情咨文演讲中正式提出“精准医学计划”，并在全美范围内开展。该计划由美国国立卫生研究院（NIH）及下属国立癌症研究所（NCI）、食品和药物管理局和国家卫生信息技术协调委员会共同组织，目标是通过对疾病发生发展、诊疗预后的相关预测因素进行研究，探索疾病防控新思路及优化策略，并推动个性化医疗发展。

美国精准医学计划的初期目标，便是以百万人群队列的基因组和临床信息大数据来支撑癌症及其他多基因病研究。基于此，美国于2016年开始构建由100万参与者组成的“精准医疗起始队列项目”，目前已更名为“全民健康研究项目”（All of Us Research Program，https://allofus.nih.gov/）。该项目的主要目标是研究生物学、生活方式以及环境三者之间与健康的关系，以便后续找到治疗和预防疾病的方法。截至2021年12月，项目已纳入43.8万余名参与者，收集26.3万余份电子健康记录和33.0万余份生物样本。预计该研究计划将于2024年招募到100万核心参与者，并通过队列研究以及临床试验鉴定新的癌症亚型，检验精准疗法的临床效果，拓展对癌症疗法的新认知。

为了进一步落实精准医疗计划，美国国立癌症研究所推出了“治疗方式的分子选择（NCI-MATCH）”临床试验（Molecular Analysis for Therapy Choice，https://www.cancer.gov/about-cancer/treatment/clinical- trials/nci-supported/nci-match），以扩大对癌症驱动基因组突变的鉴定和了解，从而研发更有效的治疗方法。该试验通过探索肿瘤生物学机制和药物评价体系，在不考虑患者所患肿瘤病理类型及发生部位的情况下，

针对特定基因突变者使用相应药物治疗，即“肿瘤不可知疗法”，最终建立一个可供研究和分享的“国家癌症知识网络”。

2. 英国

2012 年，英国政府宣布开展“10 万人基因组计划”（Genomics England，https://www.genomicsengland.co.uk/），该计划主要由英国国家卫生研究院和英国国家医疗服务体系共同资助并合作开展，主要目标是针对 17 种癌症以及约 1 200 种罕见病进行全基因组检测，其中将收集 25 000 名癌症患者及其肿瘤的基因组信息，并将其与临床数据库关联，以整合国家医疗服务体系。在此基础上，通过对大数据进行分析，探索肿瘤新预防、新诊断和新治疗方式，推进基因组医疗发展。目前，该计划基因测序工作已全部完成，相关研究结果也陆续发表。2018 年 10 月，英国政府进一步宣布将在未来 5 年内开展“500 万人基因组计划”，这也是目前世界上最大规模的人群基因组计划，标志着精准医疗研究进入大数据阶段。

与此同时，作为迄今世界上已建成的最大规模人类资源信息库之一，英国生物样本库（UK Biobank）项目在肿瘤精准医学研究方面也做出了巨大贡献。该项目于 2006 年 3 月正式启动，由维康信托基金、英国医学研究院、英国卫生部、苏格兰政府和西北地区发展局共同支持，旨在研究包含肿瘤在内的多种严重损害健康的疾病预防、诊断和治疗，并于 2006—2010 年完成基线 50 万人（40 ~ 69 岁）的信息采集。该项目包含所有参与者的基因和健康信息。基线调查完成后，项目组继续长期进行随访并定期收集参与者血液、尿液和唾液样本，以便更深入地了解个人疾病全过程。该项目收集的海量生物信息目前已对所有研究者开放，可通过标准流程进行申请，这一开放性的举动为全球精准医疗的研究与交流提供了丰富资源和经典范例。

3. 法国

法国政府于 2016 年宣布启动“法国基因组医疗 2025”（France Genomic Medicine 2025）项目，该项目由专门成立的部长级内阁战略委员会领导，预计在全国范围内建立 12 个基因测序平台，2 个国家数据中心。主要目标是将基因检测整合至常规检测流程，提高法国精准医疗水平，并建立国家精准医疗产业。项目初期主要关注癌症、罕见病和糖尿病，之后将扩大到其他常见病。该计划首个 10 年的三大目标是：①将法国打造成基因组医疗领域的领先者；②将基因组医学纳入正常的医疗护理过程中；③建立国家基因组医院产业链。

二、中国精准医疗领域肿瘤队列的发展概况

1. 发展背景

2015 年 3 月，科技部召开国家首次精准医学战略专家会议，提出中国重点研

发计划精准医学研究重点专项，发布专项申报指南，并将精准医学正式写入国家“十三五”规划。在“2015 清华大学精准医学论坛”上，中国学者对“精准医学”提出了中国定义：精准医学是集合现代科技手段与传统医学方法，科学认知人体机能和疾病本质，以最有效、最安全、最经济的医疗服务获取个体和社会健康效益最大化的新型医学范畴。2016 年 6 月，首批精准医学研究重点专项正式启动，其中包含多个肿瘤专病队列研究（肺癌专病队列研究、食管癌专病队列研究、胃癌专病队列研究、结直肠癌专病队列研究、肝癌 / 肝病专病队列研究、乳腺癌专病队列研究、前列腺癌专病队列研究）。

此外，中科院于 2016 年正式启动“中国人群精准医学研究计划”，该计划由北京基因组研究所牵头，中科院多院所参与，计划在 4 年内完成 4 000 名志愿者的 DNA 样本和多种表型数据的采集，并对其中 2 000 人进行深入的精准医学研究，计划中包含关于肿瘤精准诊断与治疗的研究项目。

2. 发展目标

精准医学重点专项中肿瘤专病队列建立的主要目标是在国家临床医学研究中心或疾病协同研究网络的基础上，针对特定癌种，系统整合大样本人群社区队列和临床队列，进行长期随访，建立样本库，整合临床诊疗信息，建立可开展预后研究的随访数据库体系。

中国人群精准医学研究计划中肿瘤精准医疗项目的主要目标是在大规模人群数据的基础上，针对大量肿瘤临床表型进行长期动态监测和分析，从而解释个体肿瘤与基因组和基因组修饰变异之间的相互关系，以真正实现精准医疗。

3. 发展现况

中国建立的肿瘤专病队列目前已初具规模，在国家精准医学专项的支撑下，各肿瘤专病队列系统整合了全国临床和人群资源，建立了相应的人群信息数据库和全疾病谱生物样本库，同时具备了建设大型队列的人才梯队和技术力量。基于此，研究者已先后开展了一系列肿瘤个体化预防和精准化诊疗相关研究，研究结果对于阐明肿瘤病因、发病机制和开展精准防诊治奠定了重要基础。

详细的发展现况请见后续章节。

4. 中外对比

由于各国高发癌症和卫生资源存在差异，精准医疗计划关注的癌种和内容也有所区别。中国的精准医学专项研究主要关注肺癌、食管癌、胃癌、结直肠癌、肝癌和乳腺癌、宫颈癌、前列腺癌 8 大癌症的研究；美国精准医学计划不关注具体癌种，而是全方面推行肿瘤亚分类的精准医疗；英国基因组计划关注了 15 种常见癌症和 2 种罕见癌症；法国基因组计划目前则只关注了软组织肉瘤和结直肠癌。除了关注癌种不同以外，各国精准医疗发展的重点也有所差异。中国同时推进多组学技术开发、大规模人群队列研究、大数据资源整合和平台建设、肿瘤防诊治方案研究等多发展方向，强调多方合作，以选择最优方案为核心目标；美国、英国和法国则均强调基因组学的发展与应用，重点在于分子水平防控新技术的提出以及精准医疗体系的建设。

5. 发展挑战

虽然我国精准医疗领域中肿瘤队列的建立已有一定基础，但仍面临着诸多困难和挑战。首先是队列建设能力薄弱，大型队列的建立需要专业的人才队伍和资源、规范的人群和患者调查问卷和方法、前沿的组学分析技术以及数据库和样本库的建立标准及使用规范，且需要长期的人、财、物的投入，我国目前在诸多方面与国际领先水平均存在一定差距；其次是队列资源整合困难，现有的人群队列虽然大多是国家级项目，但均由不同的研究团队或部门负责，在具体实施细节、数据标本储存和管理方面存在不一致性，难以共享和链接；最后是海量人群信息和生物信息的安全问题，大型队列收集到的人群信息资源和生物样本资源需要由专门的机构监管，并且需要完善相关法律法规，以避免违反生物安全的事件发生。

6. 小结与展望

人类基因组测序技术的革新、生物医学分析技术的进步、大数据分析工具的出现，已将肿瘤防控推进到精准医疗时代，也必将给肿瘤领域带来一场全新的革命。精准医疗时代就是大数据时代，构建肿瘤队列是发展肿瘤精准医疗的基础和核心。除了位于起步阶段的肿瘤专病队列，我国既往已建立的大型人群队列也收集了海量个人信息和生物样本资源，也可用于精准医疗研究。

今后精准医疗领域的肿瘤队列研究需要进行更好的顶层设计，在保障原始数据安全的前提下加强数据共享，同时可参考国际先进经验，利用大数据技术和移动医疗产品加强信息收集能力，推动我国建设和开展高质量大型肿瘤队列研究，并充分挖掘现有数据的科学价值。作为一个新型的医疗理念，只有深入分析我国肿瘤领域的发展现状，结合我国基本国情，才能探索出有中国特色的精准医学肿瘤队列建设之路。

（中国医学科学院北京协和医院　代　敏）

第二节　肺癌队列研究

一、肺癌队列研究进展

（一）研究背景

根据世界卫生组织国际癌症研究机构（WHO/IARC）最新统计数据，2020 年全球肺癌新发病例约为 220.7 万，占全部恶性肿瘤发病的 12.2%，位居恶性肿瘤发病数第 2 位；肺癌死亡病例约为 179.6 万，占全部恶性肿瘤死亡的 18.2%，位居恶性肿瘤死亡数首位。其中，2020 年我国新发肺癌病例约 81.6 万，位居我国恶性肿瘤发病数的第 2 位；肺癌死亡病例 71.5 万，位居我国恶性肿瘤死亡数的首位。尽管我国肺癌 5 年生存率已从 2003 年的 16.1% 升高至 2015 年的 19.7%，但与其他癌种相比差距仍较显著，且全球其他国家的肺癌 5 年生存率也较其他癌种偏低。由此可见，现阶段全球范围内以及我国的肺癌防控形势均十分严峻。

针对肺癌防控，国内外专家学者已陆续开展了诸多研究，结果证明肺癌可防可控。目前，肺癌人群防控策略主要包括危险因素控制、筛查和临床诊疗三个层面。但随着研究的不断深入，研究者逐渐意识到肺癌是基因与环境间复杂交互作用的结果，不同个体间具有高度异质性，同时伴随着精准医学的提出和迅猛发展，肺癌的精准化预防、筛查和诊疗逐渐成为共识。面对精准医学多维度、深层次的研究需要和循证医学可重复、高质量的证据需求，个案病例及单中心小规模研究将不再适用，开展大规模人群队列研究更有利于探索肺癌发病机制，识别疾病诊断标志物和治疗干预靶点，进而通过风险预测模型、靶向药物及个性化治疗方案等研究成果转化，最终实现肺癌的精准化预防、筛查和治疗。

（二）研究进展

1. 中国肺癌队列研究进展

半个多世纪以来，我国陆续建立了一系列人群队列（表 4-1），为我国肺癌防控工作提供了宝贵的人群研究资源，包括中国慢性病前瞻性研究（China Kadoorie Biobank，CKB）、上海女性健康队列和男性健康队列等自然人群队列，云南宣威肺癌高发现场人群队列、云南锡矿矿工职业暴露和筛查队列、开滦队列等特殊人群队列，以及“十三五”重点研发计划精准医学专项资助的肺癌专病队列等。

（1）自然人群队列

1）CKB：该队列为中国医学科学院与英国牛津大学联合开展的慢性病国际合作项目，旨在从遗传、环境和生活方式等多个环节深入研究危害中国人群健康的重大慢性病流行规律、危险因素、发病机制等，为制定慢性病防控对策、开发新干预和新疗法提供科学依据。队列于 2004 年启动，基线在中国 5 个城市地区和 5 个农村地区共纳入 51 万余人。前期研究团队对烟草、肥胖、饮茶等多个方面的宏观暴露因素与肺癌之间的关系进行了研究。近年来，围绕个体化精准预防，研究团队利用血液样本检测获取了研究对象全基因组基因分型信息。2019 年该队列参与构建的中国人群肺癌多基因遗传风险评分（polygenic risk score，PRS）研究成果发表，随后该评分工具也被进一步用于指导个体化肺癌筛查方案的制订。

表 4-1　中国肺癌队列研究概况

分类	队列名称	起始时间 / 年	覆盖人群	研究重点
自然人群队列	中国慢性病前瞻性研究（CKB）	2004	10 个地区 51 万余人	肺癌危险因素和中国人群 PRS 研究
	上海女性健康队列	1997	上海 7.5 万人	肺癌危险因素和多组学研究
	上海男性健康队列	2001	上海 6.2 万人	
特殊人群队列	云南宣威肺癌高发现场	1990	云南宣威	宣威地区肺癌高发主要危险因素
	云南锡矿矿工职业暴露和筛查队列	1992	云南个旧 9.1 万人	云锡矿工肺癌危险因素和标志物及筛查策略研究
	开滦队列	2006	河北唐山 10 万余人	肺癌相关代谢因素
专病队列	肺癌专病队列研究	2017	20 个地区 16.4 万人	覆盖肺癌早期发现和临床诊疗全过程的肺癌防控研究

2）上海女性健康队列与男性健康队列：为探讨肿瘤以及其他慢性病主要危险因素，上海市肿瘤研究所与美国范德堡大学等国外著名研究机构合作建立人群队列，于 1997—2000 年和 2001—2006 年分别完成了约 7.5 万例中老年女性组成的上海女性健康队列和约 6.2 万例中老年男性组成的上海男性健康队列建设。前期研究者先后探索了膳食、女性雌激素使用等环境和行为生活方式因素与肺癌之间的关系；近年来随着多组学技术的发展，研究者开始关注遗传物质变化、血液中免疫和炎性标志物、尿液中代谢物及口腔微生物等与肺癌风险之间的关系，积极探索其在精准医学领域的应用潜力。

（2）特殊人群队列

1）云南宣威肺癌高发现场人群队列：云南省宣威市是我国肺癌死亡率最高的地区之一，前期人群研究与动物实验均表明宣威地区肺癌高发的主要危险因素是烟煤和不通风炉灶使用所致室内空气污染。20 世纪 70—80 年代，宣威地区进行了大规模改炉改灶工程，但近十年间宣威市肺癌死亡率仍然维持在较高水平，因此目前围绕云南宣威地区烟煤使用、烟草流行（包括二手烟）和环境空气污染与肺癌之间关系的研究仍在持续开展，同时研究者也关注到烟草烟雾和煤炭燃烧烟雾之间交互作用以及饮食习惯、职业暴露等与肺癌之间的关系，尤其是针对女性未吸烟者；此外，宣威地区肺癌患者临床流行病学特征及病理类型研究也受到研究者的广泛关注。这些研究逐渐聚焦到个体间的差异，研究成果有望进一步推动宣威地区肺癌精准化防控。

2）云南锡矿矿工职业暴露和筛查队列：为探讨生产环境中氡、砷等职业暴露因素与云锡矿工肺癌死亡率的关系，1992 年美国国立癌症研究所、中国医学科学院肿瘤研究所和云南锡业公司联合发起“云锡矿工肺癌早期标志物”研究。调查对象为位于个旧市云锡公司所有厂矿和冶炼厂内年龄≥ 40 岁、有 10 年以上矿坑和 / 或冶炼史的全部高危矿工，截至 1999 年共有 9143 人入组。前期队列研究结果提示云锡矿工肺癌主要危险因素为职业性氡、砷和粉尘暴露，同时吸烟、慢性支气管炎、受教育年限等非职业性危险因素与职业因素之间存在协同作用；目前基于长期随访数据的云锡矿工肺癌标志物挖掘及筛查策略研究正在进行，可助力云锡矿工肺癌的精准化预防和个体化筛查。

3）开滦队列：自 2006 年 5 月起，河北省唐山市开滦集团下属 11 家医院按照统一标准对所有在职和离退休员工开展两年一次的问卷调查和健康体检，基线共纳入 10 万余人，年龄在 18 ~ 98 岁。近年来，基于该队列资源，研究者陆续探索了一系列代谢因素与肺癌之间的关系，从宏观到微观，包括体质量指数（body mass index，BMI）、腰围、脂质和总胆固醇及血液炎性因子水平等，并基于此开展了肺癌预测模型构建研究，旨在为我国肺癌精准化防控添砖加瓦。

（3）肺癌专病队列研究：2017 年 7 月，国家“十三五”重点研发计划精准医学研究专项批复资助的“肺癌专病队列研究”项目正式启动，该项目由中国医学科学院肿瘤医院代敏研究员牵头，联合云南省肿瘤医院、广州医科大学附属第一医院、解放军总医院及南京医科大学等全国共 20 家医疗机构和高等院校协同开展。

“肺癌专病队列研究”的主要目标是系统整合不同特色肺癌社区高危人群和临床诊疗队列资源，建立覆盖肺癌早期发现和临床诊治全过程的多层次生物样本库及与之相匹配的危险因素信息、临床诊疗信息和随访信息全链条数据库和共享平台。围绕总体目标，项目创新性地分别以社区人群、高发现场、规范化诊疗、个体化诊疗、预后监测为重点，制定了各类肺癌专病队列建设所需的标准规范，系统整合人群社区和临床诊疗两个层面的肺癌高危人群及肺癌患者资源，建立了肺癌社区高危人群队列（83 541 人）、肺癌高发现场人群队列（31 219 人）、肺癌规范化临床诊疗队列（30 897 人）、肺癌个体化临床研究队列（8 453 人）以及肺癌复发转移分子标志物监测队列（10 004 人）五个肺癌专病队列，共计纳入研究对象 164 114 人，构建了包括流行病学、筛查、临床诊治以及结局随访等综合信息的大数据库，同时收集了肺癌高危人群、早期肺癌与中晚期肺癌全疾病谱生物样本，实现了肺癌早期发现和临床诊治过程全覆盖，社区人群和体检人群全覆盖，高发现场及职业人群全覆盖，全国七大地区全覆盖，保证了专病队列样本的代表性和可推广性；依托全国肿瘤登记系统和多源信息系统（包括死因监测系统、医保系统及民政部门常规监测系统等），构建了高效的肺癌预警、发病、诊疗、预后研究的全病程随访体系；利用网络信息技术，搭建了互联互通的样本库和数据库平台。

目前基于该项目资源，项目组成员先后开展了一系列肺癌个体化预防和精准化诊疗相关研究，包括基于人群队列开展肺癌风险预测模型开发和验证研究，助力适宜中国人群的肺癌风险预测模型开发及肺癌高危人群筛选；基于临床肺癌患者队列开展肺癌临床诊疗方案、疗效评价及预后预测研究，推动我国肺癌规范化诊疗和个体化治疗体系以及预后预警标志物研究不断深入发展和完善。未来，基于肺癌专病队列中不同子队列之间的横向联合研究以及整合多组学信息的纵深研究，可为降低我国肺癌疾病负担、减少无效和过度医疗、遏制医疗费用支出提供重要科技支撑。

2. 国外肺癌队列研究进展

近些年，国外肺癌队列研究也呈现出蓬勃发展的态势，且随着精准医学的提出和不断发展，其研究重点陆续聚焦于个体层面的精准防控（表 4-2）。这些队列主要分布在欧洲和北美地区，包括欧洲癌症与营养前瞻性研究（European Prospective Investigation into Cancer and Nutrition，EPIC）、英国生物样本库（UK Biobank，UKB）、荷兰 - 比利时肺癌筛查试验（Nederlands-Leuvens Longkanker Screenings Onderzoek，NELSON）、美国护士健康研究（Nurses' Health Study，NHS）与美国卫生专业人员随访研究（Health Professionals Follow-Up Study，HPFS）、前列腺癌、肺癌、结直肠癌和卵巢癌筛查试验（Prostate，Lung，Colorectal，Ovarian Cancer Screening Trial，PLCO）以及美国国家肺癌筛查试验（National Lung Cancer Screening Trial，NLST）等。

（1）欧洲

1）EPIC：1992 年，欧洲 10 个国家共 23 个合作中心联合发起 EPIC 项目，旨在探讨膳食、营养状况、生活方式和环境因素与慢性疾病，尤其是与癌症之间的关系，研究对象为 52 万名 35 ~ 70 岁的欧洲人。近年来，随着“精准医学”的提出，针对肺癌，该队列除继续关注营养素（如血红素铁）与肺癌风险之外，还作为重要组成部分参与肺癌相关循环蛋白质标志物、肺癌遗传易感位点的研究。

2）UKB：2006 年，UKB 项目启动，共纳入 50 万名 40 ~ 69 岁英国人，收集了研究对象的健康数据以及血液、尿液及唾液样本。目前其数据种类除了问卷数据、身体测量，以及随访到的结局事件之外，还包括各种生化标志物、代谢组学、蛋白质组学、基因组学、可穿戴设备、多模态成像数据等。现阶段该项目肺癌相关研究主要聚焦于各个层面的肺癌危险因素，包括宏观暴露组水平的膳食、空气污染等，到血液中C-反应蛋白水平，以及肺癌风险预测模型研究和肺癌筛查高危人群定义研究。

表 4-2　国外肺癌队列研究概况

区域	队列名称	起始时间 / 年	覆盖人群	研究重点
欧洲	欧洲癌症与营养前瞻性研究（EPIC）	1992	10 个欧洲国家 52 万人	微量元素与肺癌关系、肺癌风险预测模型和早期诊断标志物研究
	英国生物样本库（UKB）	2006	英国 50 万人	肺癌风险预测模型和孟德尔随机化研究
	荷兰 - 比利时肺癌筛查试验（NELSON）	2000	荷兰、比利时 1.6 万人	LDCT 肺癌筛查效果评价
北美	美国护士健康研究（NHS）	1976	美国 12.2 万人	激素使用与女性肺癌关系
	前列腺癌、肺癌、结直肠癌和卵巢癌筛查试验（PLCO）	1993	美国 14.8 万人	胸部 X 线肺癌筛查效果评价
	美国国家肺癌筛查试验（NLST）	2002	美国 5.3 万人	LDCT 与胸部 X 线肺癌筛查效果比较

3）NELSON：2000 年，NELSON 随机对照试验启动，共有 13 195 名年龄在 50 ~ 74 岁之间肺癌高危男性（主要分析）和 2 594 名肺癌高危女性（亚组分析）被随机分配到低剂量螺旋 CT（low-dose computed tomography，LDCT）筛查组（基线、第 1 年、第 3 年和第 5.5 年时进行筛查）或不筛查组，通过与荷兰和比利时国家肿瘤登记处联系获得癌症诊断及死亡相关数据。目前随访 10 年的结果提示接受 LDCT 筛查者的肺癌死亡率显著低于未接受筛查者。

（2）北美

1）NHS 与 HPFS：1976 年，美国护士健康队列启动，纳入美国 11 个洲 12.2 万名 30 ~ 55 岁的美国已婚注册女性护士，目的是研究避孕药、激素暴露对女性健康的影响。1986 年，美国卫生专业人员随访研究启动，纳入 5.2 万名医生，目的是研究膳食等生活方式对男性健康的影响。两项研究调查问卷涉及生活方式、生育史、激素使用情况、吸烟史以及既往疾病史等情况，基线入组后每 2 年进行 1 次随访。近年来，研究关注到身体成分与肺癌关系，同时队列数据也是肺癌筛查相关模拟模型研究的重要参数来源。

2）PLCO：1993 年，PLCO 试验启动，其中肺癌部分旨在评估胸部 X 线片对肺癌筛查效果。项目中 55 ~ 74 岁的成人在 1993—2001 年被随机分成筛查组（7.7 万人）和常规组（7.7 万人），筛查组每年进行 1 次后前位胸片筛查，连续进行 4 年。研究结果发现胸部 X 线片筛查不能降低肺癌的死亡率。此外，基于项目积累的数据和样本资源，研究者进行了一系列肺癌风险预测模型研究，如 PLCOm2012 等；近来，研究人员继续探索血液标志物（如血液中循环蛋白质等）对肺癌风险预测模型的贡献，以实现对肺癌风险更准确的评估。

3）NLST：2002 年，美国 NLST 随机对照试验启动，研究共纳入 5.3 万名肺癌高危人群，随机分配至胸片 X 线筛查组或 LDCT 筛查组，旨在比较 LDCT 与胸部 X 线对肺癌筛查效果。研究结果提示，与胸片 X 线相比，LDCT 筛查方法可使高危人群肺癌死亡率下降 20%。此外，入组研究对象的健康数据和生物样本为肺癌精准防控提供了宝贵的研究资源，如肺癌风险预测模型研究。

二、肺癌队列研究在精准医疗中的作用

（一）精准预防：肺癌危险因素识别与风险预测

前期我国自然人群队列、肺癌高发现场人群队列及职业人群队列的研究成果表明，吸烟、室内燃煤所致空气污染、职业氡和砷等可致我国人群肺癌风险增加，雌激素使用、膳食维生素 E 摄入和膳食钙摄入等可降低非吸烟女性肺癌风险。目前国际上对吸烟、被动吸烟、室内环境污染、氡和砷职业暴露可增加肺癌发生风险已达成共识，IARC 已将其列为肺癌发生的确定危险因素，室外大气污染、肺部疾病史、营养饮食因素、肥胖等列为肺癌发生的可能危险因素，为开展肺癌病因学干预措施提供了理论依据。

随着技术的进步，除宏观危险因素研究之外，基于队列收集生物样本的分子水平数据资源日渐丰富，相关研究成果对于精准医学理念下的肺癌个体化预防具有重要意义。2019 年，南京医科大学沈洪兵教授团队发表了基于全基因组关联分析（Genome-Wide Association Study，GWAS）衍生的中国人群肺癌 PRS 成果，利用该评分对人群分层后，与低遗传风险人群相比，高遗传风险人群在 10 年队列随访期间肺癌发病率增加了 96%，实现了有效的人群肺癌风险分层，并在 CKB 队列中得到验证，有望用于指导我国肺癌个体化预防。

（二）精准筛查：肺癌人群筛查实践与效果评价

国际上多项大型随机对照试验已证实了 LDCT 筛查可降低人群肺癌死亡率，但以 LDCT 为基础的肺癌筛查目前尚面临假阳性率过高、过度诊断等问题，更精确的肺癌高危人群识别和更理想的肺癌辅助筛查手段已成为大规模人群肺癌筛查研究新焦点。2021 年，CKB 队列研究团队发表了其对 PRS 指导肺癌个体化筛查的前瞻性队

列研究成果，以 55 岁、吸烟剂量 30 包 / 年人群的 5 年绝对发病风险为参考值，分别绘制吸烟者和非吸烟者中不同遗传风险人群 5 年肺癌绝对发病风险随年龄和吸烟剂量的变化趋势分布图，继而根据不同遗传风险人群达到参考界值时的理论年龄或吸烟剂量给出筛查建议。云南锡矿矿工职业暴露和筛查队列基于 7 轮年度筛查数据对痰液异形细胞与肺癌风险之间的关系的最新研究结果提示，痰液异形细胞或可用于识别高危人群进入肺癌筛查和监测。

（三）精准治疗：肺癌临床干预治疗与预后监测

当前，肺癌的诊疗多采用多学科诊疗模式，以指导最佳诊疗方案的选择，提高肺癌患者的生存率和生存质量，减少复发、转移和并发症。随着临床流行病学的发展，队列研究在肺癌临床研究领域的应用价值日益凸显，基于临床队列的治疗方案效果评价研究对于个体化治疗方案的制订具有重要的指导意义。

肺癌专病队列研究中的临床队列研究结果提示，奥拉帕尼联合帕博利珠单抗二线治疗广泛期小细胞肺癌疗效较好，安全性可耐受，或可成为广泛期小细胞肺癌患者二线治疗方案的选择。此外，一项全球多中心、开放标签、随机对照的Ⅲ期临床试验（IMpower132 研究）中，中国数据支持阿替利珠单抗联合培美曲塞和铂类作为国内晚期非鳞非小细胞肺癌的一线治疗选择。

预后监测方面，目前影像学检查是主要的监测手段，但尚存在低灵敏度及滞后性等不足，可能延误治疗的最佳时机。随着精准医学的发展，液体活检逐渐成为肺癌预后研究的焦点，其中遗传或表观遗传标志物及血液循环标志物（如循环肿瘤细胞、游离 DNA 和 RNA）等备受关注。肺癌专病队列中肺癌复发转移分子标志物监测队列发现了一系列与肺癌复发、转移风险有关的遗传变异位点，或可用于预后预测模型的构建（待发表）。

三、小结与展望

作为我国第一大癌症的肺癌，其 5 年生存率不足 20%，在预防和诊疗方面均面临着诸多挑战。虽然近些年在队列建立和研究方面有了一定基础，但对于开展全方位的肺癌精准预防、筛查和诊疗还有很大差距，有待更深入、更长期的努力和发展（图 4-1）。

（一）基于前瞻性人群队列研究成果推进肺癌精准预防

随着科学技术的不断进步和发展，移动互联网和可穿戴健康设备等新技术可使人群队列研究更高效准确地收集海量多维动态数据，有利于推动我国肺癌预防、诊断、治疗和预后的基础性数据库建设，为完善个体化预防策略提供研究资源支持；另外，在传统流行病学宏观危险因素研究的基础上，人群队列中收集的各类体液材料可为联合基因组学、转录组学、代谢组学、蛋白质组学等多组学信息的系统流行病学研究提供可能，有利于更好地理解肺癌发生发展生物学机制，为肺癌病因学研究提供高质量、多层次的证据。

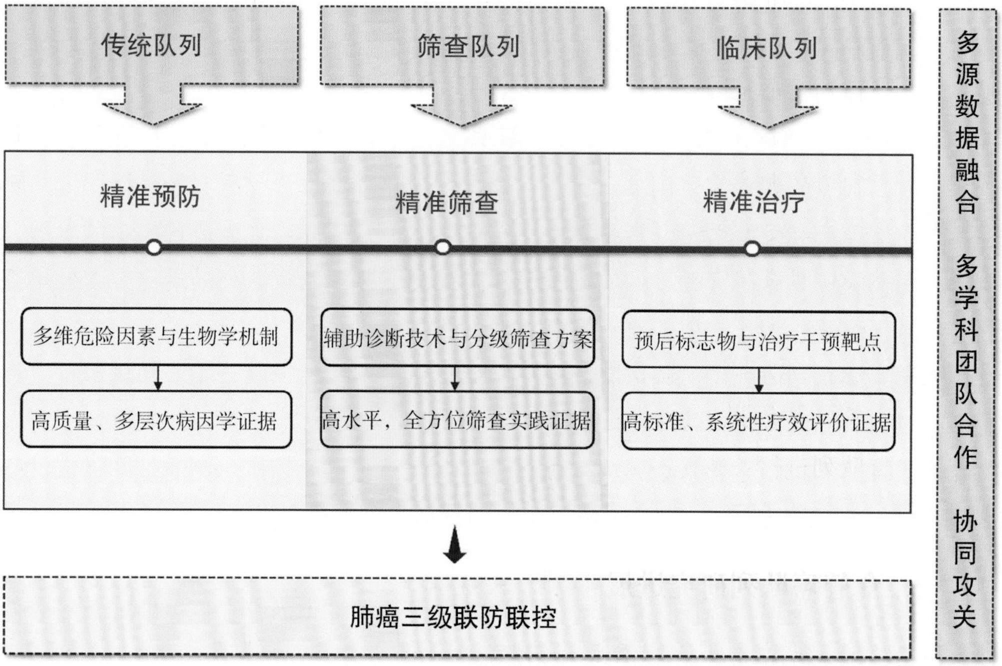

图 4-1　肺癌队列研究未来发展方向

（二）基于肺癌筛查新技术和新方案优化肺癌精准筛查

目前各国在人群 LDCT 肺癌筛查研究方面均面临假阳性率过高、过度诊断、高危人群定义精准度不足、成本控制等问题，联合其他无创、灵敏度和特异度较高的辅助诊断技术进行肺癌筛查将成为新焦点。基于大人群队列研究构建的肺癌风险预测模型，为肺癌分级筛查方案中高危人群筛选提供了研究新思路，但其是否可提高肺癌检出率、降低死亡率仍需要大样本人群研究进行验证。未来，基于人群队列全面评价 LDCT 用于肺癌筛查的流行病学效果和卫生经济学效果，进一步明确我国肺癌高危人群界定标准，深入探索肺癌新技术和有效控制成本是各领域研究者共同努力的方向。

（三）基于转化研究及临床效果评价完善肺癌精准治疗

基于高质量的肺癌临床队列生物样本资源，识别新型肺癌预后生物标志物和治疗干预靶点，并落实临床转化应用是现阶段我国肺癌治疗工作重要的努力方向。在此基础上，开展治疗后长期随访的大规模临床队列研究，也将为肺癌精准治疗策略的完善和实施提供高质量的循证医学证据。

（中国医学科学院北京协和医院　代　敏　陈宏达　张愉涵　陆　斌）

第三节 食管癌队列研究

食管癌是常见消化道恶性肿瘤之一。根据国际癌症研究机构的最新报告，2020年全球新发食管癌 60.4 万例，占所有新发癌症的 3.1%，居癌症发病谱第 9 位；死亡 54.4 万例，占所有癌症死亡的 5.5%，居癌症死亡谱第 6 位，其中 80% 的食管癌分布在发展中国家。我国是世界食管癌高发国家之一，根据国家癌症中心的数据，2015年我国食管癌新发病例 24.6 万，死亡病例 18.8 万，居恶性肿瘤发病第 6 位，死亡第 4 位。我国食管癌发病率和死亡率远高于世界平均水平。

人群队列研究在食管癌的精准防控中发挥着重要作用。基于队列人群可以开展各种系统流行病学和多组学研究，探索食管癌病因和危险因素，了解其发病机制，识别新的生物标志物，为一级预防的实施提供证据支持。利用适宜技术在队列人群中开展筛查，对食管癌高危人群进行针对性的预防和干预，是二级预防的主要措施。此外，通过对筛查队列进行长期随访，不仅有助于了解食管癌的自然史，还能评价干预效果，为精准诊断和精准治疗提供参考和基础。

一、食管癌队列研究进展

目前，以食管癌为主要观察结局的人群队列仅见于食管癌的高发地区，主要集中在“食管癌带”所覆盖的地区，如我国的太行山区的河南、河北以及伊朗北部地区等。我国的食管癌队列研究起步于 20 世纪 50 年代的高发区肿瘤登记，之后围绕食管癌的病因学和防控技术进行了一系列的探索研究，在高发区已经建立了多个长期随访的食管癌队列（表 4-3）。伊朗的 Golestan 食管癌队列于 2004 年启动，是中西亚地区第一个前瞻性的食管癌人群队列，共招募健康人群 5 万人，目前已经发表了基线和部分随访结果，随访工作仍在继续。

表 4-3 中国食管癌队列研究进展

队列	起始年份 / 年	年龄范围 / 岁	样本量
河南林县一般人群试验队列	1984	40 ~ 69	29 584
河北磁县食管癌内镜筛查队列	2000	40 ~ 69	21 653
高发区食管癌及癌前病变瞻性人群队列（河南林州、河北磁县、山东肥城、山西阳城、四川盐亭、江苏扬中）	2005	40 ~ 69	637 500
河南安阳食管癌队列	2006	25 ~ 69	8 112
河南滑县食管癌内镜筛查队列	2012	45 ~ 69	32 337

除了食管癌专病队列，许多国内外的大型健康人群队列也报告了食管癌相关结局（表 4-4）。基于这些队列的研究主要探讨生活习惯（如吸烟、饮酒、日程膳食和体力活动等）对食管癌发病的影响，是食管癌危险因素研究的重要组成部分。

表 4-4　全球大型健康人群队列的食管癌结局信息

名称	开始时间 / 年	现有样本量	年龄范围 / 岁	国家	食管癌新发病例数	探讨的食管癌影响因素
欧洲癌症和营养前瞻性调查（EPIC）	1992	476 160	25 ~ 70	欧洲 10 国	415	水果、蔬菜、肉类、类黄酮摄入、体力活动、肥胖
NIH-AARP 饮食和健康研究	1995	490 605	50 ~ 71	美国	2 108	肉类、家禽和鱼类、维生素摄入、吸烟、饮酒、体力活动、胃食管反流
荷兰队列研究（NLCS）	1986	120 852	55 ~ 69	荷兰	333	红肉和加工肉类、蔬菜和水果摄入、地中海饮食
日本公共卫生中心的前瞻性研究（JPHC）	1990	87 053	40 ~ 69	日本	427	吸烟、饮酒、蔬菜和水果摄入、体力活动、维生素摄入
韩国癌症预防研究	1992	1 329 525	30 ~ 95	韩国	1 383	吸烟、饮酒和血清转氨酶
中国慢性病前瞻性研究（CKB）	2004	497 639	35 ~ 74	中国	2 350	发病率、辣食

除了食管癌队列和大型健康人群队列，还有一些食管癌相关队列是通过整合国家或地区的肿瘤登记资料、死亡监测系统、医院信息系统、医疗保险数据等数据库来构建的，这种队列具有样本量大和覆盖人群广泛的优势，可以了解食管癌的流行情况，而通过不同数据库的链接，也可以对部分危险因素或预后因素进行探讨。

美国国家癌症研究所的 SEER（The Surveillance，Epidemiology，and End Results）数据库是北美最具代表性的大型肿瘤登记注册数据库之一，它收集了 1973 年以来美国各地各来源的肿瘤患者的相关信息，包括上百万名已确诊患者的发病率、死亡率和患病情况，并提供各种肿瘤的发病、死亡、生存等统计数据。我国国家层面的肿瘤登记系统起步于 2008 年，截至 2020 年，全国肿瘤登记点已超过 1 600 个，覆盖人群超过 8.7 亿人，为了解我国食管癌的流行情况提供了大量信息。

二、食管癌队列研究在精准医疗中的作用

1. 危险因素的探索

探索食管癌发病的病因和危险因素，并针对危险因素采取相应的预防措施，是实现病因预防的根本措施。队列研究可以直接获取食管癌的发病率、死亡率等流行病学信息，通过对队列进行前瞻性的随访，可以证实病因关联。此外，基于队列可以开展多种结局的研究，为研究食管癌与其他复杂疾病及其共病情况提供参考。

以林县营养干预试验为例，在研究完成后，研究者对参加营养干预的对象进行继续跟踪，观察林县营养干预试验停药后其癌症发病和死亡情况，进一步考核补充微量营养素 / 矿物质对癌症高发人群发生癌症和常见病死亡的预防效果。随访研究结果显示，食管癌的危险因素包括年龄增加、家族史、在林县出生、身高增加、吸烟和饮酒。保护因素包括正规教育、水管入户、摄入足量肉、蛋和新鲜水果以及 BMI 增加。社会经济地位是许多因素的共同特征，改善当地经济环境，提高人民生活水平是减轻林县上消化道癌负担的途径之一。

2. 筛查与早诊早治

目前，国际上针对是否应该开展食管癌的早诊早治存在较大争议，西方国家在临床指南中仅推荐内镜检查用于高危人群或机会性筛查，而我国作为食管鳞癌高发国，已经依据前期研究结论在多个食管癌高发区开展了国家级的内镜早筛及早诊早治工作。这些筛查人群队列为评价筛查效果、优化筛查方案提供了良好的基础。

基于食管癌高发区河北磁县，研究者开展了一项以人群为基础的前瞻性社区对照研究，10 年随访的结果显示，在人群依从性为 50% 的情况下，与对照组相比，内镜筛查组食管鳞癌累积发病率降低了 29.47%，发病风险降低了 39%；累积死亡率降低了 33.56%，死亡风险降低了 55%。研究证实，内镜下碘染色及指示性活检筛查方案可以有效降低食管癌发病率和死亡率，可以作为食管癌高发区筛查的首选技术之一。

在单中心研究的基础上，研究者选择全国上消化道癌早诊早治项目开展较早、基础较好、人群稳定且具备肿瘤登记工作随访基础的 6 个项目点，包括河北省磁县、河南省林州市、山东省肥城市、山西省阳城县、四川省盐亭县和江苏省扬中市，构建了覆盖 176.9 万人、最长随访时间超过 10 年的自然人群队列。结果显示，与对照组相比，内镜筛查组的上消化道癌发病和死亡风险分别降低了 23% 和 57%，而健康干预组的上消化道癌发病和死亡风险分别降低了 14% 和 31%。此外，筛查组与干预组中食管癌、胃癌、全恶性肿瘤的发病率、死亡率以及全死因死亡率均显著低于对照组。

另一项基于磁县、林州和肥城队列的 8.5 年随访研究结果显示，食管鳞状上皮病变等级的增加与食管鳞癌发病风险呈正相关。在随访期间，1.4% 的轻度异型增生患

者、4.5% 的中度异型增生患者以及 15.5% 的重度异型增生 / 原位癌患者发展为食管癌，50 ~ 69 岁的年龄组发病率是 40 ~ 49 岁年龄组的 3.1 倍。研究建议将内镜筛查起始时间延至 50 岁，并将内镜下无明显病变的轻度及中度异型增生患者的内镜复查间隔分别延长至 5 年及 3 年。

相关的卫生经济学研究也显示，内镜筛查可以获得高效益成本比，减少大量的医疗支出，为高发区食管癌筛查和早诊早治的推广应用提供了科学依据。

3. 生物标志物研究

目前食管癌的早期诊断主要依赖于内镜和病理检查，操作过程复杂且费用较高，侵入式的操作往往给患者带来很大痛苦，而影像学诊断只能发现中晚期肿瘤，这在很大程度上限制了其对无症状人群的普查和早期诊断的应用。肿瘤标志物是肿瘤发生发展过程中，由肿瘤组织形成或分泌，存在于患者的组织、细胞或体液中，而在健康人群中常为低表达或无表达的分子，它能提示肿瘤分期、分型，并能有效检测疗效、预测复发等，为肿瘤的早诊早治提供重要参考。人群队列采集的生物样本为肿瘤生物标志物的探索提供了宝贵的资源，目前，针对食管癌的研究已揭示了一系列与其发生发展有关的生物标志物，涉及易感基因、蛋白表达、转录、代谢、DNA 甲基化、microRNA、宏基因组等多个组学，为实现食管癌的个体化筛查与精准诊疗提供了科学依据。

4. 风险预测模型

虽然内镜筛查已经在高发区开展多年且效果显著，但由于筛查技术具有微创性且费用较高，不利于全人群的推广。基于人群队列构建风险预测模型，可以有效预测食管癌的发生，提高筛查效率，在几乎不增加成本投入的情况下大量节约宝贵的卫生资源，具有重要的公共卫生及临床意义。

Liu 等依托河南省滑县建立的筛查人群队列，构建了针对重度不典型增生及以上和中度不典型增生及以上的年龄分层预测模型，可以避免 27% 的 60 岁以下人群和 9% 的 60 岁以上人群的过度筛检。将模型预测结果回代至实际人群筛检工作可知，在灵敏度 100%（完全不漏诊）的前提下，使用预测模型可节约多达 21% 的内镜筛检量；如灵敏度放宽至 80%，则可避免超过 50% 的内镜筛检，而食管恶性病变检出率可获明显提升。Chen 等基于江苏金湖、安徽潘集、山东滕州和河南西平，Shen 等基于河南林州和河北磁县，以及 Han 等基于山东肥城的人群筛查队列分别构建了针对高发区食管鳞癌的风险预测模型，均取得了较好的预测效果。

此外，Liu 等基于医院内镜门诊就诊病例构建了食管癌机会性筛查临床门诊队列，利用相关危险因素数据，联合内镜活检病理诊断结果，构建了适用于临床机会性筛查的食管恶性病变风险预测模型并提出了适宜的风险分级标准，为食管癌的机会性筛查工作的建立与推广提供了科学依据。

三、小结与展望

虽然食管癌队列已经在一、二级预防上取得了一些成果，但也面临诸多挑战。一级预防上，既往的病因学研究已经提供了一系列食管癌风险因素的证据，但将病因学成果转化为公共卫生政策仍然任重道远。一级预防的许多措施如戒烟、限酒、营养平衡、改变不良生活方式等均与社会经济环境以及健康教育与健康促进的普及息息相关，需要政府和群众的共同努力。二级预防上，现行的内镜筛查方案技术要求较高、花费大，目前在高发区开展的食管癌筛查覆盖率低，影响了筛查的效果和卫生服务的公平性，准确性高、操作简单、费用低廉的内镜检查前的初筛技术仍有待研究。另外，人群筛查方案也有待优化，包括筛查的起始年龄、筛查间隔和阳性病例分流随访等。此外，分子标志物作为早期诊断的预测指标也需要更多的研究来探索和验证。

精准预防的主要特点在于整合了组学数据、临床诊疗数据、移动客户端数据等多种类型、多种来源、多个时点的数据，并与大数据研究技术相互融合。传统的流行病学研究技术已无法满足研究的需要，无论是微观的组学数据，包括基因组学、表观基因组学、蛋白组学、代谢组学及肠道菌群组学等，还是宏观的医疗大数据如电子病历等，都急需新的研究技术和方法，这也需要来自医学、生物学、数学、计算机等多学科的研究者共同合作。

未来的食管癌研究将加强病因学探索，揭示发生、复发、转移机制，发现新的危险因素；研究开发危险因素监测及控制关键技术，建立以人群为基础的高精度肿瘤监测控制体系；研究建立高危人群识别体系和发病风险预测模型；研究开发适合我国国情的肿瘤筛查和早诊早治技术和策略；开发和验证可用于肿瘤筛查的生物标志物；建立共享、开放的研究平台，实现资源整合和数据共享，持续探索防控新方法新技术，推动传统预防向个体化的精准预防不断发展。

（中国医学科学院肿瘤医院　魏文强　陈　茹）

第四节　胃癌队列研究

胃癌是威胁全球和中国居民健康的主要恶性肿瘤之一。2020 年全球胃癌新发病例 108.9 万，死亡病例 76.9 万，居全球恶性肿瘤发病谱的第五位和死亡谱的第四位。中国是胃癌高发国家，2020 年胃癌新发病例 47.9 万，死亡病例 37.4 万，分别占全球新发和死亡病例的 43.9% 和 48.6%。目前我国胃癌患者早诊率低，多数患者就诊时已进展至中晚期，导致病死率高，预后较差，5 年生存率仍不到 40%，胃癌防控面临重大挑战。近年来，依托胃癌专病队列，我国研究者在胃癌自然史、病因和危险因素以及预防策略等方面取得了重要成果。

一、胃癌队列研究进展

我国胃癌多高发于经济相对落后地区，人口流动相对较少，不同年龄和性别暴露于致病因素的差异或累积剂量不同，构成了研究胃癌的独特现场条件和资源优势。目前已建立了山东临朐、福建长乐、辽宁庄河和甘肃武威等多个胃癌高发现场，多处于人口密度较大、地域相对封闭、经济相对落后的农村地区。依托胃癌高发现场建立的胃癌专病队列可全面动态观察和认识胃癌发病的自然史，探讨影响胃癌发生的内外因素。同时，具有长期随访资料的队列人群也为进一步开展胃癌精准预防研究积累了宝贵的人群基础和生物样本资源。

“十三五”期间科技部会同相关部委制订了精准医学研究重点专项，构建了百万级自然人群国家大型健康队列和重大疾病专病队列，包括胃癌专病队列、整合 5 万人以上规模的大样本人群社区队列和临床队列，进行长期随访，建立样本库，整合临床诊疗信息，建立可开展预后研究的随访数据库体系。同时，利用现有队列，“十三五”期间科技部制订了常见多发病防控研究重点专项，开展包括胃癌在内的常见肿瘤筛查及早诊早治新技术研究，以期提高筛查的检出率和早诊率。胃癌专病队列对于阐明胃癌病因、发病机制和有针对性地开展预防奠定了重要基础，具有重要的理论和实际意义。

二、胃癌队列研究在精准医疗中的作用

1. 胃癌及癌前病变自然史前瞻性队列研究

自 1983 年，北京大学肿瘤医院在山东临朐建立胃癌高发现场，迄今已开展 37 年的流行病学研究，包括病例对照和队列研究（以下简称临朐队列研究），探讨胃黏膜病变及其演变的流行病学特征、危险因素、分子机制，并开展人群干预研究，研究成果成为国际癌症研究机构（IARC）制定胃癌预防策略的重要依据。

1976 年，美国著名病理学家 Correa 提出胃癌（尤其是肠型胃癌）多阶段发病模型，认为胃癌的发生经历了浅表性胃炎（SG）、慢性萎缩性胃炎（CAG）、肠上皮化生（IM）、异型增生（DYS）等一系列病理过程。1989 年，北京大学肿瘤医院在山东临朐开展了队列研究，旨在探讨胃黏膜病变演变和胃癌发生自然史。通过基线胃镜检查及病理诊断，发现胃黏膜 IM 和 DYS 的检出率随着年龄增加而呈线性增长，DYS

多与 IM 同时检出，显示 DYS 与 IM 发生有密切关系，由轻至重有时间序列关系。对该队列 5 年胃镜随访发现，以 SG/CAG 为对照，重度 IM 和轻度 DYS 进展为胃癌的相对危险度为 29.3（95% *CI*：3.9～219.0）、中、重度 DYS 为 104.2（95% *CI*：9.7～999.0），证实胃癌发生风险与胃黏膜病变严重程度呈明显正相关。临朐队列研究通过长期随访首次在世界范围验证了 Correa 肠型胃癌多阶段发病模型。

2. 胃癌病因及危险因素的队列研究

队列研究在探索胃癌环境、遗传因素及其交互作用与胃癌发生发展关系中至关重要，可为胃癌预防策略的制定提供关键依据。

（1）幽门螺杆菌感染：幽门螺杆菌（*H.pylori*）感染是慢性活动性胃炎及胃癌的主要病因。临朐队列研究显示，临朐县居民幽门螺杆菌感染率为 72%，不同胃黏膜病变人群感染率明显不同，幽门螺杆菌感染者发生不同胃黏膜病变的 *OR* 值随着病变的严重程度逐渐增加，表明幽门螺杆菌感染是胃黏膜病变的重要危险因素，尤其是在早期阶段。对该队列长达 5 年的随访发现，幽门螺杆菌感染者进展为 DYS 和胃癌的合并风险增高 80%（*OR*=1.80，95% *CI*：1.20～12.60），首次通过前瞻性研究在胃癌高危人群中证实幽门螺杆菌感染是胃癌发生的明确危险因素。

（2）饮食因素：基于山东临朐、福建长乐、辽宁庄河的队列研究发现，胃癌高发密切相关的饮食因素包括食盐摄入、食用酸煎饼、鱼露及咸猪肉等。不良的饮食习惯也会增加患胃癌的风险，如常吃过热饮食、进食过快等都会对消化道黏膜产生物理刺激而引起损伤，促进癌变。临朐队列研究发现，高盐饮食、新鲜蔬菜和水果摄入量少和血清维生素 C 水平较低者胃癌的发病风险显著增加，而食用葱蒜类蔬菜（大蒜、葱、韭菜等）与胃癌发生风险呈明显的负相关，表明大蒜、葱和韭菜等蔬菜有明显的胃癌预防作用。

（3）其他生活方式因素：吸烟是胃癌的重要危险因素。临朐队列研究显示，每天吸烟 1 包以上，患 DYS 和 IM 风险明显增加，*OR*（95%*CI*）分别为 2.2（1.5～3.3）和 1.3（1.0～18.0）。对临朐队列随访 22.3 年发现，吸烟显著增加胃癌的发生（*OR*=1.7，95% *CI*：1.0～2.9）和死亡风险（*OR*=2.0，95% *CI*：1.0～4.0），但关联仅见于幽门螺杆菌感染者，提示吸烟与幽门螺杆菌感染可能在胃癌发生发展过程中存在交互作用。

3. 胃癌的一级预防

一级预防即病因预防。基于人群队列的干预试验为确证胃癌病因、探讨合理有效的人群防控策略提供了最直接、最可靠的科学证据。在对胃癌发生自然史及影响因素进行深入研究的基础上，自 1995 年，北京大学肿瘤医院在临朐胃癌高发现场开展了多项干预研究，为全球制定胃癌预防策略及有效实施胃癌一级预防提供了决定性证据。

（1）根除幽门螺杆菌感染、补充维生素和大蒜素的析因设计干预试验：自 1995 年，在临朐胃癌高发现场纳入 3 365 名志愿者，开展了以根除幽门螺杆菌感染、服用维生素和补充大蒜素制剂为主要干预手段的 2 × 2 × 2 析因设计干预试验。研究显示，在根除幽门螺杆菌感染 7.3 年后，发生重度胃黏膜病变或胃癌的合并风险下降了 40%，并且具有降低胃癌发病率的重要趋势。继续随访至 15 年，根除幽门螺杆菌可使胃癌发病风险下降 39%（*OR*=0.61，95%*CI*：0.39 ~ 0.96）。亚组分析发现，根除幽门螺杆菌感染不仅可作用于轻度胃黏膜病变患者，对重度癌前病变和高龄者也具有明显预防胃癌作用。进一步随访至 22.3 年时，根除幽门螺杆菌感染可持续降低胃癌的发病风险（*OR*=0.48，95%*CI*：0.32 ~ 0.71），并可显著降低胃癌的死亡风险（*HR*=0.62，95%*CI*：0.39 ~ 0.99）。

该项目是目前世界范围内干预时间最长（7.3 年）、随访时间达 22.3 年的随机对照干预试验。研究结果成为 WHO/IARC 发布“根除幽门螺杆菌感染预防胃癌策略”共识报告的依据。该报告充分肯定了根除幽门螺杆菌感染对胃癌的一级预防效果，建议胃癌高发国家应积极探索和开展以人群为基础的幽门螺杆菌感染筛查和治疗，并纳入国家肿瘤防控战略。

（2）基于社区人群的根除幽门螺杆菌感染预防胃癌干预研究：为进一步探索根除幽门螺杆菌感染预防胃癌策略是否适合在社区人群中推广应用，自 2011 年，北京大学肿瘤医院在临朐胃癌高发现场开展了基于社区 18.5 万人群的大规模根除幽门螺杆菌感染预防胃癌干预研究。该研究是目前世界范围内规模最大的干预研究（表 4-5），将最终回答根除幽门螺杆菌感染的胃癌预防效果和整体健康效应，为推进根除幽门螺杆菌感染作为胃癌一级预防策略、促进一级预防能力的显著提升提供关键证据。

4. 胃癌的二级预防

基于早发现、早诊断、早治疗的“二级预防”，是有效降低我国胃癌疾病负担的关键手段。2006 年，原国家卫生和计划生育委员会、中国癌症基金会组织实施了“中央补助地方公共卫生专项资金项目”。2008 年，胃癌早诊早治项目开始在山东临朐和辽宁庄河高发现场实施。2012 年，城市癌症早诊早治项目也正式纳入国家重大公共卫生项目，同年胃癌与食管癌合并为上消化道癌早诊早治项目。

为科学评价上消化道癌筛查效果，国家癌症中心基于多中心随访队列（2005—2015 年），对一次性内镜筛查方案在上消化道癌预防上的有效性进行了全面评价。研究发现，筛查人群的食管癌和胃非贲门癌的发生率和死亡率以及贲门癌的死亡率均有显著下降，表明一次性内镜筛查对高发区 40 ~ 69 岁人群有显著的预防效果，为上消化道癌内镜筛查的有效性提供了重要证据。

表 4-5　全球主要根除幽门螺杆菌预防胃癌随机对照试验 *

研究	国家	受试者平均年龄（范围）/ 岁	根除治疗方案	根除率 /%	最长随访时间 / 年	治疗组人数（发生胃癌病例数）	对照组人数（发生胃癌病例数）	风险值比（95% 置信区间）
Wong 2004	中国（福建长乐）	42.2（35 ~ 65）	奥美拉唑 20mg，复合阿莫西林 – 克拉维酸 750mg 和甲硝唑 400mg，每日 2 次，持续 2 周	83.7	7.5	817（7）	813（11）	0.63（0.25，1.63）
Saito 2005	日本	20 ~ 59	兰索拉唑 30mg，阿莫西林 1.5g 和克拉霉素 400mg，每日 1 次，持续 1 周	74.4	≥ 4	379（2）	313（3）	0.55（0.09，3.27）
Wong 2012	中国（山东临朐）	53.0（35 ~ 64）	奥美拉唑 20mg，阿莫西林 1g 和克拉霉素 500mg，每日 2 次，持续 1 周	63.5	5	255（3）	258（1）	3.04（0.32，28.99）
Zhou 2014	中国（山东烟台）	52.0（35 ~ 75）	奥美拉唑 20mg，阿莫西林 1g 和克拉霉素 500mg，每日 2 次，持续 1 周	55.6	10	276（2）	276（7）	0.29（0.06，1.36）
Li 2019	中国（山东临朐）	46.8（35 ~ 64）	奥美拉唑 20mg 和阿莫西林 1g，每日 2 次，持续 2 周	73.2	22.3	1130（41）	1128（78）	0.52（0.36，0.76）
Choi 2020	韩国	48.8（40 ~ 65）	兰索拉唑 30mg，阿莫西林 1g 和克拉霉素 500mg，每日 2 次，持续 1 周	60.4	9.2	912（10）	914（23）	0.44（0.21，0.91）
Piazuelo 2021	哥伦比亚	51.1（29 ~ 69）	碱式水杨酸铋 262mg，阿莫西林 500mg 和甲硝唑 375mg，每日 3 次，持续 2 周	58.0	20	437（3）	415（2）	1.42（0.24，8.48）

* 因篇幅所限，基于同一项干预试验的不同随访时间研究，仅列出最长随访期相关研究结果

基于山东临朐早诊早治项目，北京大学肿瘤医院发现上消化道内镜筛查显著降低胃癌的发生和死亡风险，并改善胃癌的预后，尤其对非贲门胃癌的效益更为明显。进一步按筛查频率分层发现，重复筛查组相较一次性筛查组的胃癌死亡风险下降更为明显。此外，对前次筛查为 IM 或低级别上皮内瘤变的个体，两年内进行重复性筛查可显著提升早期胃癌的检出率。这些发现为促进筛查和早诊早治方案的优化提供了重要证据。

5. 胃癌生物标志物研究

从分子水平上研究胃癌癌前病变进展和胃癌演变过程中遗传、表观遗传、蛋白和代谢等异常改变，尤其是基于无创性收集的生物样本提高受试者的接受度，发现有意义的生物标志物，为浓缩胃癌高危人群和早诊早治提供重要参考。

（1）传统血清学标志物：血清学标志物具有非侵入性、微创性的特点，在胃癌的早期诊断与筛查中具有较高的期望值。提高血清学标志物的灵敏度和特异度、探索可能的联合检测方案并优化仍是目前研究关注的重点。

1）胃蛋白酶原：胃蛋白酶原（PG）水平可反映胃黏膜组织学状态及功能状态。Miki等基于荟萃分析建议将“PGⅠ≤70μg/L，PGI/PGⅡ（PGR）≤3”作为胃癌高危人群筛查的临界值。在辽宁庄河胃癌现场大规模人群筛查中，以PGR≤3为临界值时胃癌筛查的灵敏度为64.3%，特异度为69.1%。总的来说，血清PG虽已长期作为胃癌高危人群识别的重要参考指标，但其筛查效果受到多种因素的影响，且判别标准不统一，作为胃癌早诊标志物的能力有待进一步论证。

2）胃泌素17：血清胃泌素17（G-17）可提示胃窦黏膜萎缩或功能状况，是反映胃黏膜病变的敏感指标之一。基于芬兰男性吸烟者前瞻性队列研究表明，血清G-17水平与胃癌，尤其是与非贲门胃癌的发生风险显著相关。

3）幽门螺杆菌抗体：幽门螺杆菌感染后可诱发机体全身免疫反应。幽门螺杆菌不同毒力因子致病性不同，是影响感染后胃黏膜病变结局的重要因素。通过检测感染者血清中幽门螺杆菌特异性抗体，筛选毒力因子组合，有助于区分感染高危个体，对指导胃癌预防及临床诊疗具有重要意义。临朐现场研究发现，血清CagA和GroEL阳性与重度胃黏膜病变的发病风险相关，是病变进展的独立危险因素。一项中日韩联合研究报道了10种幽门螺杆菌特异性抗体（Omp、CagA、VacA、HcpC、HP0305、GroEL、NapA、HyuA、Cad和HpaA）均与胃癌发生风险相关，其中Omp和HP0305进一步在临朐队列中经验证与胃黏膜病变的进展密切相关。

4）血清标志物联合检测：传统血清标志物单项检测对早期胃癌诊断的效度不甚理想，已有多个研究探索几种指标联合检测（表4-6），例如将血清PG与幽门螺杆菌抗体联合检测（即ABC法）进行胃癌风险分级和高危人群筛查。2017年，基于近1.5万例受试者的临床研究应用“PG+G-17+幽门螺杆菌”为核心的血清学胃癌筛查量表，报告诊断胃癌的灵敏度达70.8%，特异性达67.8%，初筛时采取该方案可减少低风险人群中66.7%的内镜检查需求。Tu等联合血清学标志物（PGI、PGⅡ、PGR、抗幽门螺杆菌IgG抗体、G-17）对辽宁庄河现场人群建立胃癌风险预测模型，*AUC*值为0.80（95%*CI*：0.79～0.82）。

表 4-6　PG 联用其他生物标志物预测胃癌发生风险相关研究

研究	方法	预测用标志物	风险评分范围或分组	AUC
Miki 2011	幽门螺杆菌感染状况和 PG 联用的 ABC 方案	幽门螺杆菌感染状况，PG Ⅰ和 PG Ⅰ/Ⅱ比值（≤ 3.0）	A 组［均（-）］；B 组［仅 Hp（+）］；C 组［均（+）］；D 组［仅 PG（+）］	0.527
Tu 2017	5 种血清标志物联用	幽门螺杆菌感染状况，PG Ⅰ，PG Ⅱ，PG Ⅰ/Ⅱ比值（≤ 7.0）和 G-17	0 ~ 21	0.803*
Cai 2019	以 PG，G-17 和幽门螺杆菌感染状况为核心的 7 种指标联用	年龄，性别，幽门螺杆菌感染状况，PG Ⅰ/Ⅱ比值，G-17，腌制食品和煎炸食品	0 ~ 25	0.757
Shida 2020	ABC 方案与肺癌抗原标志物联用	幽门螺杆菌感染状况，PG Ⅰ/Ⅱ比值和 Kita-Kyushu 肺癌抗原 -1（KK-LC-1）	A 组［均（-）］；B 组［仅 Hp（+）］；C 组［均（+）］；D 组［仅 PG（+）］	-
Zeng 2020	血清 miRNA 标志物和 PG 联用	miR-101-3p，PG Ⅰ 和 PG Ⅰ/Ⅱ比值	截断值根据约登指数确定	0.856
Chen 2021	血清可溶性免疫检查点分子标志物和 PG 联用	可溶性 T 细胞免疫球蛋白和黏蛋白结构域分 3（sTim-3）和 PG Ⅰ/Ⅱ比值	sTim-3 ＞ 16.03ng/mL PG Ⅰ/Ⅱ比值＜ 6	0.933

（2）遗传变异标志物：全基因组关联研究（GWAS）进行全基因组高密度遗传标记分型，被广泛应用于筛选较低至中等关联强度的胃癌易感基因。迄今为止，基于东亚人群的 GWAS 研究已发现染色体上 8q24（*PSCA*）、10q23（*PLCE1*）、20p13（*C20orf54*）、1q22（*MUC1*）、5p13.1（*PRKAA1*）、3q13.31（*ZBTB20*）、6p21.1 和 5q14.3 等多个胃癌相关位点。近年来，研究多关注胃癌遗传易感性位点的生物学机制及对胃癌的前瞻性预测。Jin 等基于胃癌全基因组荟萃分析构建了多基因风险评分模型，并在中国慢性病前瞻性队列（CKB）中证实了 PRS 对胃癌发病风险的预测作用。

（3）基于液体活检的标志物研究：CTC、ctDNA 和外泌体在体液中广泛存在且具有肿瘤来源特异性，通过动态监测其水平可用于评价肿瘤发生及预后。基于江苏省泰州队列的 ctDNA 甲基化泛癌种早筛项目对胃癌等五类常见肿瘤施行筛查，可比常规诊断早 4 年发现胃癌，对确诊前高危人群的筛查灵敏度和特异度分别为 95% 和 96%。

（4）基于高通量组学技术的研究：蛋白质组学、代谢组学和微生物组学等高通量组学技术的迅猛发展，为系统探究生命过程不同维度分子改变与胃癌发生、发展和预后的关系提供了契机。基于临朐队列研究，北京大学肿瘤医院首次采用前瞻性设计，通过多阶段研究，系统描绘了不同级别胃黏膜病变和胃癌的蛋白质组学及代谢组学图谱，明确了胃黏膜病变演变至胃癌发生相关的蛋白和代谢分子特征，筛选出多个与胃黏膜病变进展和早期胃癌发生相关的组织蛋白（APOA1BP、PGC、HPX 和 DDT）及代谢标志物（血浆 α- 亚麻酸、亚油酸和棕榈酸），为阐明胃癌发生相关分子事件、寻找潜在生物标志物提供了重要依据。基于临朐现场的微生物组学研究发现，成功根除幽门螺杆菌感染可升高胃内菌群 Alpha 多样性，降低胃内菌群紊乱程度，从微观角度对根除幽门螺杆菌感染的整体健康效益进行了支持。

三、小结与展望

三十余年来，依托具有独特价值的胃癌高发现场，以代表性人群为基础，我国在探索胃癌的自然史、病因和危险因素，论证一、二级预防手段可行性和优化预防策略方面已经开展了大量卓有成效的研究，具有鲜明的系统性、原创性和中国特色，研究成果成为 IARC 制定胃癌预防策略的重要依据。

在《“健康中国 2030”规划纲要》《中国防治慢性病中长期规划（2017—2025 年）》等国家纲领性文件指导下，促进胃癌防控能力显著提升既是使命，也是挑战。我们要清醒地认识到，中国仍是全球胃癌负担最为严重的国家，从根本上改善我国胃癌防控能力仍任重而道远。除幽门螺杆菌感染外，对胃癌关键病因学因素的认识仍较为缺乏。在二级预防方面，目前早诊率仍较低，全国整体早诊率不足 15%，亟须通过规范化培训全面提升筛查和早诊早治的能力。另外，尽管上消化道癌早诊早治项目的覆盖面逐步扩大，但短期内如日韩那样扩展至全人群层面并不现实。在农村及基层地区广泛开展机会性筛查是进一步扩大我国筛查覆盖面，提升早诊率和 5 年生存率的可行途径之一。

我们要持续致力于提升胃癌专病队列的运维水平，完善县、乡、村三级防癌网。继续加强高发现场基础数据的登记和报告工作，不断提升数据质量和时效性。不断创新登记及监测模式，利用“互联网 +”模式健全死因监测和肿瘤登记报告制度。持续推进高发现场以及全国范围肿瘤登记信息化建设，构建癌症防控大数据平台，加强数据深度挖掘共享使用，为癌症诊治提供决策支持。

近年来，胃癌早期诊断相关标志物的研究虽取得了长足进展，但真正可转化于胃癌预防实践的标志物仍少之又少。目前报道相关生物标志物的灵敏度和特异度偏低，且因多数依托小样本量的病例对照研究，用于前瞻性预测胃癌发生风险或初筛的能力存疑，用于大规模人群的推广价值有限。未来研究仍需致力于寻找效度（真实性）和信度（可靠性）均理想的胃癌标志物，尤其是高的灵敏度以用于初筛。需要开展大样本多中心前瞻性研究，动态监测生物标志物的变化。还要从卫生经济学角度考量纳入生物标志物导致的干预、筛查及诊断成本，进行系统的成本－效益评价，开发符合我国国情和可推广应用的理想标志物组合。

胃癌病因学的复杂性强调对不同维度生命过程的系统全面认知。我国要依托多组学研究等手段系统探索胃癌发生相关分子网络和标志物，并致力于开展不同维度的深度整合研究，从分子水平上深入探讨人群危险因素暴露、癌前病变、肿瘤形成等过程中的相关遗传和宿主因素，分析胃癌发生的多个微观连续事件，深入认识胃癌作为复杂疾病的分子机制，从根本上改善当前胃癌筛查的“粗放型”模式，推动胃癌高危人群识别及精准化胃癌筛查体系的建立。

我国胃癌防治水平与发达国家相比还存在较大差距，缺乏符合我国国情的高危人群识别及高效干预技术。“十四五”期间我们仍需坚持关口前移、坚信“预防为主”是降低我国胃癌疾病负担的必由之路。当前生物医学各学科的不断发展和各种组学新技术的不断涌现为更全面精确地测量环境和生活方式、评价宿主和遗传相关因素与肿瘤发生发展的关系提供了无限可能，也为肿瘤流行病学和预防研究提供了新的发展契机。我们要植根中国胃癌高发现场，通过队列研究阐明胃癌相关危险因素和病因，寻找预警及早期诊断生物标志物，建立全面的胃癌风险预测模型和整合的胃癌精准预防策略，并进行系统的卫生经济学评价以优化配置资源，为实现胃癌的精准高效防控、实践健康中国战略做出贡献。

（北京大学肿瘤医院 潘凯枫 李文庆 金 昱）

第五节 结直肠癌队列研究

一、结直肠癌队列研究进展

我国结直肠癌发病率和死亡率均位居恶性肿瘤第五位，且呈现上升趋势。2003—2015 年全国 17 个肿瘤登记地区的数据显示，结直肠癌 5 年相对生存率从 47.2% 升高至 56.9%。结直肠癌生存率的提高可能与我国初级医疗卫生服务可及性的改善、筛查与早期诊断技术的发展以及治疗技术的提高有关。然而，我国的结直肠癌生存率与美国等发达国家仍存在着一定的差距，在结直肠癌精准防诊治方面依然任重道远。目前，以大型队列为基础，建立各种生物组学研究平台，服务于肿瘤精准预防、诊断和治疗，已成为目前全球趋势。因此，迫切需要建立适应我国经济发展、地域分布、文化特点的覆盖结直肠癌早、中、晚期防诊治的结直肠癌专病队列。

1978 年，浙江医科大学的郑树教授牵头组织在浙江海宁县开展共计 26 万人的直肠癌普查，并进行长达 20 年的跟踪随访。该研究发现了一系列结直肠癌的高危因素，并对结直肠癌普查效果进行了评价，这是我国大陆地区首个较大规模的结直肠癌筛查队列研究。1989 年，郑树教授的研究团队又在浙江省嘉善县开展了设计更加完善的队列研究，在国内首次证明了基于高危因素调查问卷和大便隐血检测的筛查方法可显著降低结直肠癌发病率和死亡率，并以筛查后发病率变化的曲线提出最佳筛查周期为 3 ~ 5 年。以上是我国较早时期的结直肠癌队列研究雏形，为今后开展大规模筛查工作以及相关研究奠定了基础。

随着精准医学时代的到来，2017 年国家重点研发计划对结直肠癌队列的建设进行了专门的立项——“结直肠癌专病队列研究”，其队列内涵从单纯的人群队列向临床诊治队列扩展，其目标从结直肠癌人群现场防治向精准治疗扩展。该项目于 2017 年 7 月开始启动，由浙江大学丁克峰教授牵头，联合中山大学、中国医学科学院肿瘤医院、四川大学华西医院以及复旦大学附属中山医院等全国 16 家三甲医疗机构，2 家临床流行病学单位和 2 家医疗数据库公司共同参与实施建设。该项目主要研究目标是充分发挥我国结直肠癌资源优势，系统整合临床和人群资源，收集结直肠癌全疾病谱生物样本，构建与之匹配的包括流行病学、临床诊治以及结局随访等综合信息的数据库，最终建立我国首个大规模结直肠癌专病队列——中国结直肠癌专病队列（National Colorectal Cancer Cohort，NCRCC），进而建立国家层面的结直肠癌专病风险评估和预测、个体化预防、精准化诊疗及疗效监测等多层次共享平台（表 4-7）。

截至目前，NCRCC 项目组已完成 2 万例结直肠癌高危人群、400 例遗传性结直肠癌家系以及 3.5 万例结直肠癌患者的队列成员募集工作，收集了丰富的基线和临床诊疗信息以及多种类型的生物样本，并依托动态追踪随访系统开展长期随访，建立了信息化大数据库平台（平台网址：app.ncrcc.org.cn）。目前基于该项目，项目组开展了多项研究，包括结直肠癌筛查（如 Clear-C）和早期诊断技术的评价、临床诊治以及预后预测等。NCRCC 具有丰富的数据和样本资源，不仅能直接应对我国结直肠癌防控技术研究瓶颈问题，还可以为精准医学技术及健康产业发展奠定基础，具有广阔的应用前景，将产生巨大的社会效益和经济效益。

除了结直肠癌专病队列以外，中国医学科学院肿瘤医院代敏教授团队开展了我国首项大样本多中心的结直肠癌筛查的人群随机对照试验 Target-C 研究，该项研究创新性地提出了基于结直肠癌风险度分层的分级筛查方案，并与传统结肠镜、FIT 筛查方案在人群应用的有效性进行对比。此外，我国目前已建立的一些大型人群队列研究，如中国慢性病前瞻性研究（China Kadoorie Biobank，CKB）、上海男性和女性健康队列等，也为结直肠癌防治领域的研究提供了丰富的队列资源。

表 4-7 中国结直肠癌相关队列

名称	时间跨度	研究对象	样本量	基线信息收集或干预	随访内容
浙江海宁直肠癌筛查队列（郑树教授团队）	1978—1998 年	≥ 30 岁人群	26 万	直肠癌筛查	结直肠癌发病和死亡
浙江嘉善大肠癌筛查队列（郑树教授团队）	1989—1997 年	≥ 30 岁人群	6.5 万	高危因素问卷、便潜血检测和结肠镜相结合的序贯筛查方案	结直肠癌发病和死亡
浙江海宁嘉善大肠癌筛查队列（郑树教授团队）	2007 年至今	40 ~ 74 岁人群	39 万	量化高危因素问卷和 2 次免疫法大便潜血检测，问卷和大便隐血任一阳性者进行结肠镜检查	结直肠癌发病和死亡
中国结直肠癌专病队列（丁克峰教授团队）	2017 年至今	高危人群队列 遗传性家系队列 内镜及外科治疗临床队列 规范化诊疗临床研究队列 肝转移临床研究队列	5 万	问卷调查 生物样本 病案系统临床诊疗信息（患者）	生活及饮食行为 实验室检测和影像学检查、生物标本 结直肠癌复发 / 转移、生存、生活质量
结直肠癌筛查随机对照试验（代敏教授团队）	2017 年至今	50 ~ 74 岁人群	2 万	高危风险评估、FIT 检测或结肠镜筛查	结直肠癌发病和死亡

二、结直肠癌队列研究在精准医疗中的作用

1. 结直肠癌的危险因素与精准预防

大量的研究证据表明，结直肠癌是由遗传、环境和生活方式等多方面因素共同作用形成。目前研究已确立的结直肠癌危险因素有（表 4-8）：

（1）性别和年龄：大量的临床流行病学研究显示，结直肠癌主要发生于中老年人群，男性多于女性，这为结直肠癌的精准预防指出了一个方向。目前国内外结直肠癌筛查的起始年龄普遍定为 50 岁，但有越来越多的研究显示 50 岁以下的中青年人群结直肠癌发病率呈快速上升趋势，美国癌症协会的最新指南已将结直肠癌筛查年龄提前至 45 岁。但目前国内尚缺乏中青年人群结直肠癌发病的流行病学证据，对于是否有必要将结直肠筛查年龄提前还需进一步研究。

表 4-8 结直肠癌相关危险因素

危险因素	证据来源
性别和年龄	欧美队列
结直肠癌家族史	上海女性健康队列
息肉疾病史	浙江海宁嘉善结直肠癌筛查队列
炎症性肠病史	欧美队列
吸烟	上海男性健康队列
饮酒	浙江海宁嘉善结直肠癌筛查队列
红肉和加工肉	日本队列
肥胖和糖尿病	中国慢性病前瞻性研究
慢性乙型肝炎	中国慢性病前瞻性研究

（2）结直肠癌家族史、息肉史及炎症性肠病史：有 10%～20% 的结直肠癌患者存在结直肠癌家族史。国内外证据表明，结直肠癌家族史与结直肠癌发病风险增高有关，且受患病亲属的数量和血缘关系远近，以及亲属发病年龄的影响。我国的一项队列研究发现一级亲属患结直肠癌的女性发生肠癌的风险是普通人群的 2.07 倍。

70%～90% 的结直肠癌是通过腺瘤 - 癌途径发展的，通过切除腺瘤可降低结直肠癌的发生风险，但腺瘤切除者后续发生结直肠癌的风险仍可能高于一般人群或无腺瘤人群。浙江大学丁克峰教授课题组基于嘉善和海宁的筛查队列率先分析了中国人群腺瘤患者术后结直肠癌的长期发病风险，发现高危腺瘤患者（至少 1 个进展期腺瘤或 ≥ 3 个非进展期腺瘤）发生结直肠癌的风险是无腺瘤者的 3.95 倍，但有 1～2 个非进展期腺瘤的患者的发病风险无显著增加。作为首项以中国人群为基础的队列研究，该研究可为优化我国人群特异性腺瘤患者监测指南提供高级别证据支持。

此外，国外研究证据表明炎症性肠病（包括溃疡性结肠炎和克罗恩病）与结直肠癌发病风险增高有关，但我国尚缺乏相关的队列研究证据。

（3）吸烟与饮酒：大量研究证据表明吸烟可显著增加结直肠癌风险，且对结直肠癌发病风险的影响呈现剂量反应关系。基于我国的上海男性健康队列研究（n=59 503），发现不吸烟或戒烟 10 年以上者结直肠癌发病风险比吸烟者降低 17%（RR=0.83）。

大量饮酒可能是结直肠癌的危险因素，但在中国人群中，饮酒与结直肠癌发病风险的相关性尚存争议。上海男性健康队列经过 9 年随访研究（n=59 503）发现，与每周饮酒大于 14 杯的人群相比，每周饮酒量不高于 14 杯的人群的结直肠癌发病风险降低 25%。然而，陈坤教授等开展的一项随访长达 10 年的队列研究（n=64 100），未发现每日饮酒者与从不饮酒者的结直肠癌发病风险有明显差异。

（4）红肉和加工肉：国外研究证据显示红肉和加工肉类摄入与结直肠癌发病风险增加有关，且存在剂量反应关系。目前我国尚缺乏关于红肉和加工肉摄入与结直肠癌发病风险的队列研究证据，但来自东亚人群的证据支持这一结论。一项纳入了日本的 6 项队列研究和 13 项病例对照研究的 Meta 分析结果表明，加工肉类摄入量最高组和红肉摄入量最高组的结直肠癌发病风险分别是摄入量最低组的 1.17 倍和 1.16 倍。

（5）肥胖和糖尿病：近二十年来，我国超重 / 肥胖和患糖尿病的人数逐年增长，呈流行态势。现已有多项研究表明肥胖和糖尿病是结直肠癌的高危因素，但我国现有的队列研究证据仅来自 CKB 队列。基于 CKB 的 50 万中国人群数据表明腰围每增加 1 个标准差，结直肠癌发病风险增加 16%。对于糖尿病这一因素而言，CKB 队列虽未发现自报糖尿病史与结直肠癌发病的相关性，但发现经现场体检查出的糖尿患者群结直肠癌发病风险较一般人群增加了 44%。

此外，基于 CKB 队列的研究还发现慢性乙型肝炎与结直肠癌风险增加相关。该研究发现血清 HBsAg 阳性人群结直肠癌发生风险是无乙肝病毒感染者的 1.42 倍。

2. 结直肠癌的保护因素与精准预防

保持良好的生活方式可降低结直肠癌的发病风险，基于人群队列的研究证实增加膳食纤维、全谷物和乳制品的摄入，合理的体育锻炼以及服用阿司匹林等与较低的结直肠癌发病风险相关。基于上海女性健康队列和男性健康队列的研究发现，若研究对象遵循中国居民膳食指南，则其发生结直肠癌的风险会降低 12% ~ 16%。基于欧美人群的前瞻性随访队列 Meta 分析提示，若每日增加 10g 膳食纤维、90g 全谷物或 400g 乳制品，可使结直肠癌发病风险下降 9%、17% 和 13%。此外，国外诸多研究表明，*n*-3 多不饱和脂肪酸可显著降低结直肠癌的发病风险，然而基于上海男性队列的研究未见该因素与较低的结直肠癌发生风险相关。尽管我国人群的前瞻性队列研究（男性，*n*=59 503）未见高强度体力活动可显著降低结直肠癌的风险；但基于新加坡华人（*n*=61 321）和欧美队列（*n*=144 万）的 Meta 分析证据均提示，与不进行高强度体力活动的人群相比，高水平体力活动者的结直肠癌发病风险可降低 15% ~ 16%。此外，我国一项前瞻性研究发现与未使用阿司匹林者（*n*=408 339）相比，阿司匹林服用者（*n*=204 170）的结直肠癌发病风险降低了 29%。以上大型前瞻性队列的研究证据为人群层面结直肠癌精准防控提供了宝贵的干预线索（表 4-9）。

3. 结直肠癌的筛查和早期诊断

（1）筛查技术：目前国内外指南一致推荐的结直肠癌筛查技术有结肠镜、乙状结肠镜、结肠 CT 成像技术、粪便潜血试验（gFOBT 和 FIT）、多靶点粪便 FIT-DNA 检测。结肠镜作为结直肠癌筛查普遍应用的金标准，基于国外队列研究的 Meta 分析提示，与未筛查相比，结肠镜筛查可使结直肠癌发病和死亡风险分别降低 56% 和

表 4-9 结直肠癌相关保护因素

保护因素	证据来源
合理的体育锻炼	新加坡华人和欧美队列
膳食纤维	上海女性健康队列
全谷物	上海男性健康队列
乳制品摄入	欧美人群的前瞻性随访队列
阿司匹林	香港医院为基础的队列

57%。就乙状结肠镜而言，我国研究较为少见，基于国外随机对照试验的 Meta 分析提示，乙状结肠镜检查可降低 31% 的远端结直肠癌发病率及 46% 远端结直肠癌死亡率。结肠 CT 成像也称为 CT 仿真结肠镜，该技术具备无创优点，且对结直肠癌和癌前病变的筛检灵敏度较高，但由于肠道准备和设备等客观因素，该技术在人群筛查中仍具有一些局限性。粪便潜血试验包含愈创木脂粪便潜血试验（gFOBT）和免疫法粪便隐血试验（FIT）。随机对照研究证据表明，gFOBT 可使结直肠癌死亡率降低 9% ~ 22%，但由于其对结直肠癌和癌前病变的灵敏度低且受饮食和药物影响，目前 FIT 已经取代了 gFOBT 作为主要的粪便潜血检测技术。基于队列研究的证据提示 FIT 筛查可降低 52% 的结直肠癌死亡率；由于 FIT 检测成本低且属于非侵入性筛查手段，在我国的一些人群组织性筛查项目中广泛使用。以上筛查技术的长期流行病学效果多来自国外研究，我国尚缺乏相关证据支持。多靶点粪便 FIT-DNA 检测是通过实验室技术检测粪便脱落细胞中的 DNA 突变并联合 FIT 形成个体综合风险评分，对于综合评分超过预设阈值的受检者定义为高风险人群，需要进行结肠镜检测。浙江大学医学院附属第二医院丁克峰教授率先开展了全国多中心前瞻性临床试验，对中国人群特异性多靶点 FIT-DNA 检测产品进行评价，研究表明该产品对结直肠癌和进展期腺瘤的灵敏度分别为 95.54% 和 63.47%；该产品于 2020 年 9 月已获得国家药品监督管理局批准。

血液、肠道菌群及相关代谢物亦是结直肠癌筛查最热门的领域之一。徐瑞华教授团队基于结直肠癌和健康人血浆中 cfDNA 的甲基化差异，建立了有效的结直肠癌诊断模型，灵敏度达 89.7%，但该模型对结直肠腺瘤的灵敏度非常有限。常艾克是多基因甲基化的结直肠癌检测试剂盒，该产品对结直肠癌检测的灵敏度达 86.1%。随着微生物组学技术以及生物信息分析方法的发展，研究者报道了结直肠癌与健康人之间肠道菌群多样性和丰度的差异性，并基于此建立了结直肠癌筛查和早期诊断模型。于君教授团队基于 20 个相对表达量具有显著差异的细菌基因建立了诊断模型，可有效区分结直肠癌与健康人（*AUC*=0.71）。崔巍教授团队通过对正常人群、腺瘤和结直肠癌患者的粪便宏基因组和血清代谢组的分析，建立了 8 种肠道菌群相关代谢产物的模型，对结直肠肿瘤的检测灵敏度达 94.2%。

（2）筛查参与率：参与率是评价筛查项目人群效果的重要指标。提高筛查参与率可有效提升筛查效果并使筛查项目更具有成本效益。我国结直肠癌筛查人群参与率较低，具有极大的提升需求。代敏教授团队基于 2012—2015 年城市癌症早诊早治项目结直肠癌筛查数据进行分析，结果显示在全国 16 个省份的 182 927 例风险评估为结直肠癌高风险的筛查对象中，仅 14.0% 接受了结肠镜筛查。未来可在筛查相关政策、筛查供方、筛查方法以及筛查需方等方面采取相应的干预措施，可有效提升人群筛查参与率。

（3）筛查方案：我国人口基数较大，而医疗卫生资源有限，研究者逐渐提出了精准筛查策略，即通过个体化风险预测与分级，结合个体的风险度对其进行筛查方案推荐，以提高医疗卫生资源配置效率。代敏教授团队采用人群随机对照试验对不同筛查方案进行评价，发现结直肠癌风险度分层的分级筛查方案的人群参与率较高，且进展期腺瘤的检出率（1.66%）略低于结肠镜筛查方案（2.40%），但显著高于传统的 FIT 筛查方案（1.13%）；在结肠镜负荷上，结直肠癌风险度分层的分级筛查方案和 FIT 筛查方案对于每检出一例进展期肿瘤所需结肠镜检查数目相当（分别为 10.3 次和 9.3 次），均显著低于结肠镜方案（17.7 次）；初步表明结直肠癌风险度分层的分级筛查方案可解决我国人群筛查参与率差、检出率低和结肠镜资源紧张等突出问题，具有较强的人群推广价值。

4. 遗传性结直肠癌的精准筛查与预防

大约 5% 的结直肠癌与已知癌症易感基因的胚系致病突变有关，例如，林奇（Lynch）综合征、家族性腺瘤性息肉病均是常染色体显性遗传性疾病，分别由错配修基因和 APC 基因发生致病突变导致。

遗传性结直肠癌的筛查需建立一个精准的筛查模式，从而尽可能富集遗传性结直肠癌高风险人群，以减少基因检测所带来的不必要经济负担和心理负担。近年来，我国各地区，如北京、广州、杭州的多个研究团队开展了结直肠癌回顾性队列研究，以探索 Lynch 综合征最有效的筛查模式。NCRCC 的遗传性结直肠癌专病队列开展了基于免疫组化的错配修复功能缺陷结直肠癌患者的 Lynch 综合征筛查回顾性研究，建立了全新的中国人群 Lynch 综合征风险预测模型（灵敏度 71.6%，特异度 88.9%，*AUC*=0.87），外部独立验证队列也证实了该模型具有良好的预测性能（*AUC*=0.804），显著优于传统的 Lynch 综合征筛查标准。

Lynch 综合征相关致病基因突变的携带者一生中罹患结直肠癌的风险高达 70%～80%。除了密切随访和外科预防手段外，药物的化学预防，特别是非甾体类药物阿司匹林也可能成为有效的预防手段。由于遗传性结直肠癌的发生率较低且往往需要很长的随访，因此我国相关的大型前瞻性随访队列研究数据非常有限。CAPP2 研究是目前样本量最大的遗传性结直肠癌（Lynch 综合征）化学预防相关临床研究。为期 10 年的双盲随访结果显示，Lynch 综合征患者长期每日服用 600mg 阿司匹林可使 CRC 的发病率显著降低（*HR*=0.65；95% *CI*：0.43 ~ 0.97；*P*=0.035）。目前正在进行中的 CAPP3 研究将进一步回答能否以更小、更安全的阿司匹林剂量来降低癌症风险。

5. 结直肠癌队列与精准治疗

相对于自然人群队列而言，目前高质量的前瞻性结直肠癌队列还比较少。近年来结直肠癌精准诊疗尤其是治疗进步主要来源于随机对照临床试验，但也有一些较大规模的回顾性队列研究取得了不少重要发现。

（1）治疗效果评价——局部治疗：右半结肠癌淋巴结手术清扫范围是精准治疗重要的研究内容。一项纳入 1 069 名诊断为右半结肠癌的患者的队列研究发现，完全结肠系膜切除有可能降低右半结肠癌切除术后复发的风险并改善长期预后。研究中 813 名患者仅接受了不完全结肠系膜切除，256 名患者接受了完全结肠系膜切除，术后随访 5.2 年。完全结肠系膜切除组 5.2 年累积复发率为 9.7%（95% *CI*：6.3% ~ 13.1%），不完全结肠系膜切除组为 17.9%（95% *CI*：15.3% ~ 20.5%），完全结肠系膜切除的绝对风险降低为 8.2%（95% *CI*：4.0% ~ 12.4%；*P*=0.00015）。

直肠癌肠系膜下动脉结扎水平同样是精准外科的重要研究内容。瑞典一项纳入Ⅰ ~ Ⅲ期直肠癌根治手术患者的队列研究发现，无论淋巴结是否阳性，肠系膜下动脉结扎水平均不影响肿瘤学结局。纳入的 8 287 名患者中 37% 进行了高位结扎手术，尽管高位淋巴结切除术后总淋巴结收获量增加（$P < 0.01$），但阳性淋巴结之间没有差异（*P*=0.72）。动脉结扎水平与癌症特异性（*HR*=0.92，95% *CI*：0.79 ~ 1.07）或总体（*HR*=0.98，95% *CI*：0.89 ~ 1.08）生存率、局部（*HR*=0.85，95% *CI*：0.59 ~ 1.23）或远处（*HR*=1.01，95% *CI*：0.88 ~ 1.15）复发之间均没有明显关联。

腹腔镜结直肠癌手术在全世界范围内得到了广泛的应用。然而，与开腹手术相比，腹腔镜手术的有效性尚未得到充分证明，尤其是对于低位直肠区域。一项纳入 1500 例腹膜反折以下低位直肠癌患者的队列研究发现，腹腔镜手术是低位直肠癌的一种治疗选择。腹腔镜手术后并发症的发生率低于开腹手术后（30.3% *vs.* 39.2%，*P*=0.005）。腹腔镜组和开放组的三年总生存率分别为 89.9%（95% *CI*：86.7% ~ 92.4%）和 90.4%（95% *CI*：87.4% ~ 92.8%），两组之间无显著差异。两组之间复发生存率同样无显著差异（3 年 RFS：70.9%，95% *CI*：68.4% ~ 74.2% *vs.* 71.8%，95% *CI*：67.5% ~ 75.7%）。

（2）治疗效果评价——系统治疗：结肠癌辅助化疗的益处已在众多研究中得到证实，但其在高危Ⅱ期患者（如 T4 肿瘤患者）中的作用仍存在争议。德国一项大型多中心队列研究发现，辅助化疗对T4的Ⅱ期结肠癌患者在总生存、复发率和无复发生存率方面均具有显著优势。研究纳入了31个临床癌症中心的6 651名T4的Ⅱ期结肠癌患者，分析显示辅助化疗对各个肿瘤学结局均有益处，总生存率（HR=0.711，95% CI：0.643～0.785，$P<0.001$），累积复发率（HR=0.780，95% CI：0.681～0.893，$P<0.001$），无复发生存率（HR=0.715，95% CI：0.652～0.785，$P<0.001$）。

二甲双胍在糖尿病患者诊断为结肠癌后的应用价值是目前研究热点。中国台湾一项纳入了16 676名新诊断为结直肠癌的糖尿病患者队列研究发现，无论之前是否使用二甲双胍，诊断后使用二甲双胍与降低全因死亡率和大肠癌特异性死亡率显著相关。11 438例（69%）在结直肠癌诊断后接受二甲双胍治疗。二甲双胍使用者的全因死亡率低于非使用者（HR=0.42；95% CI：0.40～0.44），结肠癌特异性死亡率也较低（HR=0.41；95% CI：0.39～0.44）。

（3）随访监测：一项纳入8529例被诊断为Ⅰ期、Ⅱ期或Ⅲ期结直肠癌患者的回顾性队列研究分析发现，在初始治疗后的3年内，影像学和CEA监测强度与癌症复发时间无显著相关性，与复发性疾病的切除率和总生存率也没有显著相关性。接受高强度影像学监测患者的复发中位时间为15.1个月（IQR：8.2～26.3），低强度影像学监测患者的复发中位时间为16.0个月（IQR：7.9～27.2），两者仅相差0.95个月（95% CI：–2.59～0.68；HR=0.99；95% CI：0.90～1.09）。接受高强度CEA监测患者的复发中位时间为15.9个月（IQR：8.5～27.5），接受低强度CEA监测患者的复发中位时间为15.3个月（IQR：7.9～25.7），二者仅相差0.59个月（95% CI：1.33～2.51；HR=1.00；95% CI：0.90～1.11）。接受高强度与低强度影像学或CEA监测的患者，复发肿瘤切除率（影像学 HR=1.22；95% CI：0.99～1.51；CEA HR=1.12；95% CI：0.91～1.39）或总生存率（影像学 HR=1.01；95% CI：0.94～1.08；CEA HR=0.96；95% CI：0.89～1.03）也与监测强度没有显著相关性。

（4）疗效及预后预测：法国一项纳入了1 322例诊断为Ⅰ～Ⅲ期结肠癌并接受了根治性手术治疗患者的前瞻性队列发现，肿瘤组织中的免疫评分状态（immunoscore，IS）不仅具有预后预测价值，而且对以奥沙利铂为基础的化疗疗效具有较好的预测价值。通过免疫组织化学测定肿瘤组织和浸润边缘中 $CD3^+$ 和 $CD8^+$T细胞密度，将患者分为低、中、高三种免疫评分，分别占比为43.6%、47.0%和9.4%。与中高评分的患者相比，IS低的患者复发或死亡风险更高（HR=1.54；95% CI：1.24～1.93，P=0.0001）。低IS组的3年无病生存率为66.80%（95% CI：62.23%～70.94%），高IS组为77.14%（95% CI：73.50%～80.35%）。该研究同时也分析了IS在接受奥沙利铂辅助化疗的Ⅲ期结肠癌患者中的疗效预测价值。研究发现IS高的Ⅲ期结肠癌患者能从6个月的mFOLFOX治疗中获益，相反，接受mFOLFOX6方案治疗的IS低的患者，治疗 6 个月并不能比 3 个月带来额外的获益。

最近的数据表明，右半结肠癌和左半结肠癌的疾病生物学和预后可能不同。然而，多篇关于肿瘤偏侧性的预后价值的文献是相互矛盾的。加拿大一项大规模的回顾性队列研究表明，在局部根治后的结肠癌队列中，疾病的偏侧性与总生存或癌症特异性生存无关。研究共纳入了 6 365 例根治术后结肠癌患者，51.7% 为右半结肠癌。无论总人群还是根据分期进行分层分析，右半结肠癌与左半结肠癌的长期生存率没有差异。总的患者中右半结肠癌总生存的危险比为 1.00（95% *CI*：0.92 ~ 1.08），癌症特异性生存的危险比为 1.00（95% *CI*：0.91 ~ 1.10）。

三、小结与展望

结直肠癌危险因素研究历来已久，一系列环境及遗传因素已被证实与结直肠癌相关，基于危险因素的风险预测模型也被用于指导结直肠癌的精准预防和干预，但基于我国人群的大样本前瞻性队列研究证据还需进一步积累。此外，随着时间的推移，我国居民的生活环境和生活方式已发生了巨大变化，结直肠癌危险因素研究需结合时代特征及需求，与时俱进，进而更好地指导肠癌的精准防治。随着我国结直肠癌队列研究的不断拓展和深入，相信以上问题将会得到解答，进而为我国结直肠癌的精准防治提供更多可能。

我国结直肠癌筛查相关的历史已有 40 余年之久，然而基于大型人群筛查队列的长期流行病学效果证据仍较为匮乏。筛查起止年龄的确定亟须中国人群特异性高级别证据支持；以血液标志物、菌群及代谢产物等为基础的新型结直肠癌筛查技术不断增加，然而多数标志物及早期诊断模型尚处于研究阶段，有待进一步人群转化。基于结直肠癌风险度分层的分级筛查方案在提高筛查效率的同时表现了良好的筛查效果，具有一定应用潜力，但其长期流行病学效果仍需进一步验证。随着我国现有结直肠癌筛查项目的规范化实施，不同筛查项目及相应筛查方案的流行病学及卫生经济学评价证据会陆续报道，可为建立适宜于中国国情的、经济有效的结直肠癌筛查方案制订提供证据支持。

当前，我国正处于大型人群队列建设的黄金期，各类专病队列建设蓬勃发展。结直肠癌专病队列研究将对基础研究及临床转化研究影响巨大，尤其在精准医学时代，建立结直肠癌专病队列数据库并进行医学大数据集成分析，有助于未来实现结直肠癌的精准预防与诊疗。

（浙江大学医学院附属第二医院　丁克峰　肖　乾　朱应双　刘成成）

第六节　乳腺癌队列研究

一、乳腺癌队列研究进展

WHO/IARC 最新统计数据显示，2020 年我国女性乳腺癌新发及死亡病例分别约为 41.6 万和 11.7 万，分别是我国女性发病第一位和死亡第四位的恶性肿瘤。同时我国乳腺癌发病呈逐年上升趋势，且年增长水平显著高于世界平均水平。因此，在我国，应对不断增长的乳腺癌疾病负担相比其他国家更加迫在眉睫。

GLOBOCAN 2020 数据同时显示（图 4-2），中国、日本、韩国、朝鲜等东亚国家女性乳腺癌发病高峰年龄集中在 45 ~ 69 岁，之后开始逐渐下降。而美国、英国、德国及法国等欧美国家女性乳腺癌发病率随年龄呈持续上升趋势，发病高峰年龄在 55 岁以后，相比我国及其他东亚国家女性乳腺癌发病高峰年龄平均推迟 10 年。这种不同的乳腺癌年龄别发病率趋势，既可能与不同地区女性的环境及遗传危险因素暴露相关，也可能与欧美等地区女性绝经后采用雌激素替代治疗相对较高等因素相关。同时，这种差异也提示我国女性乳腺癌筛查的起止年龄，特别是筛查起始年龄，不应完全照搬欧美国家的乳腺癌筛查指南推荐，应在总结我国研究成果的基础上，参考东亚国家的乳腺癌筛查建议进行合理建议。此外，与发病率相比，我国女性乳腺癌死亡率呈缓慢上升趋势，而欧美等国乳腺癌死亡率已常年稳定在较高水平。这种差异既可能归因于欧美等国在 19 世纪 70 年代就开展的筛查，也可能归因于不断改进的诊疗技术

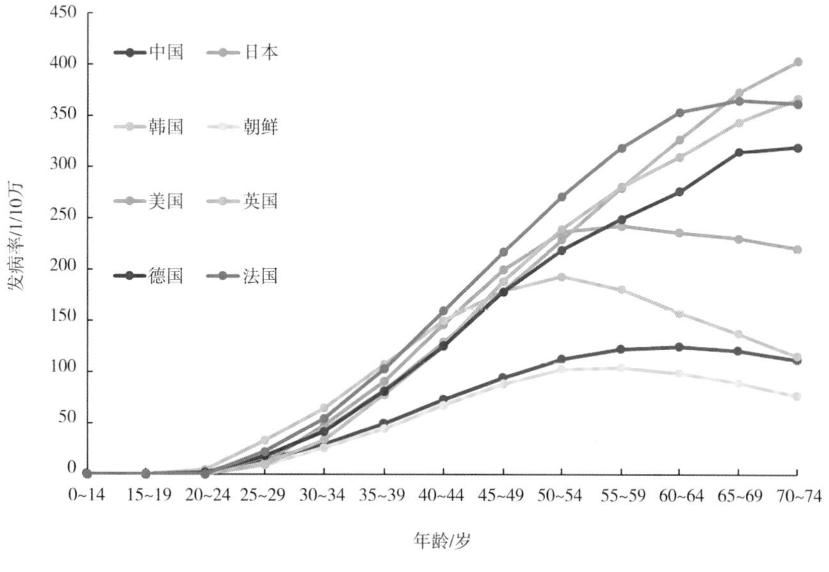

图 4-2　GLOBOCAN 2020 不同国家乳腺癌年龄别发病率

水平。

综上，亟须准确把握国内外乳腺癌精准预防队列、精准筛查队列及精准诊疗队列的最新研究进展，才有可能进一步完善我国乳腺癌的精准防控策略，并最终有效降低我国的乳腺癌疾病负担。

1. 乳腺癌病因队列研究进展

（1）美国护士健康研究队列：美国护士健康研究队列（Nurses' Health Study，NHS）长期致力于饮食模式、生活方式、环境和护理职业暴露因素与女性健康之间的关系。2018 年，NHS 近 13 万女性的长期随访结果发现，青少年期及成年早期蛋白质的摄入量与乳腺癌发病风险没有显著关联。2020 年，NHS 8927 名乳腺癌患者的随访研究提示，多吃水果和蔬菜可以有效改善乳腺癌患者的总体生存，但摄入过多的果汁饮料则可能与较差的预后有关。

（2）乳腺癌家庭注册队列：乳腺癌家庭注册队列（Breast Cancer Family Registry，BCFR）主要关注乳腺癌家族史对乳腺癌发病风险的影响。2019 年，乳腺癌前瞻性家庭研究队列（ProF-SC）验证了 BOADICEA、BRCAPRO、BCRAT 和 IBIS 四种乳腺癌风险预测模型 10 年的乳腺癌发病风险，结论提示纳入更多亲属家族史的模型，如 BOADICEA 和 IBIS，能更好地预测乳腺癌风险。同时结合 BOADICEA 模型的多基因风险得分和 IBIS 模型的非家族史风险因素的混合模型，可以进一步提高风险预测的准确性。此外，BRCA1 和 BRCA2 突变携带者累计乳腺癌风险更高，其中家族史和基因突变位置在风险评估中具有重要价值。

（3）欧洲癌症与营养前瞻性调查：2017 年，欧洲癌症与营养前瞻性调查（EPIC）研究发现新生脂肪（de novo lipogenesis，DNL）很可能通过增加棕榈油酸的合成代谢，从而增加乳腺癌发病风险。同时摄入过多人工合成的反式脂肪酸很可能增加 ER 阴性乳腺癌风险。EPIC-Italy 队列显示在临床可以检测到浸润性乳腺癌之前，血液中 DNA 甲基化谱开始发生变化，并可以检测到 CpG 岛的甲基化改变。

（4）美国加利福尼亚教师队列：2021 年，美国加利福尼亚教师队列（California Teacher's Study，CTS）研究发现 BRCA1 和 BRCA2 致病突变与乳腺癌风险高度相关，PALB2 致病突变与乳腺癌风险中等相关，此外，BARD1、RAD51C 和 RAD51D 突变与 ER 阴性乳腺癌和三阴性乳腺癌的风险增加相关，而 ATM、CDH1 和 CHEK2 与 ER 阳性乳腺癌风险增加相关。包括 CTS 在内的乳腺癌协会联盟（Breast Cancer Association Consortium，BCAC）采用全基因组关联研究（GWAS）发现了 32 个新的乳腺癌易感位点。截至目前，全球乳腺癌 GWAS 共发现近 200 个乳腺癌易感位点。

（5）黑人女性健康队列：2020 年，包括黑人女性健康队列（Black Women's Health Study，BWHS）在内的 10 项研究确定了非裔美国人群乳腺癌的易感基因，其中 BRCA1、BRCA2 和 PALB2 突变与乳腺癌风险高度相关，RAD51D 突变与 ER 阴性乳腺癌风险高度相关。CHEK2、ATM、ERCC3 和 FANCC 突变与 ER 阳性乳腺癌中度相关，RECQL 突变与所有乳腺癌中度相关。包括 BWHS 在内的 19 项队列研究显示较高的 BMI 与绝经前女性乳腺癌风险负相关，但与绝经后乳腺癌风险正相关，同时成年早期的 BMI 影响最强。与 ER 阴性乳腺癌相比，ER 阳性乳腺癌与 BMI 关联更强。

（6）上海女性健康队列：上海女性健康队列（Shanghai Women's Health Study，SWHS）研究表明，较低的尿雌激素浓度和更广泛的 2- 羟基化均与绝经后乳腺癌风险降低有关。绝经后美国女性（亚裔美国人）的雌激素 / 雌激素代谢物总浓度明显高于上海女性，可能是导致美国绝经后女性乳腺癌发病率较高的原因之一。同时，大豆摄入量与绝经前女性乳腺癌风险呈负相关，但绝经状态和激素受体状态可能会改变大豆摄入量与乳腺癌风险之间的关联。

2. 乳腺癌筛查队列研究进展

（1）美国卫生保险计划试验：Autier 等认为美国卫生保险计划试验（The Health Insurance Plan，HIP）中，可能有筛查以外的因素影响了乳腺癌的死亡率，从而使乳腺癌死亡风险被低估。他们对纳入 HIP 研究的妇女特征进行了调查，结果显示对拒绝筛查的女性进行随访十分困难，这可能是导致这部分女性与参加筛查女性在乳腺癌发病和死亡存在差距的重要原因之 ·。

（2）加拿大全国乳腺癌筛查研究：加拿大全国乳腺癌筛查研究（The Canadian National Breast Screening Study，CBNSS）人群随访 25 年后的重新分析结果显示：40 ~ 49 岁女性因参加乳腺癌筛查的过度诊断率为 30%，50 ~ 59 岁女性为 20%；几乎所有原位癌都被过度诊断了；大多数通过乳房钼靶检查发现的无法触及的癌症都被过度诊断了，尤其是在 40 ~ 49 岁的女性中。Kopans 等再次分析了 CBNSS 筛查效果不显著的原因很可能是试验开始的前十年，CNBSS 未完全按照盲法执行所致。同时，CBNSS 中乳房钼靶检查的质量较差也是影响筛查试验结果的关键因素。

（3）Gothenburg 乳腺癌筛查试验：Bjurstam 等对 Gothenburg 乳腺癌筛查试验（The Gothenburg Breast Cancer Screening Trial）的数据进一步分析再次证实乳腺钼靶筛查可以大大降低乳腺癌的死亡率，同时可以降低 50 岁以下女性的乳腺癌死亡率。此外，Shaevitch 等还比较了浸润性肿瘤的大小与筛查灵敏度的关系，结果显示，肿瘤大小与年龄（年龄越大的女性中发现的肿瘤越大）和乳腺癌检查方法等存在差异，也即是乳房触诊发现的肿瘤相比乳房钼靶检查发现的乳腺癌更大。

（4）英国 Age 试验：英国 Age 试验（The UK Age trial）研究于 2015 年报告了 17 年的随访结果，报告显示对 40 ~ 49 岁的女性采用每年一次的钼靶筛查乳腺癌，可以降低乳腺癌的死亡率，但是10年之后这种效果逐渐减弱。具体表现为，筛查前10年，钼靶筛查大约可降低 25% 的乳腺癌死亡率。10 年之后，可能因为病程长短偏倚的作用逐渐减弱，故死亡率降低的效果开始逐渐降低。

（5）瑞典四项乳腺癌筛查试验：2018 年，瑞典四项乳腺癌筛查试验（The Two-County Trial）中最新分析结果显示，乳腺钼靶筛查大约可降低 31% 的乳腺癌死亡率。同时，由于筛查可以发现直径较小、淋巴结转移率较低的 3 级肿瘤，因此，乳腺钼靶筛查可以有效预防 1 期和 2 期乳腺癌进展到 3 级乳腺癌，从而降低了 3 期乳腺癌的死亡。

（6）中国多中心乳腺癌优化筛查试验：中国多中心乳腺癌优化筛查方案（The Multi-modality Independent Screening Trial，MIST）研究首先评价了乳房钼靶筛查后补充超声检查的效果，结果发现乳房钼靶筛查阴性后，对 BIRADS 0～2 级女性补充乳腺超声筛查可以提到乳腺癌的检出率，尤其是对于乳房致密或有良性乳腺疾病的女性更有补充超声筛查的价值。但尚不支持对 BIRADS 3 级进行补充超声筛查。同时，MIST 研究没有发现有 BBD 病史的女性中乳腺癌检出率显著高于没有 BBD 病史女性中乳腺癌检出率。这很可能是因为有 BBD 病史的女性更会主动寻求乳房检查，从而在正常就诊中发现乳腺癌。此外，MIST 还发现基于 6 个乳腺癌传统危险因素个数而非复杂权重构建的低成本乳腺癌高危筛查策略，不仅可以更加简便易行地识别乳腺癌高危女性，并且发现高危女性中乳腺超声及钼靶筛查乳腺癌的早诊率分别为 53.6% 和 50.0%，相比同期临床就诊早期乳腺癌比例（23.4%），两者能将早期癌的检出率分别提高 30.2% 和 26.6%。

3. 乳腺癌专病队列研究进展

（1）女性健康饮食和生活队列：女性健康饮食和生活队列（Women's Healthy Eating and Living，WHEL）的相关研究提出疼痛症状应作为评估癌症治疗方案的标准结局变量，其中乳腺癌患者术后疼痛症状与临床因素（手术类型，他莫昔芬的使用）有关，也与心理因素有关。2016 年该队列进一步评估发现 BMI 与乳腺癌患者术后持续疼痛之间呈线性相关，结论与前期 Meta 分析结果一致。此外，WILE 队列发现适度摄入红肉与冬季 C- 反应蛋白（C-reaction protein，CRP）的降低有关。此外，还发现膳食酸负荷与血浆 CRP 和糖化血红蛋白 HbA1c 之间存在正相关，从而确定了一种可能导致炎症和高血糖的新型饮食因素。除膳食因素之外，基于 WILE 队列中的 1 253 个肿瘤样本，确定了两个与乳腺癌结局相关的 miRNA（包括 miRNA210 和 miRNA29c），并用 TCGA 数据进行外部验证，最终证实新发现的 miRNA 可能会改善乳腺癌风险分层能力。

（2）妇女寿命队列研究：妇女寿命队列研究（Collaborative Women's Longevity

Study，CWLS）是一项涵盖 22 000 多名被诊断为浸润性乳腺癌的病例对照研究，而 CWLS 队列是基于 CBCS 重新纳入近 5 000 名乳腺癌幸存者，以评估诊断后的暴露对健康事件的影响。Passarelli 等评估了乳腺癌诊断前后的吸烟状况与乳腺癌、吸烟相关疾病导致的死亡率之间的关系，发现诊断前吸烟者死于乳腺癌的可能性比从未吸烟的人高出 25%，但在乳腺癌诊断后戒烟的女性因乳腺癌而死亡的风险比诊断后继续吸烟的女性低 33%。

（3）上海乳腺癌生存队列：上海乳腺癌生存队列（Shanghai Breast Cancer Survival Study，SBCSS）研究发现对于乳腺癌治疗后的患者，增加蔬菜摄入量，饮茶和补充鱼油可能有助于认知恢复；而大豆食品摄入量与乳腺癌幸存者骨质疏松性骨折发病风险降低有关；食用坚果与乳腺癌幸存者的生存率提高有关。SBCSS 队列构建了乳腺癌患者 5 年和 10 年无病生存期和总生存期的风险预测模型。同时发现诊断前肥胖和诊断后体重减轻与 TNBC 预后呈负相关。因此，推荐 TNBC 患者在癌症诊断后保持体重稳定，并进一步发现五个基因（EOMES，FA2H，GSPT1，RASGRP1 和 SOD2）和两个 LncRNA 表达（LINC00449 和 LINC01270）情况，均有可能是我国 TNBC 的预后生物标志物。

（4）天津市乳腺癌病例队列：天津市乳腺癌病例队列（Tianjin Cohort of Breast Cancer Cases，TBCCC）通过分析并比较 8000 余例不同分子亚型乳腺癌患者的女性生理生育及其他乳腺癌常见危险因素的分布情况发现，我国不同分子亚型乳腺癌患者在危险因素分布上虽然有一定差异，但更多是共性，造成不同分子亚型乳腺癌患者临床特征差异的主要原因仍主要来源于遗传差异。通过两阶段的分析验证提示 LRRK2 基因的 rs10878441 CC 基因型与我国女性乳腺癌的不良预后相关，很可能是潜在的乳腺癌潜在预后生物标志物。基于 10 836 例不同分子亚型乳腺癌术前 CA15-3 和 CEA 水平与预后关系的分析结果显示，术前 CA15-3 和 CEA 水平是我国女性乳腺癌很强的预后因素，并有可能为 luminal A 和 basal-like 亚型乳腺癌患者提供个性化的治疗策略。同时开发我国女性乳腺癌患者总体生存的列线图，并基于列线图可以很好地预测乳腺癌患者术后获益大小，从而指导辅助化疗。

二、乳腺癌队列研究在精准医疗中的作用

既往大量队列研究已经初步明确乳腺癌的危险因素，并已构建诸多成熟的乳腺癌风险预测模型用于人群的乳腺癌风险管理。然而，真正来源于我国女性，并得到很好验证的乳腺癌风险评估工具相对缺乏，因此，开发高效、精准、适合我国女性生理生育特征的乳腺癌高危评估策略是我国乳腺癌精准预防领域亟待解决的首要问题。同时，既往设计良好的随机对照试验研究证实乳腺钼靶筛查能降低 18%～20% 的乳腺

癌死亡风险。但我国人口分布较广、筛查设备缺乏、医保不覆盖，以及缺乏专业筛查技术人员等原因，在我国开展全人群乳腺 X 线筛查相对困难。因此，探索适合我国国情的乳腺癌高危筛查策略及高危筛查方法是我国乳腺癌精准筛查领域的瓶颈问题。此外，新一代抗体偶联药物为三阴性乳腺癌的治疗带来了新的希望，然而这些药物目前尚处在欧美人群的临床试验当中。如何推进我国乳腺癌患者的靶向药物研发、评估和上市，将是改善我国乳腺癌患者预后的精准诊疗关键措施。

三、小结与展望

经过几十年的科技发展和科研工作者的不懈努力，乳腺癌的研究不论是大人群流行病学危险因素调查还是乳腺癌发病机制的分子生物学研究均取得了巨大的进展，极大地提高了乳腺癌的诊断和治疗水平，使得乳腺癌病死率逐渐下降，生存质量显著提高。

随着科学技术的不断提升，当前乳腺癌队列研究的焦点已逐渐从传统危险因素研究过渡到基因和基因、基因和环境的交互作用，以及从多组学数据探索乳腺癌发病和预后的综合相关因素，对乳腺癌发病机制进行准确定位。而且在计算机技术迅猛发展的当代，机械学习技术也被逐渐应用于医学领域，在癌症诊断方面呈现出较高的准确性。未来将机械学习技术应用于乳腺癌筛查，对乳腺 X 线（钼靶）成像片进行智能读片，快速高效地反馈筛查结果，节省人力和财力，提高筛查效率。此外，随着国家重点研发计划等项目不断地投入资金，未来将开展更大规模、生物组织样本齐全且长期稳定随访的乳腺癌队列研究，以期对乳腺癌的发病因素进行新的探索和反复验证，从而实现对乳腺癌的精准预防。

（天津医科大学肿瘤医院　陈可欣　宋方方　黄育北）

第七节　宫颈癌队列研究

一、宫颈癌队列研究进展

宫颈癌队列研究在人乳头瘤病毒（HPV）感染与宫颈癌的自然史、病因学与危险因素、HPV 疫苗接种以及筛查技术与策略的长期效果评价、不同生物标志物对疾病进展的预测能力等方面取得了很大进步，提供了丰富的循证医学证据（表 4-10）。

表 4-10　近 20 年国内外重要宫颈癌筛查研究队列概况

项目	HPV Persistence and Progression Cohort（PaP 队列）	Addressing the Need for Advanced HPV Diagnostics（ATHENA 队列）	中国山西省宫颈癌筛查队列研究（SPOCCS）
开展时间	2003 年至今	2008—2012 年	1999 年至今
招募地点	美国北加州凯撒医疗中心	美国 23 个州 61 个临床中心	中国山西省
目标人群	30 ~ 64 岁女性 （截至 2018 年 199.9 万余例）	41 955 名 25 岁以上女性	11 031 名 35 ~ 50 岁女性
筛查策略	细胞学和 HPV DNA 联合， 每 3 年一次	细胞学和 HPV DNA 联合筛查，任意阳性者以及随机抽取部分阴性者进行阴道镜检查，共随访 3 年	HPV 检测、液基细胞学和肉眼观察联合，每 5 ~ 6 年随访一次
重要贡献	1. 证明 HPV 和细胞学联合筛查优于单独细胞学筛查 2. 证明联合筛查相比 HPV 单独筛查仅能使极少女性获益 3. 提出筛查异常人群管理原则“同等风险，同等管理”（2019 年美国 ASCCP 宫颈筛查异常管理指南依据） 4. 开展新型生物标志物的应用效果评价：HPV 分型、p16/Ki67 双染、甲基化检测等 5. 其他与 HPV 相关肿瘤的病因学研究平台：HPV 病毒和宿主遗传学、表观遗传学和宫颈阴道微生物组等 6. 评估 HPV 疫苗接种对疾病自然史和筛查等的影响	1. 证明 HPV16/18 分型检测可用于对 ASC-US、LSIL 和 HPV 阳性人群的风险分层 2. 证明 HPV 初筛结合 HPV16/18 分型检测和细胞学分流的筛查策略具有高度灵敏度和较低转诊率 3. 提出 HPV 检测可单独用于 25 岁以上女性的宫颈癌初筛（2015 年美国 ASCCP 宫颈癌筛查过渡期指南依据）	1. 明确高危 HPV 持续感染是我国女性宫颈癌的重要病因和 HPV 感染致病自然史 2. 评价不同筛查方法和策略在我国女性人群的长期效果，制定适合我国女性的宫颈癌筛查和管理策略 3. 开展新型生物标志物在中国人群中应用效果评价：HPV 型别、E6/E7 癌蛋白、宿主和病毒 DNA 甲基化、病毒载量、P16 蛋白

1. 美国 PaP 队列

美国 PaP 队列（HPV Persistence and Progression Cohort，PaP Cohort）始于 2003 年，由美国国家癌症研究所和北加州凯撒医疗中心（Kaiser Permanente Northern California，KPNC）合作建立。截至 2018 年，共有 199.9 万余例 30 ~ 64 岁女性进入队列；目前每年仍有约 30 万女性加入；采用细胞学和 HPV DNA 联合每 3 年一轮的筛查策略进行随访。PaP 队列提供了不同 HPV 和细胞学筛查结果人群进展为高度宫颈癌前病变和宫颈癌的长期风险，根据证据积累不断提出与时俱进的筛查策略。从证明 HPV 和细胞学联合筛查要优于单独细胞学的筛查策略，联合筛查相比 HPV 单独筛查仅能使极少女性获益；到建议延长联合筛查或 HPV 筛查的间隔，到证明既往筛查史会影响进展风险，到提出基于“同等风险，同等管理”的筛查异常人群管理原则，成为 2019 年美国阴道镜和临床病理学会（ASCCP）发布基于风险的管理共识指南的重要依据。同时，此队列积累了大量的生物学标本，已利用这些标本开展了 HPV 分型、p16/Ki67 双染、甲基化检测等，评价有望用于 HPV 阳性人群转诊的技术和策略。尤其值得关注的是，以 PaP 队列为基础，从 2016 年开始纳入 25 岁以上女性进行“改进以风险为基础的 HPV 筛查研究”（Improving Risk Informed HPV Screening Study，IRIS），将针对几种有前景的候选生物标志物开展头对头评价，聚焦筛查指南中尚未解决的问题，为筛查实践提供科学依据。而且，该队列也为研究其他与 HPV 相关肿瘤的病因学，尤其是 HPV 病毒和宿主遗传学、表观遗传学和宫颈阴道微生物组等的作用提供了平台。此外，随着 HPV 疫苗接种人群陆续到达筛查年龄，该队列还可用于评估 HPV 疫苗接种对疾病自然史和筛查等的影响。

2. 美国 ATHENA 队列

美国 ATHENA 队列（Addressing the Need for Advanced HPV Diagnostics，ATHENA）建立于 2008 年，从美国 23 个州的 61 个临床中心招募了 41 955 名 25 岁以上的符合入组标准的女性，均采集宫颈脱落细胞标本进行 HPV 检测（Amplicor HPV 检测、Linear Array HPV 分型检测、Cobas 4800 HPV 检测）和细胞学检查。对 Amplicor/Linear Array 和细胞学检查任意阳性者，以及随机抽取部分阴性者进行阴道镜检查和活检，并随访 3 年。ATHENA 队列结果显示 HPV16/18 分型可以对 ASC-US、LSIL 以及 HPV 阳性细胞学阴性者进行有效的风险分层，用于指导分流管理，表明 HPV 初筛结合 HPV16/18 和细胞学分流的筛查策略相比单纯细胞学筛查更加灵敏和有效，相比 HPV 和细胞学联合筛查具有相似的灵敏度和更低的阴道镜转诊率。最终基于 3 年随访结果证明对于 25 岁以上女性，HPV 初筛与混合策略一样有效，且检测量更少，为 2015 年美国 ASCCP 提出 HPV 检测可单独用于宫颈癌初筛的宫颈癌筛查过渡期指南提供了有力支撑。

3. 中国山西省宫颈癌筛查队列研究

中国山西省宫颈癌筛查队列研究（Shanxi Province of Cervical Cancer Screening，SPOCCS）建立于 1999 年，共招募 11 031 名山西省 35 ~ 50 岁女性，采用 HPV 检测、液基细胞学和肉眼观察进行基线和随访观察，至今已随访 17 年，是我国随访时间最久的宫颈癌筛查队列。利用该队列，研究者开展了一系列自然史、病因和危险因素、筛查技术和策略在中国人群应用的评价研究。主要成果包括：明确高危 HPV 持续感染是我国女性宫颈癌的重要病因，并探究影响 HPV 持续和病变进展的协同因素，得到了我国女性从 HPV 感染到各级宫颈癌前病变的持续、进展或逆转的比率；从前瞻性角度评估了不同筛查方法的长期效果，以及 HPV 型别、E6/E7 癌蛋白、宿主和病毒 DNA 甲基化、病毒载量、P16 蛋白等生物标志物预测病变进展的能力，为研发新的筛查技术，制定适合我国女性的宫颈癌筛查和管理策略提供了证据。

4. 关于 HPV 疫苗接种效果的真实世界人群队列研究

HPV 疫苗预防 HPV 持续感染和宫颈癌前病变的效果已在临床试验中得到了广泛验证。从 2006 年起全球陆续已有 110 多个国家将 HPV 疫苗纳入国家免疫规划。随着最先接种疫苗的出生队列逐渐达到宫颈癌筛查年龄，利用一些国家相对完善的疫苗接种和肿瘤登记系统，以及信息共享机制，就给通过开展真实世界队列研究来评价 HPV 疫苗接种对宫颈癌发病率以及与 HPV 感染相关的其他疾病的预防效果，评价减少剂次的接种策略效果等提供了机遇。目前已发表的引起学界广泛关注的重要研究有英格兰基于 2006—2019 年 20 ~ 64 岁女性人群的队列研究、瑞典基于 2006—2017 年 10 ~ 30 岁 167 万女性的队列研究、丹麦基于 1985—2003 年出生队列的研究、澳大利亚维多利亚基于 2003—2009 年宫颈筛查登记数据的队列研究等，这些研究均证实了 HPV 疫苗在真实世界应用时的有效性，而且接种年龄越小效果越显著。

二、宫颈癌队列研究在精准医疗中的作用

1. 构建全疾病谱生物样本库和数据库平台

通过系统整合临床和人群队列，可获得宫颈癌及癌前病变的全疾病谱生物样本库，同时收集整理与样本库相匹配的包括基线信息、危险因素暴露信息、病理诊断信息、临床诊治信息以及终点结局随访等综合信息，可构建与之匹配的包括流行病学、临床诊治以及结局随访等综合信息的大数据库体系，进而可为宫颈癌专病风险评估和预测、个体化预防、精准化诊疗及疗效监测等提供多层次的样本库和数据库平台。

2. 揭示病因和危险因素，提供精准防控关键靶点

队列研究是发现和验证宫颈癌病因及危险因素，了解宫颈癌发生发展自然史的重要手段。宫颈癌队列研究能够为某些暴露因素与宫颈癌发生发展提供最强有力的因果关系证据，确认危险因素，同时可观察宫颈病变人群的疾病自然史，进一步明确暴露因素在疾病发生发展中的重要作用。通过队列研究验证的宫颈癌病因、危险因素或影响宫颈癌治疗或预后效果的相关因素可为宫颈癌精准预防和诊疗提供关键靶点和思路。

（1）HPV 与宫颈癌病因学关系的确认及其在精准预防中的关键作用：20 世纪 80 年代德国病毒学家 Zur Hausen 首次提出 HPV 感染与宫颈癌的发生、发展密切相关的假设。此后，国内外数个队列研究证据证明了此假设的正确性，使得人们对宫颈癌和 HPV 的因果关联基本达成了共识，即高危型 HPV 持续感染是宫颈癌发生的必要病因。1996 年，WHO 将高危型 HPV 确认为宫颈癌的根本致病因子。为了进一步确认 HPV 16 型与宫颈癌的病因学关系，芬兰在一项长达 23 年的队列研究中嵌套进行巢式

病例对照研究，结果显示，HPV16 感染会显著增加宫颈癌发病风险（*OR*=12.5）。随后，在国际癌症研究机构（IARC）专题讨论会上，确定了 HPV 感染是宫颈癌发生的必要条件。2000 年，瑞典在一项 26 年的队列研究中进行巢式病例对照研究，再一次验证了持续性或反复性 HPV16 感染可显著增加宫颈癌的发病风险，从感染到发展为原位宫颈癌的中位时间为是 7 ~ 12 年。2009 年，我国一项在山西进行的 SPOCCS 队列研究结果显示，针对基线不同 HPV 状态女性，基线和 6 年随访时 HPV 均为阳性的女性发生宫颈癌前病变的风险比未感染 HPV 女性高 167 倍；基线 HPV 感染女性比未感染 HPV 女性发生癌前病变的风险增加了 52 倍。2010 年，丹麦一项针对 8 656 名女性进行的更大规模前瞻性研究再一次证明了 HPV16、HPV18、HPV31 和 HPV33 感染，特别是 HPV16 持续性与进展为高级别宫颈癌前病变的绝对风险密切相关。系列队列研究均从前瞻性的角度证明了高危型 HPV 持续性感染，尤其是 HPV16 持续感染，与宫颈癌的发生、发展息息相关。

HPV 与宫颈癌病因关系的确认，推动了以 HPV 为核心的宫颈癌精准预防措施及实践的重大变革。①预防性 HPV 疫苗的研发应用：应用安全有效的预防性 HPV 疫苗从根本上阻断 HPV 传播是预防宫颈癌的最有效措施。截至 2020 年 10 月，全球已有 4 种预防性 HPV 疫苗成功上市（其中包括我国首个具有自主知识产权的预防性 HPV 疫苗），110 余个国家将 HPV 疫苗纳入了国家免疫规划（National Immunisation Programme，NIP）。2020 年，WHO 发布“加速消除宫颈癌全球战略”，指出“90% 的女孩在 15 岁之前接种预防性 HPV 疫苗”是实现消除宫颈癌的关键路径之一。②以 HPV 检测为基础的宫颈癌筛查技术的研发和应用：细胞学筛查是最早采用的宫颈癌筛查技术，VIA/VILI 是一种简单易行、成本低且易于掌握的适用于低资源国家 / 地区的宫颈癌筛查方法，然而这两种技术均以宫颈细胞形态学改变为基础，较为主观，限制了其在中低收入国家的推广和使用。随着病因学研究的日益深入及宫颈癌筛查的现实需求，以 HPV DNA 检测为基础的分子诊断技术快速发展，推动宫颈癌筛查实现了由主观的细胞形态学诊断向客观的分子生物学检测的革命性改变。WHO 发布和更新的系列指南及全球部分国家发布的最新指南均推荐以 HPV 检测作为主要的宫颈癌筛查方法。

（2）发现宫颈病变发生、发展相关分子标志物，促进宫颈癌及癌前病变预警前移：目前，一些与宫颈癌发生、发展相关的分子标志物（HPV E6/E7 蛋白，P16/Ki67，甲基化等）层出不穷，其与宫颈癌发生发展的因果关系已经或正在通过队列研究进行深度证实，是当前精准筛选宫颈癌及癌前病变的热点领域。例如，Johansson 等对细胞学轻度异常女性随访 4 ~ 5 年，发现 HPV E6/E7 mRNA 预测宫颈进展为 $CIN2^{+}$ 的灵敏度较高，特异度较差，但对病理级别为 CIN3 以上的阴性预测值可达到 100.0%。中国医学科学院肿瘤医院对 2 498 名 25 ~ 65 岁女性 3 年前瞻性队列研究发现，与基线时 HPV16 E6 癌蛋白阴性的女性相比，E6 阳性组的女性在 3 年随访期间具有更高的 HPV 持续性感染风险（$OR_{调整}$=54.64，95% *CI*：7.19 ~ 415.09）；一项长达 10 年的队列随访研究（SPOCCS）表明，基线 HC2 阳性女性中 HPVl6/18 E6 癌蛋白阳性者 10 年 $CIN3^{+}$ 累积发病风险为 53%，显著高于细胞学或 VIA 阳性者的累积风险（20% 和 18%），即队列研究证实了 HPV16/18 E6 癌蛋白构成 HPV 持续性感染风险的标志物，对进展性宫颈癌前病变具有非常重要的预测价值，可将其作为宫颈癌及癌前病变的精准预防和诊治的关键靶标。

（3）发现宫颈癌治疗预后相关分子标志物，促进宫颈癌精准治疗：通过对宫颈癌治疗队列人群进行随访，可发现影响患者预后的危险因素和相关生物标志物，进一步促进对宫颈癌患者的精准诊疗。一项研究旨在评估环氧合酶 -2（Cox-2）过表达是ⅡB 期宫颈癌患者接受放、化联合治疗的预后指标，对 1991—1996 年间接受放化疗的宫颈ⅡB 期 SCC 患者按其 Cox-2 水平分为 Cox-2 阴性组和 Cox-2 阳性组。研究发现，Cox-2 阳性组总体 5 年生存率为 56%，与 Cox-2 阴性组（94%）相比，无病存活率较低；此外，Cox-2 表达增加也与肿瘤复发时间短相关（Cox-2 阳性组 9 个月，Cox-2 阴性组 26 个月）。提示 Cox-2 过表达是影响宫颈癌治疗预后的独立因素，可作为放、化同步治疗宫颈ⅡB 期 SCC 患者的危险因素。另有研究发现，在宫颈鳞癌和腺癌细胞系中，WRN 基因甲基化表达沉默后，可增加伊立替康的抗肿瘤作用；宫颈癌中某些 DNA 甲基化调控基因可作为预后的重要预测指标，如 RASSF1A 基因甲基化的宫颈腺癌患者，其无疾病生存率及总生存率整体高于无甲基化患者，XRCC2 甲基化可用于预测Ⅲ ~ Ⅳ期宫颈癌化疗药迟发型药物毒性。这些用于宫颈癌预后评估的相关分子标志物可用来预测患者结局，加速个体化治疗，并促进改善患者预后的精准干预技术的研发。

3. 监测负担和疗效指标，评估精准防控干预效果

针对全人群或特定人群（如青少年、有性生活女性；HPV 感染人群、宫颈癌及癌前病变人群；疫苗接种人群、筛查人群等）开展基于真实世界的队列研究，计算采用不同预防、诊疗措施或策略人群的结局指标发生情况（发病率、死亡率、治愈率或复发率等），可对不同宫颈癌精准预防和诊疗措施的干预效果进行科学评价。

（1）预防性 HPV 疫苗效果监测：虽然随机对照试验结果表明，HPV 疫苗接种在预防 HPV 感染和 CIN 方面是有效的，但其对宫颈癌发病率影响的直接证据尚不完全。2020 年 10 月 1 日，瑞典一项研究使用全国人口统计和健康状况登记表，追踪了 2006—2017 年 1 672 983 名 10 ~ 30 岁女孩和妇女的宫颈癌发病情况，结果显示在接种和未接种疫苗的成年女性中，宫颈癌的累积发病率分别为 47 例 /10 万和 94 例 /10

万。经校正后，17 岁前和 17 ~ 30 岁接种疫苗的成年女性与未接种疫苗人群的宫颈癌发病率比分别为 0.12 和 0.47，即在人群中进行四价 HPV 疫苗接种可大大降低浸润性宫颈癌的风险。近期，一项来自英国长达 13 年的观察性研究基于国家肿瘤登记数据评估了在引入 HPV 疫苗接种计划之前和之后（12 ~ 14 岁、14 ~ 16 岁、16 ~ 18 岁疫苗接种队列）女性患宫颈癌和癌前病变的差异，结果发现，在引入 HPV 疫苗接种计划后，年轻女性的宫颈癌和 CIN3 的发病率发生了大幅下降，尤其是在 12 ~ 13 岁阶段的疫苗接种者，其患宫颈癌的风险能下降 87%，而在 16 ~ 18 岁接受免疫接种的人群的风险则能下降 34%；HPV 的免疫接种程序几乎成功地消除了 1995 年 9 月 1 日出生以来的女性的宫颈癌的发病率。系列基于真实世界开展的前瞻性队列研究，均证明了预防性 HPV 疫苗可有效降低宫颈癌发病率。

（2）宫颈癌筛查技术和策略效果评价：队列研究是评估筛查技术或筛查策略长期保护效果，确定策略筛查间隔的有效手段，基于队列研究的科学证据可有效促进宫颈癌筛查技术和策略的变革。美国本土最大型的前瞻性宫颈癌筛查队列 ATHENA 和北加利福尼亚州凯萨医疗机构建立的宫颈癌筛查队列研究（KPNC）有效推动了美国宫颈癌筛查策略和筛查指南的革新。2011 年，ATHENA 研究证明了 cobas 4800 HPV Test 可用于细胞学异常人群（ASC-US）的分流管理，研究结果为 2012 年美国宫颈癌筛查指南更新为 HPV 检测和细胞学联合检测用于宫颈癌筛查提供了科学证据。2011—2013 年，ATHENA 研究证明了对于检测 $CIN3^+$ 病变，HPV 检测比液基细胞学更敏感；HPV 初筛结合 HPV16/18 分流可能是替代单独细胞学检测的更敏感、更有效的宫颈癌筛查策略；2015 年，ATHENA 研究证明了对于年龄≥ 25 岁的女性，HPV 初筛与混合策略一样有效（25 ~ 29 岁时使用细胞学检查，在≥ 30 岁时使用 HPV 和细胞学联合检测）；研究结果为 2015 年美国宫颈癌筛查过渡期指南提出可选择单独 HPV 检测用于宫颈癌一线初筛方法提供了科学证据。2019 年，基于 150 多万患者进行的 KPNC 前瞻性队列研究，15 年随访研究结果为 2019 年 ASCCP 指南的更新提供了重要科学依据，推动了宫颈癌筛查和管理从基于检测结果向基于宫颈癌及癌前病变发病风险的指南进行转变。

一些大型宫颈癌筛查队列可在随访一定年限后，通过评估患者死亡率等来评估筛查效果。1992 年意大利一项研究报告指出，宫颈癌细胞学筛查于 20 世纪 60 年代初在瓦雷泽省的布斯托 - 阿西齐奥开始进行，随后扩散到该省其他地区。20 年间，瓦雷泽省浸润性宫颈癌的发病率（世界标准化）从 1976—1981 年的 10.3/10 万下降至 1982—1987 年的 7.5/10 万。1993 年 Aareleid 等比较了芬兰（1953—1987 年）和爱沙尼亚（1968—1987 年）浸润性宫颈癌发病率和死亡率的长期趋势。该研究指出，20 世纪 60 年代早期，芬兰开展了有组织的全国宫颈癌筛查计划，而爱沙尼亚尚未引入细胞学筛查。1987 年，爱沙尼亚年龄标准化（世界人口）发病率为 14.0/10 万，芬兰则为 3.8/10 万；年龄标准化死亡率分别为 6.0/10 万和 1.6/10 万。爱沙尼亚宫颈癌的发病率和死亡率均高于芬兰。这些结果均肯定了宫颈癌筛查对于降低宫颈癌的发病率具有一定效果。

三、小结与展望

随着生物医学技术的发展及医学大数据时代的到来，可实现在个人的遗传信息（基因组）基础上，借助基因检测技术，更深入、准确、全面地反映疾病的本质特征，直接定位疾病的准确缺陷，进而精准预防和治疗。对于宫颈癌来说，通过队列研究对疾病发生发展和治疗相关分子标志物发现、验证、技术研发和应用，来实现针对宫颈癌的精准预防、精准诊断和治疗，以及宫颈癌治疗预后的早期评估，将成为未来宫颈癌防治的重要任务和发展方向。在此基础上，结合队列研究建立起来的大样本和大数据分析，可辅助鉴定出有效的宫颈癌发病驱动基因和分子，筛选出潜在的治疗靶标，从而实现对具有家族史、HPV 感染、高发地区生活史等易感人群的精准预防和干预，阻断宫颈癌的发生发展进程。

（中国医学科学院肿瘤医院　赵方辉　胡尚英　赵雪莲）

参考文献

[1] Aareleid T, Pukkala E, Thomson H, et al. Cervical cancer incidence and mortality trends in Finland and Estonia: a screened vs. an unscreened population[J]. Eur J Cancer, 1993, 29a(5): 745-749.
[2] Abnet CC, Arnold M, Wei WQ. Epidemiology of esophageal squamous cell carcinoma[J]. Gastroenterology, 2018, 154(2):360-373.
[3] Allemani C, Matsuda T, Di Carlo V, et al. Global surveillance of trends in cancer survival 2000-14 (CONCORD-3): analysis of individual records for 37 513 025 patients diagnosed with one of 18 cancers from 322 population-based registries in 71 countries[J]. Lancet, 2018, 391(10125): 1023-1075.
[4] Allemani C, Matsuda T, Di Carlo V, et al. Global surveillance of trends in cancer survival 2000-14 (CONCORD-3): analysis of individual records for 37 513 025 patients diagnosed with one of 18 cancers from 322 population-based registries in 71 countries[J]. Lancet, 2018, 391(10125): 1023-1075.
[5] Australia's health system. National Cervical Screening Program. 2017 (accessed October 18, 2021).
[6] Autier P, Boniol M, Smans M, et al. Observed and predicted risk of breast cancer death in randomized trials on breast cancer screening[J]. PLoS One, 2016, 11(4): e154113.
[7] Baandrup L, Dehlendorff C, Kjaer SK. One-dose human papillomavirus vaccination and the risk of Genital Warts: a Danish nationwide population-based study[J]. Clin Infect Dis, 2021,

73(9):e3220-e3226.
[8] Baglia ML, Zheng W, Li H, et al. The association of soy food consumption with the risk of subtype of breast cancers defined by hormone receptor and HER2 status[J]. Int J Cancer, 2016, 139(4): 742-748.
[9] Baines CJ, To T, Miller AB. Revised estimates of overdiagnosis from the Canadian National Breast Screening Study[J]. Prev Med, 2016, 90: 66-71.
[10] Bao PP, Cai H, Peng P, et al. Body mass index and weight change in relation to triple-negative breast cancer survival[J]. Cancer Causes Control, 2016, 27(2): 229-236.
[11] Bee KJ, Gradissimo A, Chen Z, et al. Genetic and epigenetic variations of HPV52 in cervical precancer[J]. Int J Mol Sci, 2021, 22(12): 646.
[12] Bertelsen CA, Neuenschwander AU, Jansen JE, et al. 5-year outcome after complete mesocolic excision for right-sided colon cancer: a population-based cohort study[J]. Lancet Oncol, 2019, 20(11): 1556-1565.
[13] Bjurstam NG, Bjorneld LM, Duffy SW. Updated results of the Gothenburg Trial of Mammographic Screening[J]. Cancer, 2016, 122(12): 1832-1835.
[14] Blanco-Luquin I, Guarch R, Ojer A, et al. Differential role of gene hypermethylation in adenocarcinomas, squamous cell carcinomas and cervical intraepithelial lesions of the uterine cervix[J]. Pathol Int, 2015, 65(9): 476-485.
[15] Boström P, Hultberg DK, Häggström J, et al. Oncological Impact of High Vascular Tie After Surgery for Rectal Cancer: A Nationwide Cohort Study[J]. Ann Surg, 2021, 274(3): e236-e244.
[16] Brenner H, Stock C, Hoffmeister M. Effect of screening sigmoidoscopy and screening colonoscopy on colorectal cancer incidence and mortality: systematic review and meta-analysis of randomised controlled trials and observational studies[J]. BMJ, 2014, 348: g2467.
[17] Brotherton JM, Fridman M, May CL, et al. Early effect of the HPV vaccination programme on cervical abnormalities in Victoria, Australia: an ecological study[J]. Lancet, 2011, 377(9783): 2085-2092.
[18] Burn J, Sheth H, Elliott F, et al. Cancer prevention with aspirin in hereditary colorectal cancer (Lynch syndrome), 10-year follow-up and registry-based 20-year data in the CAPP2 study: a double-blind, randomised, placebo-controlled trial[J]. Lancet, 2020, 395(10240): 1855-1863.
[19] Bycroft C, Freeman C, Petkova D, et al. The UK Biobank resource with deep phenotyping and genomic data[J]. Nature, 2018, 562(7726): 203-209.
[20] Cai GX, Cai M, Feng Z, et al. A multilocus blood-based assay targeting circulating tumor DNA methylation enables early detection and early relapse prediction of colorectal cancer[J]. Gastroenterology, 2021, 161(6):2053-2056.e2.
[21] Cai H, Ye F, Michel A, et al. Helicobacter pylori blood biomarker for gastric cancer risk in East Asia[J]. Int J Epidemiol, 2016, 45(3): 774-781.
[22] Cai Q, Zhu C, Yuan Y, et al. Development and validation of a prediction rule for estimating gastric cancer risk in the Chinese high-risk population: a nationwide multicentre study[J]. Gut, 2019, 68(9): 1576-1587.
[23] Castle PE, Kinney WK, Xue X, et al. Effect of several negative rounds of human papillomavirus and cytology co-testing on safety against cervical cancer: an observational cohort study[J]. Ann Intern Med, 2018, 168(1): 20-29.
[24] Castle PE, Stoler MH, Wright TC, et al. Performance of carcinogenic human papillomavirus (HPV) testing and HPV16 or HPV18 genotyping for cervical cancer screening of women aged 25 years and older: a subanalysis of the ATHENA study[J]. Lancet Oncol, 2011, 12(9): 880-890.

[25] Castle PE, Stoler MH, Wright TC, et al. Performance of carcinogenic human papillomavirus (HPV) testing and HPV16 or HPV18 genotyping for cervical cancer screening of women aged 25 years and older: a subanalysis of the ATHENA study[J]. Lancet Oncol, 2011, 12(9): 880-890.
[26] Castle PE, Xie X, Xue X, et al. Impact of human papillomavirus vaccination on the clinical meaning of cervical screening results[J]. Prev Med, 2019, 118: 44-50.
[27] Chajes V, Assi N, Biessy C, et al. A prospective evaluation of plasma phospholipid fatty acids and breast cancer risk in the EPIC study[J]. Ann Oncol, 2017, 28(11): 2836-2842.
[28] Chen F, Dai X, Zhou CC, et al. Integrated analysis of the faecal metagenome and serum metabolome reveals the role of gut microbiome-associated metabolites in the detection of colorectal cancer and adenoma[J]. Gut, 2022, 71(7):1315-1325.
[29] Chen H, Li N, Ren J, et al. Participation and yield of a population-based colorectal cancer screening programme in China[J]. Gut, 2019, 68(8): 1450-1457.
[30] Chen H, Lu M, Liu C, et al. Comparative evaluation of participation and diagnostic yield of colonoscopy vs fecal immunochemical test vs risk-adapted screening in colorectal cancer screening: interim analysis of a multicenter randomized controlled trial (TARGET-C)[J]. Am J Gastroenterol, 2020, 115(8): 1264-1274.
[31] Chen K, Jiang Q, Ma X, et al. Alcohol drinking and colorectal cancer: a population-based prospective cohort study in China[J]. Eur J Epidemiol, 2005, 20(2): 149-154.
[32] Chen L, Hong J, Hu R, et al. Clinical Value of Combined Detection of Serum sTim-3 and Pepsinogen for Gastric Cancer Diagnosis [J]. Cancer Manag Res, 2021, 13: 7759-7769.
[33] Chen R, Liu Y, Song G, et al. Effectiveness of one-time endoscopic screening programme in prevention of upper gastrointestinal cancer in China: a multicentre population-based cohort study[J]. Gut, 2021, 70(2):251-260.
[34] Chen W, Li H, Ren J, et al. Selection of high-risk individuals for esophageal cancer screening: A prediction model of esophageal squamous cell carcinoma based on a multicenter screening cohort in rural China[J]. Int J Cancer, 2021, 148(2):329-339.
[35] Chen W, Zheng R, Baade PD, et al. Cancer statistics in China, 2015[J]. CA Cancer J Clin, 2016, 66(2): 115-132.
[36] Chen X, Gole J, Gore A, et al. Non-invasive early detection of cancer four years before conventional diagnosis using a blood test[J]. Nat Commun, 2020, 11(1): 3475.
[37] Chen ZM, Peto R, Iona A, et al. Emerging tobacco-related cancer risks in China: A nationwide, prospective study of 0.5 million adults[J]. Cancer, 2015, 121 Suppl 17(Suppl 17): 3097-3106.
[38] Choi IJ, Kim CG, Lee JY, et al. Family History of Gastric Cancer and Helicobacter pylori Treatment[J]. N Engl J Med, 2020, 382: 427-436.
[39] Collins FS, Varmus H. A new initiative on precision medicine[J]. N Engl J Med, 2015, 372(9): 793-795.
[40] Consortium UK, Walter K, Min JL, et al. The UK10K project identifies rare variants in health and disease[J]. Nature, 2015, 526(7571): 82-90.
[41] Correa P. Human gastric carcinogenesis: a multistep and multifactorial process--First American Cancer Society Award Lecture on Cancer Epidemiology and Prevention[J]. Cancer Res, 1992, 52(24): 6735-6740.
[42] Cox JT, Castle PE, Behrens CM, et al. Comparison of cervical cancer screening strategies incorporating different combinations of cytology, HPV testing, and genotyping for HPV 16/18: results from the ATHENA HPV study[J]. Am J Obstet Gynecol, 2013, 208(3): 184.e1- e11.
[43] Criss SD, Cao P, Bastani M, et al. Cost-effectiveness analysis of lung cancer screening in the United

States: a comparative modeling study[J]. Ann Intern Med, 2019, 171(11): 796-804.
[44] Cuzick J, Thomas Cox J, Zhang G, et al. Human papillomavirus testing for triage of women with low-grade squamous intraepithelial lesions[J]. Int J Cancer, 2013, 132(4): 959-966.
[45] Dai J, Lv J, Zhu M, et al. Identification of risk loci and a polygenic risk score for lung cancer: a large-scale prospective cohort study in Chinese populations[J]. Lancet. Respiratory Medicine, 2019, 7(10): 881-891.
[46] Davidson KW, Barry MJ, Mangione CM, et al. Screening for colorectal cancer: US Preventive Services Task Force Recommendation Statement[J]. JAMA, 2021, 325(19): 1965-1977.
[47] de Koning HJ, van der Aalst CM, de Jong PA, et al. Reduced lung-cancer mortality with volume CT screening in a randomized trial[J]. N Engl J Med, 2020, 382(6): 503-513.
[48] Demarco M, Hyun N, Carter-Pokras O, et al. A study of type-specific HPV natural history and implications for contemporary cervical cancer screening programs[J]. EClinicalMedicine, 2020, 22: 100293.
[49] Ding YY, Yao P, Wu L, et al. Body mass index and persistent pain after breast cancer surgery: findings from the women's healthy eating and living study and a meta-analysis[J]. Oncotarget, 2017, 8(26): 43332-43343.
[50] Dinkelspiel H, Fetterman B, Poitras N, et al. Cervical cancer rates after the transition from annual Pap to 3-year HPV and Pap[J]. J Low Genit Tract Dis, 2014, 18(1): 57-60.
[51] Dong H, Huang Y, Song F, et al. Improved performance of aadjunctive ultrasonography after mammography screening for breast cancer among Chinese females[J]. Clin Breast Cancer, 2018, 18(3): e353-e361.
[52] Dong L, Hu S-Y, Zhang Q, et al. Risk prediction of cervical cancer and precancers by type-specific human papillomavirus: evidence from a population-based cohort study in China[J]. Cancer Prev Res (Phila), 2017, 10(12): 745-751.
[53] Dong L, Wang MZ, Zhao XL, et al. Human papillomavirus viral load as a useful triage tool for non-16/18 high-risk human papillomavirus positive women: A prospective screening cohort study[J]. Gynecol Oncol, 2018, 148(1): 103-110.
[54] Dong L, Zhang L, Hu SY, et al. Risk stratification of HPV 16 DNA methylation combined with E6 oncoprotein in cervical cancer screening: a 10-year prospective cohort study[J]. Clin Epigenetics, 2020, 12(1): 62.
[55] Dong L, Jin X, Wang W, et al. Distinct clinical phenotype and genetic testing strategy for Lynch syndrome in China based on a large colorectal cancer cohort[J]. Int J Cancer, 2020, 146(11): 3077-3086.
[56] Duffy S, Vulkan D, Cuckle H, et al. Annual mammographic screening to reduce breast cancer mortality in women from age 40 years: long-term follow-up of the UK Age RCT[J]. Health Technol Assess, 2020, 24(55): 1-24.
[57] Eaglehouse YL, Koh WP, Wang R, et al. Physical activity, sedentary time, and risk of colorectal cancer: the Singapore Chinese Health Study[J]. Eur J Cancer Prev, 2017, 26(6): 469-475.
[58] Egemen D, Cheung LC, Chen X, et al. Risk estimates supporting the 2019 ASCCP Risk-Based Management Consensus Guidelines[J]. J Low Genit Tract Dis, 2020, 24(2): 132-143.
[59] Epplein M, Butt J, Zhang Y, et al. Validation of a blood biomarker for identification of individuals at high risk for gastric cancer[J]. Cancer Epidemiol Biomarkers Prev, 2018, 27(12): 1472-1479.
[60] Fahrmann JF, Marsh T, Irajizad E, et al. Blood-based biomarker panel for personalized lung cancer risk assessment[J]. J Clin Oncol, 2022, JCO2101460.
[61] Falcaro M, Castañon A, Ndlela B, et al. The effects of the national HPV vaccination programme in

England, UK, on cervical cancer and grade 3 cervical intraepithelial neoplasia incidence: a register-based observational study[J]. Lancet, 2021, 398(10316): 2084-2092.
[62] Fan R, Chen Y, Nechuta S, et al. Prediction models for breast cancer prognosis among Asian women[J]. Cancer, 2021, 127(11): 1758-1769.
[63] Fan Y, Su Z, Wei M, et al. Long-term lung cancer risk associated with sputum atypia: a 27-year follow-up study of an occupational lung screening cohort in Yunnan, China[J]. Cancer Epidemiol Biomarkers Prev, 2021, 30(11): 2122-2129.
[64] Farvid MS, Eliassen AH, Cho E, et al. Dairy consumption in adolescence and early adulthood and risk of breast cancer[J]. Cancer Epidemiol Biomarkers Prev, 2018, 27(5): 575-584.
[65] Farvid MS, Holmes MD, Chen WY, et al. Postdiagnostic fruit and vegetable consumption and breast cancer survival: prospective analyses in the Nurses' Health Studies[J]. Cancer Res, 2020, 80(22): 5134-5143.
[66] Feng CY, Lin M, Lakhaney D, et al. The association between dietary intake and cervical intraepithelial neoplasia grade 2 or higher among women in a high-risk rural area of China[J]. Arch Gynecol Obstet, 2011, 284(4): 973-980.
[67] Gatta G, Bottini GM, Lampertico P, et al. The effect of cytological screening on cervical neoplasia in thc Italian provincc of Varcsc.[J] Tumori, 1992, 78(5): 295-299.
[68] Gianfredi V, Nucci D, Salvatori T, et al. Rectal cancer: 20% risk reduction thanks to dietary fibre intake[J]. systematic review and Meta-analysis[J]. Nutrients, 2019, 11(7): 1579.
[69] Gianfredi V, Salvatori T, Villarini M, et al. Is dietary fibre truly protective against colon cancer? A systematic review and meta-analysis[J]. Int J Food Sci Nutr, 2018, 69(8): 904-915.
[70] Global Cancer Observatory. https: //gco.iarc.fr/. (accessed January 24, 2022).
[71] Global strategy to accelerate the elimination of cervical cancer as a public health problem. Geneva: World Health Organization, 2020.
[72] Guida F, Sun N, Bantis LE, et al. Assessment of lung cancer risk on the basis of a biomarker panel of circulating proteins[J]. JAMA Oncol, 2018, 4(10): e182078.
[73] Guo Y, Li ZX, Zhang JY, et al. Association between lifestyle factors, vitamin and garlic supplementation, and gastric cancer outcomes: a secondary analysis of a randomized clinical trial[J]. JAMA Netw Open, 2020, 3(6): e206628.
[74] Guo Y, Zhang Y, Gerhard M, et al. Effect of Helicobacter pylori on gastrointestinal microbiota: a population-based study in Linqu, a high-risk area of gastric cancer[J]. Gut, 2020, 69(9): 1598-1607.
[75] Hammer A, Demarco M, Campos N, et al. A study of the risks of CIN3+ detection after multiple rounds of HPV testing: Results of the 15-year cervical cancer screening experience at Kaiser Permanente Northern California[J]. Int J Cancer, 2020, 147(6): 1612-1620.
[76] Han J, Wang L, Zhang H, et al. Development and validation of an esophageal squamous cell carcinoma risk prediction model for rural Chinese: multicenter cohort study[J]. Front Oncol, 2021, 11: 729471.
[77] Health Service Executive. Cervical screening - Cervical Check. 2020 (accessed October 17, 2021).
[78] Hida K, Okamura R, Sakai Y, et al. Open versus Laparoscopic Surgery for Advanced Low Rectal Cancer: A Large, Multicenter, Propensity Score Matched Cohort Study in Japan[J]. Ann Surg, 2018, 268(2): 318-324.
[79] Hosgood HD, Cai Q, Hua X, et al. Variation in oral microbiome is associated with future risk of lung cancer among never-smokers[J]. Thorax, 2021, 76(3): 256-263.
[80] Hu C, Hart SN, Gnanaolivu R, et al. A population-based study of genes previously implicated in

breast cancer[J]. N Engl J Med, 2021, 384(5): 440-451.
[81] Hu S-Y, Rezhake R, Chen F, et al. Outcomes in women with biopsy-confirmed cervical intraepithelial neoplasia grade 1 or normal cervix and related cofactors: A 15-year population-based cohort study from China[J]. Gynecol Oncol, 2020, 156(3): 616-623.
[82] Huang JL, Fang Y, Liang M, et al. Approaching the hard-to-reach in organized colorectal cancer screening: an overview of individual, provider and system level coping strategies[J]. AIMS public health, 2017, 4(3): 289-300.
[83] Huang S, Guo Y, Li ZW, et al. Identification and Validation of Plasma Metabolomic Signatures in Precancerous Gastric Lesions That Progress to Cancer[J]. JAMA Netw Open, 2021, 4(6): e2114186.
[84] Huang WK, Chang SH, Hsu HC, et al. Postdiagnostic metformin use and survival of patients with colorectal cancer: A Nationwide cohort study[J]. Int J Cancer, 2020, 147(7): 1904-1916.
[85] Huang Y, Wang H, Lyu Z, et al. Development and evaluation of the screening performance of a low-cost high-risk screening strategy for breast cancer[J]. Cancer Biol Med, 2021, 19(9):1375-1384.
[86] Huang Z, Shi Y, Bao P, et al. Associations of dietary intake and supplement use with post-therapy cognitive recovery in breast cancer survivors[J]. Breast Cancer Res Treat, 2018, 171(1): 189-198.
[87] Huh WK, Ault KA, Chelmow D, et al. Use of primary high-risk human papillomavirus testing for cervical cancer screening: Interim clinical guidance[J]. Obstet Gynecol, 2015, 125(2): 330-227.
[88] Jee YH, Emberson J, Jung KJ, et al. Cohort Profile: The Korean Cancer Prevention Study-II (KCPS-II) Biobank[J]. Int J Epidemiol, 2018, 47(2):385-386f.
[89] Jeong SM, Lee DH, Giovannucci EL. Predicted lean body mass, fat mass and risk of lung cancer: prospective US cohort study[J]. Eur J Epidemiol, 2019, 34(12): 1151-1160.
[90] Ji M, Du L, Ma Z, et al. Circulating C-reactive protein increases lung cancer risk: results from a prospective cohort of UK Biobank[J]. Int J Cancer, 2022, 150(1): 47-55.
[91] Jia G, Wen W, Massion PP, et al. Incorporating both genetic and tobacco smoking data to identify high-risk smokers for lung cancer screening[J]. Carcinogenesis, 2021, 42(6): 874-879.
[92] Jiang W, Cai M, Li S, et al. Universal screening for Lynch syndrome in a large consecutive cohort of Chinese colorectal cancer patients: High prevalence and unique molecular features[J]. Int J cancer, 2019, 144(9): 2161-2168.
[93] Jin G, Lv J, Yang M, et al. Genetic risk, incident gastric cancer, and healthy lifestyle: a meta-analysis of genome-wide association studies and prospective cohort study[J]. Lancet Oncol, 2020, 21(10): 1378-1386.
[94] Johansson H, Bjelkenkrantz K, Darlin L, et al. Presence of high-risk HPV mRNA in relation to future high-grade lesions among high-risk HPV DNA positive women with minor cytological abnormalities[J]. PLoS One, 2015, 10(4): e0124460.
[95] Kanth P, Grimmett J, Champine M, et al. Hereditary colorectal polyposis and cancer syndromes: a primer on diagnosis and management[J]. Am J Gastroenterol, 2017, 112(10): 1509-1525.
[96] Karim S, Brennan K, Nanji S, et al. Association between prognosis and tumor laterality in early-stage colon cancer[J]. JAMA Oncol, 2017, 3(10): 1386-1392.
[97] Khairan P, Sobue T, Eshak ES, et al. Association of dietary intakes of vitamin B12, vitamin B6, folate, and methionine with the risk of esophageal cancer: the Japan Public Health Center-based (JPHC) prospective study[J]. BMC Cancer, 2021, 21(1):982.
[98] Khoury MJ, Evans JP. A public health perspective on a national precision medicine cohort: balancing long-term knowledge generation with early health benefit[J]. JAMA, 2015, 313(21):

2117-2118.
[99] Kim YB, Kim GE, Cho NH, et al. Overexpression of cyclooxygenase-2 is associated with a poor prognosis in patients with squamous cell carcinoma of the uterine cervix treated with radiation and concurrent chemotherapy[J]. Cancer, 2002, 95(3): 531-539.
[100] Kjær SK, Frederiksen K, Munk C, et al. Long-term absolute risk of cervical intraepithelial neoplasia grade 3 or worse following human papillomavirus infection: role of persistence[J]. J Natl Cancer Inst, 2010, 102(19): 1478-1488.
[101] Kneller RW, You WC, Chang YS, et al. Cigarette smoking and other risk factors for progression of precancerous stomach lesions[J].J Natl Cancer Inst, 1992, 84(16): 1261-1266.
[102] Konig IR, Fuchs O, Hansen G, et al. What is precision medicine [J].Eur Respir J, 2017, 50(4): 1700391.
[103] Kopans DB. The Canadian National Breast Screening Studies are compromised and their results are unreliable. They should not factor into decisions about breast cancer screening[J]. Breast Cancer Res Treat, 2017, 165(1): 9-15.
[104] Kuchenbaecker KB, Hopper JL, Barnes DR, et al. Risks of breast, ovarian, and contralateral breast cancer for BRCA1 and BRCA2 mutation carriers[J]. JAMA, 2017, 317(23): 2402-2416.
[105] Lehtinen M, Dillner J, Knekt P, et al. Serologically diagnosed infection with human papillomavirus type 16 and risk for subsequent development of cervical carcinoma: nested case-control study[J]. BMJ, 1996, 312(7030): 537-539.
[106] Lei J, Ploner A, Elfstrom KM, et al. HPV Vaccination and the risk of invasive cervical cancer[J]. N Engl J Med, 2020, 383(14): 1340-1348.
[107] Lethimonnier F, Levy Y. Genomic medicine France 2025[J]. Ann Oncol, 2018, 29(4): 783-784.
[108] Li J, Liu L, Feng Z, et al. Tumor markers CA15-3, CA125, CEA and breast cancer survival by molecular subtype: a cohort study[J]. Breast Cancer, 2020, 27(4): 621-630.
[109] Li WQ, Ma JL, Zhang L, et al. Effects of Helicobacter pylori treatment on gastric cancer incidence and mortality in subgroups[J]. J Natl Cancer Inst, 2014, 106(7): dju116.
[110] Li WQ, Zhang JY, Ma JL, et al. Effects of Helicobacter pylori treatment and vitamin and garlic supplementation on gastric cancer incidence and mortality: follow-up of a randomized intervention trial[J]. BMJ, 2019, 366: I5016.
[111] Li X, Yu C, Guo Y, et al. Association between tea consumption and risk of cancer: a prospective cohort study of 0.5 million Chinese adults[J]. Eur J Epidemiol, 2019, 34(8): 753-763.
[112] Li X, Zheng NR, Wang LH, et al. Proteomic profiling identifies signatures associated with progression of precancerous gastric lesions and risk of early gastric cancer[J]. EBioMedicine, 2021, 74: 103714.
[113] Lin L, Yan L, Liu Y, et al. Incidence and death in 29 cancer groups in 2017 and trend analysis from 1990 to 2017 from the Global Burden of Disease Study[J]. J Hematol Oncol, 2019, 12(1): 96.
[114] Liu L, Liu X, Ma X, et al. Analysis of the associations of indoor air pollution and tobacco use with morbidity of lung cancer in Xuanwei, China[J]. Sci Total Environ, 2020, 717: 135232.
[115] Liu M, Liu Z, Cai H, et al. A model to identify individuals at high risk for esophageal squamous cell carcinoma and precancerous lesions in regions of high prevalence in China[J]. Clin Gastroenterol Hepatol, 2017, 15(10):1538-1546.e7.
[116] Liu Z, Guo C, He Y, et al. A clinical model predicting the risk of esophageal high-grade lesions in opportunistic screening: a multicenter real-world study in China[J]. Gastrointest Endosc, 2020, 91(6):1253-1260. e3
[117] Lu S, Fang J, Wang Z, et al. Primary results from the China Cohort of IMpower132: atezolizumab

(atezo) + carboplatin (carbo) or cisplatin (cis) + pemetrexed (pem) as first-line therapy in advanced NSCLC[EB/OL]. ELCC 2021, abstract 102P.
[118] Luo H, Zhao Q, Wei W, et al. Circulating tumor DNA methylation profiles enable early diagnosis, prognosis prediction, and screening for colorectal cancer[J]. Sci Transl Med, 2020, 12(524).
[119] Luu HN, Cai H, Murff HJ, et al. A prospective study of dietary polyunsaturated fatty acids intake and lung cancer risk[J]. Int J Cancer, 2018, 143(9): 2225-2237.
[120] Lyu Z, Li N, Wang G, et al. Independent and joint associations of blood lipids and lipoproteins with lung cancer risk in Chinese males: A prospective cohort study[J]. Int J Cancer, 2019, 144(12): 2972-2984.
[121] Ma JL, Zhang L, Brown LM, et al. Fifteen-year effects of Helicobacter pylori, garlic, and vitamin treatments on gastric cancer incidence and mortality[J]. J Natl Cancer Inst, 2012, 104(6): 488-492.
[122] Ma Y, Hu M, Zhou L, et al. Dietary fiber intake and risks of proximal and distal colon cancers: A meta-analysis[J]. Medicine (Baltimore), 2018, 97(36): e11678.
[123] Machiela MJ, Hsiung CA, Shu XO, et al. Genetic variants associated with longer telomere length are associated with increased lung cancer risk among never-smoking women in Asia: a report from the female lung cancer consortium in Asia[J]. Int J Cancer, 2015, 137(2): 311-319.
[124] Mazor T, Pankov A, Song JS, et al. Intratumoral heterogeneity of the epigenome[J]. Cancer Cell, 2016, 29(4): 440-451.
[125] McKay JD, Hung RJ, Han Y, et al. Large-scale association analysis identifies new lung cancer susceptibility loci and heterogeneity in genetic susceptibility across histological subtypes[J]. Nat Genet, 2017, 49(7): 1126-1132.
[126] Miki K. Gastric cancer screening by combined assay for serum anti-Helicobacter pylori IgG antibody and serum pepsinogen levels — "ABC method" [J]. Proceedings of the Japan Academy, Series B 2011, 87: 405-414.
[127] Miki K. Gastric cancer screening using the serum pepsinogen test method[J]. Gastric Cancer, 2006, 9(4): 245-253.
[128] Moore SC, Lee IM, Weiderpass E, et al. Association of leisure-time physical activity with risk of 26 types of cancer in 1.44 million adults[J]. JAMA Intern Med, 2016, 176(6): 816-825.
[129] Moore SC, Matthews CE, Ou SX, et al. Endogenous estrogens, estrogen metabolites, and breast cancer risk in postmenopausal Chinese women[J]. J Natl Cancer Inst, 2016, 108(10):djwl03.
[130] Moss SM, Wale C, Smith R, et al. Effect of mammographic screening from age 40 years on breast cancer mortality in the UK Age trial at 17 years' follow-up: a randomised controlled trial[J]. Lancet Oncol, 2015, 16(9): 1123-1132.
[131] Muller DC, Johansson M, Brennan P. Lung cancer risk prediction model incorporating lung function: development and validation in the UK Biobank Prospective Cohort Study[J]. J Clin Oncol, 2017, 35(8): 861-869.
[132] Murphy G, Abnet CC, Choo-wosoba H, et al. Serum gastrin and cholecystokinin are associated with subsequent development of gastric cancer in a prospective cohort of Finnish smokers[J]. Int J Epidemiol, 2017, 46(3): 914-923.
[133] Murphy G, Shu XO, Gao YT, et al. Family cancer history affecting risk of colorectal cancer in a prospective cohort of Chinese women[J]. Cancer Causes Control, 2009, 20(8): 1517-1521.
[134] Natarajan L, Pu M, Davies SR, et al. miRNAs and long-term breast cancer survival: evidence from the WHEL Study[J]. Cancer Epidemiol Biomarkers Prev, 2019, 28(9): 1525-1533.
[135] National Institute for Public Health and the Environment. Cervical cancer screening programme. 2017 (accessed October 17, 2021).

[136] National Lung Screening Trial Research Team, AberleDR, BergCD, et al. The national lung screening trial: overview and study design[J]. Radiology, 2011, 258(1): 243-253.
[137] National Lung Screening Trial Research Team. Lung cancer incidence and mortality with extended follow-up in the National Lung Screening Trial[J]. J Thorac Oncol, 2019, 14(10): 1732-1742.
[138] National Screening Committee. Guidance Cervical screening: programme overview. 2015 (accessed October 17, 2021).
[139] Nguyen S, Li H, Yu D, et al. Adherence to dietary recommendations and colorectal cancer risk: results from two prospective cohort studies[J]. Int J Epidemiol, 2020, 49(1): 270-280.
[140] Nguyen S, Li H, Yu D, et al. Dietary fatty acids and colorectal cancer risk in men: A report from the Shanghai Men's Health Study and a meta-analysis[J]. Int J Cancer, 2021, 148(1): 77-89.
[141] Nishio M, Barlesi F, West H, et al. Atezolizumab plus chemotherapy for first-Line treatment of nonsquamous NSCLC: results from the randomized phase 3 IMpower132 trial[J]. J Thorac Oncol, 2021, 16(4): 653-664.
[142] Nystrom L, Bjurstam N, Jonsson H, et al. Reduced breast cancer mortality after 20+ years of follow-up in the Swedish randomized controlled mammography trials in Malmo, Stockholm, and Goteborg[J]. J Med Screen, 2017, 24(1): 34-42.
[143] Oh H, Kim H, Lee DH, et al. Different dietary fibre sources and risks of colorectal cancer and adenoma: a dose-response meta-analysis of prospective studies[J]. Br J Nutr, 2019, 122(6): 605-615.
[144] Oken MM, Hocking WG, Kvale PA, et al. Screening by chest radiograph and lung cancer mortality: the Prostate, Lung, Colorectal, and Ovarian (PLCO) randomized trial[J]. JAMA, 2011, 306(17): 1865-1873.
[145] Pagès F, André T, Taieb J, et al. Prognostic and predictive value of the Immunoscore in stage Ⅲ colon cancer patients treated with oxaliplatin in the prospective IDEA France PRODIGE-GERCOR cohort study[J]. Ann Oncol, 2020, 31(7): 921-929.
[146] Palmer JR, Polley EC, Hu C, et al. Contribution of germline predisposition gene mutations to breast cancer risk in African American women[J]. J Natl Cancer Inst, 2020, 112(12): 1213-1221.
[147] Palmer LJ. UK Biobank: bank on it[J]. Lancet, 2007, 369(9578): 1980-1982.
[148] Pan KF, Formichella L, Zhang L, et al. Helicobacter pylori antibody responses and evolution of precancerous gastric lesions in a Chinese population[J]. Int J Cancer, 2014, 134(9): 2118-2125.
[149] Pan KF, Zhang L, Gerhard M, et al. A large randomised controlled intervention trial to prevent gastric cancer by eradication of Helicobacter pylori in Linqu County, China: baseline results and factors affecting the eradication[J]. Gut, 2016, 65(1): 9-18.
[150] Pan XF, He M, Yu C, et al. Type 2 diabetes and risk of incident cancer in China: a prospective study among 0.5 million chinese adults[J]. Am J Epidemiol, 2018, 187(7): 1380-1391.
[151] Passarelli MN, Newcomb PA, Hampton JM, et al. Cigarette smoking before and after breast cancer diagnosis: mortality from breast cancer and smoking-related diseases[J]. J Clin Oncol, 2016, 34(12): 1315-1322.
[152] Paulikova S, Chmelarova M, Petera J, et al. Hypermethylation of RAD51L3 and XRCC2 genes to predict late toxicity in chemoradiotherapy-treated cervical cancer patients[J]. Folia biologica, 2013, 59(6): 240-245.
[153] Peplow M. The 100, 000 Genomes Project[J]. BMJ, 2016, 353: i1757.
[154] Perkins RB, Guido RS, Castle PE, et al. 2019 ASCCP Risk-Based Management Consensus Guidelines for Abnormal Cervical Cancer Screening Tests and Cancer Precursors[J]. J Low Genit Tract Dis, 2020, 24(2): 102-131.

[155] Pham NM, Mizoue T, Tanaka K, et al. Meat consumption and colorectal cancer risk: an evaluation based on a systematic review of epidemiologic evidence among the Japanese population[J]. Jpn J Clin Oncol, 2014, 44(7): 641-650.

[156] Piazuelo M B, Bravo L E, Mera R M, et al. The Colombian Chemoprevention Trial: 20-Year Follow-Up of a Cohort of Patients With Gastric Precancerous Lesions [J]. Gastroenterology, 2021, 160(4): 1106-1117. e3.

[157] Ping J, Huang S, Wu J, et al. Association between lincRNA expression and overall survival for patients with triple-negative breast cancer[J]. Breast Cancer Res Treat, 2021, 186(3): 769-777.

[158] Qu P, Liu X, Huang Y, et al. Detection rate is not higher for women with BBD history in breast cancer screening[J]. J Public Health (Oxf), 2021, 43(2): 333-340.

[159] Raine-Bennett T, Gage JC, Poitras N, et al. Development of a large biorepository of cervical specimens for the Improving Risk Informed HPV Screening study (IRIS)[J]. J Clin Virol, 2021, 145: 105014.

[160] Rex DK, Boland CR, Dominitz JA, et al. Colorectal cancer screening: recommendations for physicians and patients from the U.S. Multi-Society Task Force on colorectal cancer[J]. Am J Gastroenterol, 2017, 112(7): 1016-1030.

[161] Rezhake R, Chen F, Hu SY, et al. Triage options to manage high-risk human papillomavirus-positive women: A population-based cross-sectional study from rural China[J]. Int J Cancer, 2020, 147(8): 2053-2064.

[162] Rezhake R, Hu SY, Zhao S, et al. Eight-type human papillomavirus E6/E7 oncoprotein detection as a novel and promising triage strategy for managing HPV-positive women. Int J Cancer, 2019, 144(1): 34-42.

[163] Rezhake R, Wang Y, Chen F, et al. Clinical evaluation of p16 immunocytology in cervical cancer screening: a population-based cross-sectional study from rural China[J]. Cancer Cytopathol, 2021, 129(9): 679-692.

[164] Rief W, Bardwell WA, Dimsdale JE, et al. Long-term course of pain in breast cancer survivors: a 4-year longitudinal study[J]. Breast Cancer Res Treat, 2011, 130(2): 579-586.

[165] Robbins HA, Alcala K, Swerdlow AJ, et al. Comparative performance of lung cancer risk models to define lung screening eligibility in the United Kingdom[J]. Br J Cancer, 2021, 124(12): 2026-2034.

[166] Robbins HA, Cheung LC, Chaturvedi AK, et al. Management of lung cancer screening results based on individual prediction of current and future lung cancer risks[J]. J Thorac Oncol, 2021, 17(2): 252-263.

[167] Rubin MA. Health: Make precision medicine work for cancer care[J]. Nature, 2015, 520(7547): 290-291.

[168] Saftoiu A, Hassan C, Areia M, et al. Role of gastrointestinal endoscopy in the screening of digestive tract cancers in Europe: European Society of Gastrointestinal Endoscopy (ESGE) Position Statement[J]. Endoscopy, 2020, 52(4): 293-304.

[169] Saito D, Boku N, Fujioka T, et al. Impact of H. pylori eradication on gastric cancer prevention: Endoscopic results of the Japanese intervention trial (JITHP-¬Study): A randomized multi-center trial[J]. Gastroenterology, 2005, 128: A4.

[170] Sanikini H, Muller DC, Sophiea M, et al. Anthropometric and reproductive factors and risk of esophageal and gastric cancer by subtype and subsite: results from the European Prospective Investigation into Cancer and Nutrition (EPIC) cohort[J]. Int J Cancer, 2020, 146(4):929-942.

[171] Saslow D, Solomon D, Lawson HW, et al. American Cancer Society, American Society for

Colposcopy and Cervical Pathology, and American Society for Clinical Pathology screening guidelines for the prevention and early detection of cervical cancer[J]. CA Cancer J Clin, 2012, 62(3): 147-172.
[172] Schiffman M, Hyun N, Raine-Bennett TR, et al. A cohort study of cervical screening using partial HPV typing and cytology triage[J]. Int J Cancer, 2016, 139(11): 2606-2615.
[173] Schiffman M, Kinney WK, Cheung LC, et al. Relative Performance of HPV and cytology components of cotesting in cervical screening[J]. J Natl Cancer Inst, 2018, 110(5): 501-508.
[174] Schoemaker MJ, Nichols HB, Wright LB, et al. Association of body mass index and age with subsequent breast cancer risk in premenopausal women[J]. JAMA Oncol, 2018, 4(11): e181771.
[175] Schulpen M, Peeters PH, van den Brandt PA. Mediterranean diet adherence and risk of esophageal and gastric cancer subtypes in the Netherlands Cohort Study[J]. Gastric Cancer, 2019, 22(4):663-674.
[176] Senore C, Inadomi J, Segnan N, et al. Optimising colorectal cancer screening acceptance: a review[J]. Gut, 2015, 64(7): 1158-1177.
[177] Seow WJ, Shu XO, Nicholson JK, et al. Association of untargeted urinary metabolomics and lung cancer risk aamong never-smoking women in China[J]. JAMA Netw Open, 2019, 2(9): e1911970.
[178] Shaevitch D, Taghipour S, Miller A B, et al. Tumor size distribution of invasive breast cancers and the sensitivity of screening methods in the Canadian National Breast Screening Study[J]. J Cancer Res Ther, 2017, 13(3): 562-569.
[179] Shaukat A, Kahi CJ, Burke CA, et al. ACG Clinical Guidelines: colorectal cancer screening 2021[J]. Am J Gastroenterol, 2021, 116(3): 458-479.
[180] Sheikh M, Poustchi H, Pourshams A, et al. Individual and combined effects of environmental risk factors for esophageal cancer based on results from the Golestan Cohort Study[J]. Gastroenterology, 2019, 156(5):1416-1427.
[181] Shen Y, Xie S, Zhao L, et al. Estimating individualized aabsolute risk for esophageal squamous cell carcinoma: a population-based study in high-risk areas of China[J]. Front Oncol, 2020, 10: 598603.
[182] Shi JF, Belinson JL, Zhao FH, et al. Human papillomavirus testing for cervical cancer screening: results from a 6-year prospective study in rural China[J]. Am J Epidemiol, 2009, 170(6): 708-716.
[183] Shida A, Fukuyama T, Futawatari N, et al. Cancer/testis antigen, Kita-Kyushu lung cancer antigen-1 and ABCD stratification for diagnosing gastric cancers [J]. World J Gastroenterol, 2020, 26(4): 424-32.
[184] Shiels MS, Shu XO, Chaturvedi AK, et al. A prospective study of immune and inflammation markers and risk of lung cancer among female never smokers in Shanghai[J]. Carcinogenesis, 2017, 38(10): 1004-1010.
[185] Snyder RA, Hu CY, Cuddy A, et al. Association Between Intensity of Posttreatment Surveillance Testing and Detection of Recurrence in Patients with Colorectal Cancer[J]. JAMA, 2018, 319(20): 2104-2115.
[186] Song C, Lv J, Liu Y, et al. Associations between Hepatitis B Virus infection and risk of all cancer types[J]. JAMA Netw Open, 2019, 2(6): e195718.
[187] Stoler MH, Wright TC, Jr., Sharma A, et al. High-risk human papillomavirus testing in women with ASC-US cytology: results from the ATHENA HPV study[J]. Am J Clin Pathol, 2011, 135(3): 468-475.
[188] Stoler MH, Wright TC, Sharma A, et al. High-risk human papillomavirus testing in women with ASC-US cytology: results from the ATHENA HPV study[J]. Am J Clin Pathol, 2011, 135(3): 468-

475.
[189] Sung H, Ferlay J, Siegel RL, et al. Global cancer statistics 2020: GLOBOCAN estimates of incidence and mortality worldwide for 36 cancers in 185 countries[J]. CA Cancer J Clin, 2021, 71(3): 209-249.
[190] Tabar L, Chen TH, Yen AM, et al. Effect of mammography screening on mortality by histological grade[J]. Cancer Epidemiol Biomarkers Prev, 2018, 27(2): 154-157.
[191] Takata Y, Shu XO, Yang G, et al. Calcium intake and lung cancer risk among female nonsmokers: a report from the Shanghai Women's Health Study[J]. Cancer Epidemiol Biomarkers Prev, 2013, 22(1): 50-57.
[192] Tammemägi MC, Katki HA, Hocking WG, et al. Selection criteria for lung-cancer screening[J]. N Engl J Med, 2013, 368(8): 728-736.
[193] Terry MB, Liao Y, Whittemore A S, et al. 10-year performance of four models of breast cancer risk: a validation study[J]. Lancet Oncol, 2019, 20(4): 504-517.
[194] Teufel A, Gerken M, Fürst A, et al. Benefit of adjuvant chemotherapy in high-risk colon cancer: A 17-year population-based analysis of 6131 patients with Union for International Cancer Control stage Ⅱ T4N0M0 colon cancer[J]. Eur J Cancer, 2020, 137: 148-160.
[195] Tinmouth J, Lansdorp-Vogelaar I, Allison JE.Faecal immunochemical tests versus guaiac faecal occult blood tests: what clinicians and colorectal cancer screening programme organisers need to know[J]. Gut, 2015, 64(8): 1327-1337.
[196] Tsimberidou AM, Fountzilas E, Nikanjam M, Kurzrock R. Review of precision cancer medicine: evolution of the treatment paradigm[J]. Cancer Treat Rev, 2020, 86: 102019.
[197] Tsoi KKF, Ho JMW, Chan FCH, et al. Long-term use of low-dose aspirin for cancer prevention: a 10-year population cohort study in Hong Kong[J]. Int J Cancer, 2019, 145(1): 267-273.
[198] Tu H, Sun L, Dong X, et al. A serological biopsy using five stomach-specific circulating biomarkers for gastric cancer risk assessment: a multi-phase study[J]. Am J Gastroenterol, 2017, 112(5): 704-715.
[199] Turnbull C, Scott RH, Thomas E, et al. The 100 000 Genomes Project: bringing whole genome sequencing to the NHS[J]. BMJ, 2018, 361: k1687.
[200] Turnbull C. Introducing whole-genome sequencing into routine cancer care: the Genomics England 100 000 Genomes Project[J]. Ann Oncol, 2018, 29(4): 784-787.
[201] Verdoodt F, Dehlendorff C, Kjaer SK. Dose-related effectiveness of quadrivalent human papillomavirus vaccine against cervical intraepithelial neoplasia: a Danish nationwide cohort study[J]. Clin Infect Dis, 2020, 70(4): 608-614.
[202] Vermeulen R, Downward GS, Zhang J, et al. Constituents of household air pollution and risk of lung cancer among never-smoking women in Xuanwei and Fuyuan, China[J]. Environ Health Perspect, 2019, 127(9): 97001.
[203] Vieira AR, Abar L, Chan DSM, et al. Foods and beverages and colorectal cancer risk: a systematic review and meta-analysis of cohort studies, an update of the evidence of the WCRF-AICR Continuous Update Project[J]. Ann Oncol, 2017, 28(8): 1788-1802.
[204] Walboomers JM, Jacobs MV, Manos MM, et al. Human papillomavirus is a necessary cause of invasive cervical cancer worldwide[J]. J Pathol, 1999, 189(1): 12-19.
[205] Wang C, Gu K, Wang F, et al. Nut consumption in association with overall mortality and recurrence/disease-specific mortality among long-term breast cancer survivors[J]. Int J Cancer, 2021, 150(4):572-579.
[206] Wang L, Jin G, Yu C, et al. Cancer incidence in relation to body fatness among 0.5 million men

and women: Findings from the China Kadoorie Biobank[J]. Int J Cancer, 2020, 146(4):987-998.
[207] Wang S, Beeghly-Fadiel A, Cai Q, et al. Gene expression in triple-negative breast cancer in relation to survival[J]. Breast Cancer Res Treat, 2018, 171(1): 199-207.
[208] Wang SM, Taylor PR, Fan JH, et al. Effects of Nutrition Intervention on Total and Cancer Mortality: 25-Year Post-trial Follow-up of the 5.25-Year Linxian Nutrition Intervention Trial[J]. J Natl Cancer Inst, 2018, 110(11): 1229-1238.
[209] Wang SM, Freedman ND, Katki HA, et al. Gastroesophageal reflux disease: A risk factor for laryngeal squamous cell carcinoma and esophageal squamous cell carcinoma in the NIH-AARP Diet and Health Study cohort[J]. Cancer, 2021, 127(11):1871-1879.
[210] Wang X, Feng Z, Huang Y, et al. A nomogram to predict the overall survival of breast cancer patients and guide the postoperative adjuvant chemotherapy in China[J]. Cancer Manag Res, 2019(11): 10029-10039.
[211] Ward HA, Whitman J, Muller DC, et al. Haem iron intake and risk of lung cancer in the European Prospective Investigation into Cancer and Nutrition (EPIC) cohort[J]. Eur J Clin Nutr, 2019, 73(8): 1122-1132.
[212] WCRF/AIRC, Diet, nutrition, physical activity and cancer: a global perspective: a summary of the Third Expert Report. 2018, London: London: World Cancer Research Fund International.
[213] Wei WQ, Chen ZF, He YT, et al. Long-Term Follow-Up of a Community assignment, one-time endoscopic screening study of esophageal cancer in China[J]. J Clin Oncol, 2015, 33(17):1951-1957.
[214] Wei WQ, Hao CQ, Guan CT, et al. Esophageal histological precursor lesions and subsequent 8.5-year cancer risk in a population-based prospective study in China[J]. Am J Gastroenterol, 2020, 115(7):1036-1044.
[215] Wei X, Zhu C, Ji M, et al. Diet and risk of incident lung cancer: a large prospective cohort study in UK Biobank[J]. Am J Clin Nutr, 2021, 114(6): 2043-2051.
[216] Weiss JM, Lacey JV Jr, Shu XO, et al. Menstrual and reproductive factors in association with lung cancer in female lifetime nonsmokers[J]. Am J Epidemiol, 2008, 168(11): 1319-1325.
[217] Wentzensen N, Fetterman B, Castle PE, et al. p16/Ki-67 dual stain cytology for detection of cervical precancer in HPV-positive women[J]. J Natl Cancer Inst, 2015, 107(12): djv257.
[218] WHO guideline for screening and treatment of cervical pre-cancer lesions for cervical cancer prevention, second edition. Geneva: World Health Organization, 2021.
[219] WHO. Vaccine in National Immunization Programme Update. 2020 (accessed November 15, 2021).
[220] Wolf AMD, Fontham ETH, Church TR, et al. Colorectal cancer screening for average-risk adults: 2018 guideline update from the American Cancer Society[J]. CA Cancer J Clin, 2018, 68(4): 250-281.
[221] Wong B C, Zhang L, Ma J L, et al. Effects of selective COX-2 inhibitor and Helicobacter pylori eradication on precancerous gastric lesions [J]. Gut, 2012, 61(6): 812-818.
[222] Wong BC-Y, Lam SK, Wong WM, et al. Helicobacter pylori eradication to prevent gastric cancer in a high-risk region of China: a randomized controlled trial[J]. JAMA, 2004, 291: 187-194.
[223] Wong J, Downward G, Hu W, et al. Lung cancer risk by geologic coal deposits: A case-control study of female never-smokers from Xuanwei and Fuyuan, China[J]. Int J Cancer, 2019, 144(12): 2918-2927.
[224] Wong JYY, Jones RR, Breeze C, et al. Commute patterns, residential traffic-related air pollution, and lung cancer risk in the prospective UK Biobank cohort study[J]. Environ Int, 2021, 155:

106698.
[225] Wright TC, Jr., Stoler MH, et al. Evaluation of HPV-16 and HPV-18 genotyping for the triage of women with high-risk HPV+ cytology-negative results[J]. Am J Clin Pathol, 2011, 136(4): 578-586.
[226] Wright TC, Stoler MH, Behrens CM, et al. Primary cervical cancer screening with human papillomavirus: end of study results from the ATHENA study using HPV as the first-line screening test[J]. Gynecol Oncol, 2015, 136(2): 189-197.
[227] Wu QJ, Xiang YB, Yang G, et al. Vitamin E intake and the lung cancer risk among female nonsmokers: a report from the Shanghai Women's Health Study[J]. Int J Cancer, 2015, 136(3): 610-617.
[228] Wu QJ, Xie L, Zheng W, et al. Cruciferous vegetables consumption and the risk of female lung cancer: a prospective study and a meta-analysis[J]. Ann Oncol, 2013, 24(7): 1918-1924.
[229] Wu T, Seaver P, Lemus H, et al. Associations between dietary acid load and biomarkers of inflammation and hyperglycemia in breast cancer survivors[J]. Nutrients, 2019, 11(8): 1913.
[230] Wu T, Shinde R, Castro R, et al. Interrelationship of seasons with inflammation, red meat, fruit, and vegetable intakes, cardio-metabolic health, and smoking status among breast cancer survivors[J]. J Clin Med, 2021, 10(4): 636.
[231] Xia R, Zeng H, Liu W, et al. Estimated cost-effectiveness of endoscopic screening for upper gastrointestinal tract cancer in high-risk areas in China[J]. JAMA Netw Open, 2021, 4(8):e2121403.
[232] Xiao Q, Lu W, Kong X, et al. Alterations of circulating bacterial DNA in colorectal cancer and adenoma: a proof-of-concept study[J]. Cancer Lett, 2021, 499: 201-208.
[233] Xu XQ, Rezhake R, Hu SY, et al. Effect of sequential rounds of cervical cancer screening on management of HPV-positive women: a 15-year population-based cohort study from China[J]. Cancer Prev Res (Phila), 2021, 14(3): 363-372.
[234] Xu Z, Sandler DP, Taylor JA. Blood DNA methylation and breast cancer: a prospective case-cohort analysis in the Sister Study[J]. J Natl Cancer Inst, 2020, 112(1): 87-94.
[235] Yang G, Zheng W, Sun QR, et al. Pathologic features of initial adenomas as predictors for metachronous adenomas of the rectum[J]. J Natl Cancer Inst, 1998, 90(21): 1661-1665.
[236] Yang M, Li D, Jiang W, et al. Development and external validation of a novel nomogram for screening Chinese Lynch syndrome: based on a multicenter, population study[J]. Ther Adv Med Oncol, 2021, 13: 1-10.
[237] Ylitalo N, Josefsson A, Melbye M, et al. A prospective study showing long-term infection with human papillomavirus 16 before the development of cervical carcinoma in situ[J]. Cancer Res, 2000, 60(21): 6027-6032.
[238] You W C, Brown LM, Zhang L, et al. Randomized double-blind factorial trial of three treatments to reduce the prevalence of precancerous gastric lesions[J]. J Natl Cancer Inst, 2006, 98(14): 974-983.
[239] You WC, Blot WJ, Chang YS, et al. Allium vegetables and reduced risk of stomach cancer[J]. J Natl Cancer Inst, 1989, 81(2): 162-164.
[240] You WC, Blot WJ, Chang YS, et al. Diet and high risk of stomach cancer in Shandong, China[J]. Cancer Res, 1988, 48(12): 3518-3523.
[241] You WC, Zhang L, Gail MH, et al. Helicobacter pylori infection, garlic intake and precancerous lesions in a Chinese population at low risk of gastric cancer[J]. Int J Epidemiol, 1998, 27(6): 941-944.

[242] You WC, Li JY, Blot WJ, et al. Evolution of precancerous lesions in a rural Chinese population at high risk of gastric cancer[J]. Int J Cancer, 1999, 83(5): 615-619.

[243] You WC, Zhang L, Gail MH, et al. Gastric dysplasia and gastric cancer: Helicobacter pylori, serum vitamin C, and other risk factors[J]. J Natl Cancer Inst, 2000, 92(19): 1607-1612.

[244] You WC, Zhao L, Chang YS, et al. Progression of precancerous gastric lesions[J]. Lancet, 1995, 345(8953): 866-867.

[245] Yu J, Feng Q, Wong SH, et al. Metagenomic analysis of faecal microbiome as a tool towards targeted non-invasive biomarkers for colorectal cancer[J]. Gut, 2017, 66(1): 70-78.

[246] Yu LL, Kang LN, Zhao FH, et al. Elevated expression of human papillomavirus-16/18 E6 oncoprotein associates with persistence of viral infection: a 3-year prospective study in China[J]. Cancer Epidemiol Biomarkers Prev, 2016, 25(7): 1167-1174.

[247] Zeng H, Chen W, Zheng R, et al. Changing cancer survival in China during 2003-15: a pooled analysis of 17 population-based cancer registries[J]. Lancet Glob Health, 2018, 6(5): e555-e567.

[248] Zeng W, Zhang S, Yang L, et al. Serum miR-101-3p combined with pepsinogen contributes to the early diagnosis of gastric cancer [J]. BMC Med Genet, 2020, 21(1): 28.

[249] Zhang H, Ahearn TU, Lecarpentier J, et al. Genome-wide association study identifies 32 novel breast cancer susceptibility loci from overall and subtype-specific analyses[J]. Nat Genet, 2020, 52(6): 572-581.

[250] Zhang L, Blot W J, You WC, et al. Helicobacter pylori antibodies in relation to precancerous gastric lesions in a high-risk Chinese population[J]. Cancer Epidemiol Biomarkers Prev, 1996, 5(8): 627-630.

[251] Zhang L, Xu XQ, Hu SY, et al. Durability of clinical performance afforded by self-collected HPV testing: A 15-year cohort study in China. Gynecol Oncol, 2018, 151(2): 221-228.

[252] Zhang L, Blot WJ, You WC, et al. Serum micronutrients in relation to pre-cancerous gastric lesions[J]. Int J Cancer, 1994, 56(5): 650-654.

[253] Zhang L, Han L, Huang Y, et al. SNPs within microRNA binding sites and the prognosis of breast cancer[J]. Aging (Albany NY), 2021, 13(5): 7465-7480.

[254] Zhang L, Huang Y, Feng Z, et al. Comparison of breast cancer risk factors among molecular subtypes: A case-only study[J]. Cancer Med, 2019, 8(4): 1882-1892.

[255] Zhang Q, Dong L, Hu S, et al. Risk stratification and long-term risk prediction of E6 oncoprotein in a prospective screening cohort in China[J]. Int J Cancer, 2017, 141(6): 1110-1119.

[256] Zhang QL, Zhao LG, Li HL, et al. The joint effects of major lifestyle factors on colorectal cancer risk among Chinese men: a prospective cohort study[J]. Int J Cancer, 2018, 142(6): 1093-1101.

[257] Zhang S, Sun K, Zheng R, et al. Cancer incidence and mortality in China, 2015[J]. J Nat Cancer Cent, 2021(2):1: 2-11.

[258] Zhang SK, Kang LN, Chang IJ, et al. The natural history of cervical cancer in chinese women: results from an 11-year follow-up study in china using a multistate model[J]. Cancer Epidemiol Biomarkers Prev, 2014, 23(7): 1298-1305.

[259] Zhao F-H, Varanasi AP, Cunningham CA, et al. Tuberculosis and oncogenic HPV: potential co-infections in women at high-risk of cervical cancer in rural China[J]. Asian Pac J Cancer Prev, 2011, 12(6): 1409-1415.

[260] Zhao X, Zhao S, Hu S, et al. Role of human papillomavirus DNA load in predicting the long-term risk of cervical cancer: a 15-year prospective cohort study in China[J]. J Infect Dis, 2019, 219(2): 215-222.

[261] Zheng GM, Choi BC, Yu XR, et al. Mass screening for rectal neoplasm in Jiashan County,

China[J]. J Clin Epidemiol, 1991, 44(12): 1379-1385.
[262] Zheng N, Hsieh E, Cai H, et al. Soy food consumption, exercise, and body mass index and osteoporotic fracture risk among breast cancer survivors: the Shanghai Breast Cancer Survival Study[J]. JNCI Cancer Spectr, 2019, 3(2): z17.
[263] Zhou L, Lin S, Ding S, et al. Relationship of Helicobacter pylori eradication with gastric cancer and gastric mucosal histological changes: a 10-year follow-up study[J]. Chin Med J, 2014, 127: 1454-1458.
[264] Zhu Y, Huang Y, Hu Y, et al. Long-term risk of colorectal cancer after removal of adenomas during screening colonoscopies in a large community-based population in China[J].Int J Cancer, 2022, 150(4):594-602.
[265] Zur Hausen H. Papillomaviruses in anogenital cancer as a model to understand the role of viruses in human cancers[J]. Cancer Res, 1989, 49(17): 4677-4681.
[266] Zur Hausen H. Papillomaviruses in human cancer[J]. Cancer, 1987, 59(10): 1692-1696.
[267] 国家癌症中心中国结直肠癌筛查与早诊早治指南制定专家组 . 中国结直肠癌筛查与早诊早治指南（2020, 北京）[J]. 中华肿瘤杂志 .2021, 43(01): 16-38.
[268] 胡葵茹 , 周心玫 , 刘利群 , 等 .2016 年云南省宣威市肺癌疾病负担估算 [J]. 中国肿瘤 , 2021, 30(2): 137-143.
[269] 黄莎 , 戴瑨 , 高娟娟 , 等 . 胃癌分子流行病学研究进展 [J]. 中国肿瘤临床 , 2019, 46(1): 22-27.
[270] 李放 , 谢双华 , 王刚 , 等 .BMI 与吸烟男性肺癌发病关系的前瞻性队列研究 [J]. 中华预防医学杂志 , 2016, 50(05): 385-390.
[271] 李鑫 , 冯小双 , 张愉涵 , 等 . 肺癌社区高危人群队列研究进展 [J]. 中华流行病学杂志 , 2021, 42(7): 1174-1178.
[272] 刘利群 , 万霞 , 陈功博 , 等 . 云南省宣威市肺癌危险因素研究 [J]. 中国肺癌杂志 , 2017, 20(8): 528-537.
[273] 刘晓美 , 范亚光 , 姜勇 , 等 . 云锡矿工肺癌危险因素的队列研究 [J]. 中国肺癌杂志 , 2013, 16(04): 184-190.
[274] 刘晓燕 , 刘利群 , 邹小农 , 等 .1990 ~ 2016 年云南省宣威市肺癌死亡流行特征分析 [J]. 中国医学科学院学报 , 2019, 41(3): 338-343.
[275] 吕章艳 , 李霓 , 陈朔华 , 等 . 非吸烟女性肺癌风险预测模型的构建研究 [J]. 中华预防医学杂志 , 2020, 54(11): 1261-1267.
[276] 吕章艳 , 李霓 , 王刚 , 等 . 总胆固醇与男性肺癌发病关系的前瞻性队列研究 [J]. 中华流行病学杂志 , 2018, 39(05): 604-608.
[277] 宋菁 , 胡永华 . 流行病学展望 : 医学大数据与精准医疗 [J]. 中华流行病学杂志 , 2016, 37(08): 1164-1168.
[278] 王波 , 李立明 . 科学看待精准医学的研究与进展 [J]. 中华流行病学杂志 , 2017, 38(01): 1-2.
[279] 王刚 , 魏锣沛 , 李霓 , 等 . 炎性因子水平与肺癌发病风险的前瞻性队列研究 [J]. 中华肿瘤杂志 , 2019, (08): 633-637.
[280] 王贵齐 , 魏文强 . 上消化道癌筛查和早诊早治项目的新转变 : 机会性筛查 [J]. 中华预防医学杂志 , 2019, 53(11): 1084-1087.
[281] 王贺永 , 李霓 , 吴寿岭 , 等 . 炎症标志物与男性吸烟人群肺癌发病风险关系的 9 年前瞻性队列研究 [J]. 实用心脑肺血管病杂志 , 2021, 29(09): 32-36.
[282] 吴朝真 , 张素洁 , 胡毅 . 奥拉帕尼联合帕博利珠单抗二线治疗广泛期小细胞肺癌的疗效和安全性 [J]. 中华肿瘤杂志 , 2020, 42(07): 590-593.
[283] 吴春晓 , 顾凯 , 龚杨明 .2015 年中国结直肠癌发病和死亡情况分析 [J]. 中国癌症杂志 , 2020, 30(4): 241-245.

[284] 吴秀贞 , 覃向向 , 李毅 , 等 .2012-2018 年山东临朐胃癌高发区胃癌早诊率及胃黏膜病变进展规律分析 [J]. 中华肿瘤防治杂志 , 2019, 26(22): 1686-1691,1709.
[285] 谢双华 , 王刚 , 郭兰伟 , 等 . 体质指数与非吸烟男性肺癌发病关系的前瞻性队列研究 [J]. 中华流行病学杂志 , 2016, 37(09): 1213-1219.
[286] 谢双华 , 王刚 , 郭兰伟 , 等 . 腰围与男性肺癌发病关系的前瞻性队列研究 [J]. 中华流行病学杂志 , 2017, 38(02): 137-141.
[287] 姚树祥 , 张颖 , 倪宗瓒 , 等 . 云锡矿工肺癌危险因素的队列研究 [J]. 现代预防医学 , 2000, (01): 18-19.
[288] 于军 . "人类基因组计划" 回顾与展望 : 从基因组生物学到精准医学 [J]. 自然杂志 , 2013, 35(5): 326-331.
[289] 袁媛 .1997-2011 年辽宁省庄河地区胃癌高危人群筛查效果评估 [J]. 中华肿瘤杂志 , 2012, 34(7): 5.
[290] 中国抗癌协会大肠癌专业委员会遗传学组 . 遗传性结直肠癌临床诊治和家系管理中国专家共识 [J]. 中华肿瘤杂志 , 2018, 40(1): 64-77.
[291] 中新网 . 中科院启动中国人群精准医学研究计划 [J]. 中国数字医学 , 2016, 11(02): 89.
[292] 朱猛 , 吕筠 , 余灿清 , 等 . 多基因遗传风险评分指导肺癌个体化筛查的前瞻性队列研究 [J]. 中华流行病学杂志 , 2021, 42(03): 376-381.

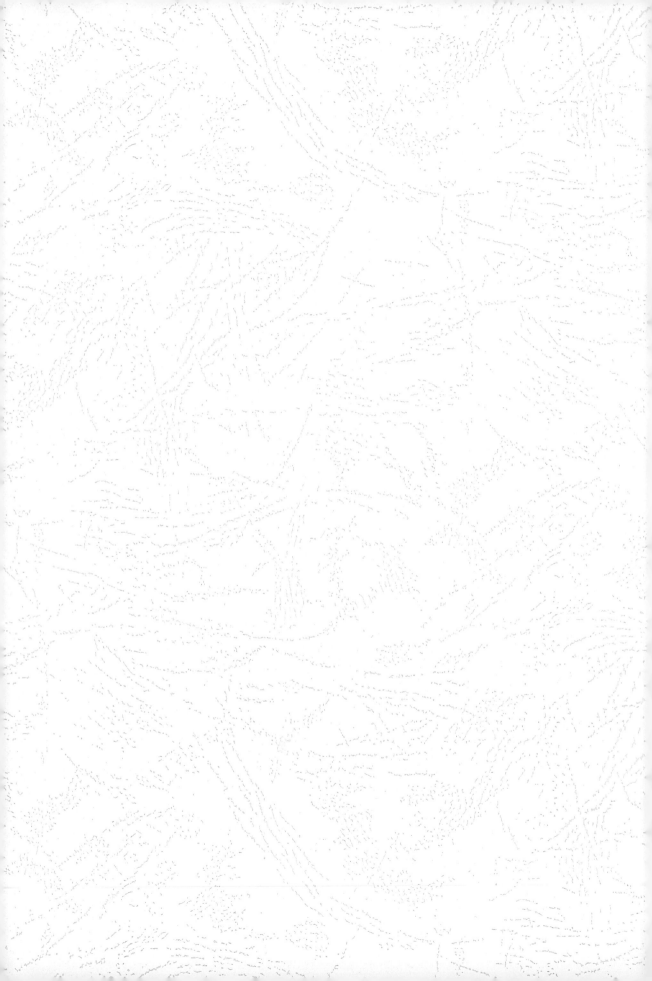